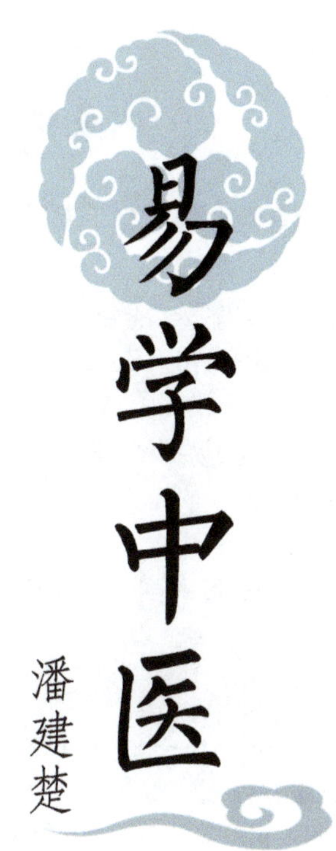

易学中医

潘建楚 编著

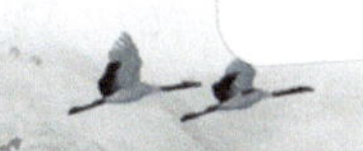

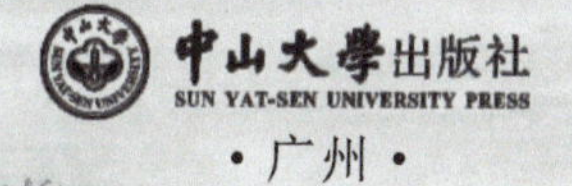

中山大學出版社
SUN YAT-SEN UNIVERSITY PRESS
·广州·

图书在版编目（CIP）数据

易学中医/潘建楚编著. —广州：中山大学出版社，2017. 9
ISBN 978 - 7 - 306 - 06117 - 1

Ⅰ. ①易…　Ⅱ. ①潘…　Ⅲ. ①中医学—基本知识
Ⅳ. ①R2

中国版本图书馆 CIP 数据核字（2017）第 176699 号

出 版 人：徐　劲
策划编辑：鲁佳慧　谢贞静
责任编辑：谢贞静
封面设计：刘　犇
责任校对：邓子华
责任技编：何雅涛
出版发行：中山大学出版社
电　　话：编辑部 020 - 84110283，84111996，84111997，84113349
　　　　　发行部 020 - 84111998，84111981，84111160
地　　址：广州市新港西路 135 号
邮　　编：510275　　传　　真：020 - 84036565
网　　址：http：//www. zsup. com. cn
　　　　　E - mail：zdcbs@ mail. sysu. edu. cn
印 刷 者：虎彩印艺股份有限公司
规　　格：787mm × 1092mm　1/32　　13 印张　　340 千字
版次印次：2017 年 9 月第 1 版　2018 年 12 月第 2 次印刷
定　　价：68. 00 元

前　言

中医书籍浩如烟海，多数自学中医者往往不知从何学起，要学好中医甚是不易。有学中医数年而不得要领者，停留在整天打听某某药治疗某某病，到处寻找"偏方""秘方"的水平；知道某药可以治疗某病，却不知其为何能治，知其然而不知其所以然；同一方剂有说能治疗某病，有说不能，令人无所适从，毫无头绪。

笔者由此而萌生总结所学中医知识的念头，为宣传中医、传承中医略尽绵薄之力。在阅读众多前贤医家医书的基础上，形成自己的中医思想，并结合自己的实践感悟总结编著而成本书。本书适宜于食疗、养生、中医初学、中医育儿等中医爱好者等阅读。

书名"易学中医"，寓意有二：一是学习中医须以河图洛书、易经为本源，土气居中，中气旋转，四象升降，不致学有所偏；二是学习中医知识，须着重于疾病之预防，治未病、疗小病，在疾病早期便调治好，而不至于发展成大病、重病，以保健康。

本书内容分中医理论、伤寒简注、经方时方、幼儿论治、小孩生病治愈实例、辨证亚健康、煎服药法、药食性味、饮食营养九章。既有传统的中医知识，又有现代的营养知识，内容精简、实用、真实。如小孩生病治愈实例篇记录我家小贝从出生到 7 岁所有疾病采用纯药食调治痊愈的过程，以及大贝的 9 例调治过程，共 42 例；药食性味篇精选 300 多种药食同源、药性平和之品，按照五行分为木、火、土、金、水五大类药味，并逐一进行简要介绍。

读者若能精读本书，初用药宜选药食同源之品，胆大心细验证中医理论及药性，自能快速迈入岐黄之室，登仲景之堂，保自己及亲人身体健康。

潘建楚

2017 年 6 月于深圳羊台山下

目　录

第一章　中医理论 // 001
一、“河图”“洛书”统一医理 // 001
二、阴阳 // 005
三、五行 // 006
四、天干地支 // 009
五、二十四节气 // 012
六、六气 // 016
七、五脏六腑 // 020
八、君火相火 // 022
九、五脏五气 // 023
十、营血卫气 // 024
十一、十二经脉 // 026
十二、奇经八脉 // 033
十三、左升右降 // 034
十四、元气、中气、宗气 // 035
十五、心脏、脑、神明 // 036
十六、三焦 // 040
十七、四诊 // 041
十八、八纲 // 042
十九、面部望诊 // 048
二十、舌诊 // 055
二十一、脉法 // 061

二十二、“电子”脉法 // 072

第二章　伤寒简注 // 077
一、伤寒定义 // 077
二、伤寒要点 // 078
三、太阳病篇 // 081
四、太阳阳明合病篇 // 091
五、太阳太阴合病篇 // 094
六、太阳坏病篇 // 096
七、阳明腑病篇 // 114
八、少阳病篇 // 128
九、太阴病篇 // 137
十、少阴病篇 // 140
十一、厥阴病篇 // 148
十二、痉病 // 157
十三、湿病 // 157
十四、暍病 // 159
十五、霍乱 // 160
十六、差后劳复 // 161
十七、温病 // 162

第三章　经方时方 // 164
一、解表方剂 // 164
二、少阳方剂 // 166
三、心烦痞证 // 168
四、结胸胸痹 // 170
五、肺脏病方 // 171
六、心经病方 // 173
七、胃腑病方 // 173

八、脾虚寒湿 // 175
九、肾脏寒湿 // 176
十、肾脏热证 // 178
十一、水湿痰饮 // 178
十二、黄疸方剂 // 179
十三、肝脏寒湿 // 180
十四、肝脏热证 // 181
十五、肝风内动 // 181
十六、理气方剂 // 182
十七、风湿疼痛 // 183
十八、滋阴养血 // 184
十九、便血肠痈 // 184
二十、下瘀血方 // 185
二十一、膀胱湿热 // 185
二十二、疟疾方剂 // 186
二十三、妇人诸病 // 186

第四章　幼儿论治 // 188
一、导言 // 188
二、小儿脉法 // 189
三、三关指纹 // 190
四、面色舌苔 // 194
五、婴儿护理 // 194
六、辅食添加 // 196
七、胎寒胎热 // 197
八、脐风撮口 // 198
九、简易辩证 // 199
十、发热 // 200
十一、外感 // 210

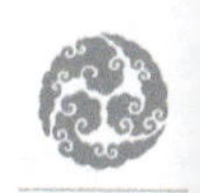

十二、咳嗽 // 220
十三、大小便病 // 225
十四、痢疾 // 235
十五、呕吐哕 // 238
十六、吐泻互作 // 241
十七、腹痛 // 243
十八、喉痛 // 246
十九、痘疹 // 248
二十、黄疸 // 256
二十一、汗证 // 259
二十二、惊病 // 263
二十三、癫痫 // 266
二十四、疳病 // 267
二十五、疟疾 // 269
二十六、耳病 // 271
二十七、目病 // 272
二十八、口舌齿病 // 274
二十九、鼻病 // 276

第五章　小儿生病治愈实例 // 278
一、生理黄疸 // 279
二、五天不便 // 280
三、出疹发热 // 281
四、停食水泻 // 282
五、脾胃热滞 // 283
六、外感发热 // 284
七、脾湿呕吐 // 284
八、卫郁发热 // 286
九、脾虚呕吐 // 286

十、睡不安稳 // 287
十一、风动咳嗽 // 288
十二、流涕便软 // 288
十三、暑湿呕吐 // 289
十四、胃热唇肿 // 290
十五、牙龈起泡 // 291
十六、积滞咳嗽 // 291
十七、燥滞咳嗽 // 292
十八、不明腿酸 // 293
十九、火逆发热 // 294
二十、肺燥咳嗽 // 294
二十一、心肾咳嗽 // 295
二十二、发热咳嗽 // 299
二十三、眼睛红痛 // 300
二十四、上唇肿大 // 301
二十五、半夜咳嗽 // 301
二十六、火气发热 // 302
二十七、大便疼痛 // 302
二十八、出疹发热 // 303
二十九、中虚发热 // 304
三十、病毒感冒 // 305
三十一、内虚发热 // 307
三十二、左耳疼痛 // 307
三十三、右耳疼痛 // 308
三十四、喉痛发热 // 309
三十五、发热干哕 // 310
三十六、火逆牙痛 // 311
三十七、燥气喉痛 // 311
三十八、中虚头晕 // 312

三十九、右眼近视 // 312
四十、风寒感冒 // 315
四十一、小腿疼痛 // 316
四十二、耳朵闷堵 // 317

第六章　辨证亚健康 // 318
一、饮食 // 318
二、大便 // 318
三、小便 // 319
四、饮水 // 319
五、汗水 // 320
六、睡眠 // 320
七、情志 // 321
八、手脚暖和 // 321
九、晨举敏感 // 322
十、眼、耳、齿、发等 // 322
十一、不胖不瘦 // 322
十二、手术切除人体组织器官 // 322

第七章　煎服药法 // 324
一、煎药器皿 // 324
二、药材清洗 // 324
三、药材捣碎 // 324
四、药材浸泡 // 325
五、煎煮药材 // 325
六、煎煮次数 // 325
七、先煎另煎 // 326
八、后下药材 // 326
九、包煎药材 // 326

十、烊化冲入 // 326
十一、忌煎药材 // 327
十二、榨汁兑入 // 327
十三、另煎兑入 // 327
十四、药汁服法 // 327
十五、饮食忌口 // 328

第八章　药食性味 // 329
一、药性简述 // 329
二、精选药食 // 331
三、妊娠禁用、慎用药 // 374
四、十八反、十九畏 // 375
五、食物性味 // 376

第九章　饮食营养 // 382
一、营养基础知识 // 382
二、营养均衡 // 395

主要参考文献 // 399

后记 // 401

第一章　中医理论

一、"河图""洛书"统一医理

中医四大经典《黄帝内经》《难经》《伤寒杂病论》《神农本草经》成书至今，著述浩如烟海。至唐朝之后开始出现门派之分，如尊张仲景之伤寒派、刘完素之寒凉派、朱丹溪之滋阴派、张元素之易水派、张从正之攻下派、李东垣之补土派，此外，还有局方派、温病派、火神派等。

清代著名医学家黄元御之《四圣心源》后序载："自唐以降，其道日衰，渐变古制，以矜新创。至于金元，刘完素为泻火之说，朱彦修作补阴之法，海内沿染，竞相传习。蔑视古经，倾议前哲，攻击同异，辨说是非。于是为河间之学者，与易水之学争；为丹溪之学者，与局方之学争。门户既分，歧途错出，纷纭扰乱，以至于今，而古法荡然矣。"

中医原理源自上古伏羲氏时期的"河图""洛书"，只有河图、洛书才能统一医理、结束中医门派之争，揭示中医原理之奥秘。

《易·系辞上》有"河出图，洛出书，圣人则之"之说。传说伏羲氏时期，有龙马从黄河出现，背负"河图"；有神龟从洛水出现，背负"洛书"。"河图""洛书"是中华文化、阴阳五行术数之源，《周易》起源于伏羲八卦，伏羲八卦又源于河图、洛书。

河图以十个数字而合五方，五时，五行，阴阳，天地之象。白圈为阳，为天，为奇数；黑点为阴，为地，为偶数。河图下方为北，五时属冬天，一个白点、六个黑点，天一生水、地六成之，五行属水。左方为东，五时属春天，三个白点、八个黑点，天三生木、地八成之，五行属木。上方为南，五时属夏天，二个黑点、七个白点，地二生火、天七成之，五行属火。土居中枢，五时属长夏，五个白点、十个黑点，天五生土、地十成之，五行属土。右为西，五时属秋天，四个黑点、九个白点，地四生金、天九成之，五行属金。(图 1－1)

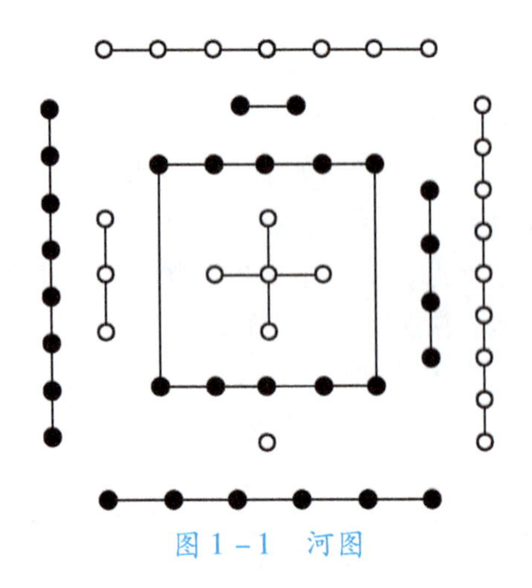

图 1－1　河图

五数、五行、五方及五时如表 1－1。

表 1－1　五数、五行、五方、五时

五数	3、8	2、7	5、10	4、9	1、6
五行	木	火	土	金	水
五方	东	南	中	西	北
五时	春	夏	长夏	秋	冬

河图以左旋之理，坐北朝南，左东右西，水生木、木生火、火生土、土生金、金生水，为五行左旋相生。中心不动，一、三、五、七、九为阳数左旋；二、四、六、八、十为阴数左旋；皆为顺时针旋转，为五行万物相生之运行。银河系等各星系俯视皆右旋，仰视皆左旋。所以，“生气上转，如羊角而升也”。故顺天而行是左旋，逆天而行是右旋，顺生逆死，左旋主生。

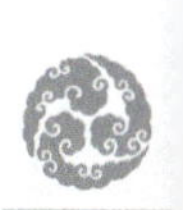

象形之理，河图本是星图，其用为地理，故在天为象，在地成形。在天为象乃三垣二十八宿，在地成形则左青龙、右白虎、前朱雀、后玄武。天之象为风为气，地之形为龙为水，故为风水。

五行之理，河图定五行先天之位，东木西金，南火北水，中间土。五行左旋而生，中土自旋。故河图五行相生，乃万物相生之理也。土为德为中，故五行运动先天有好生之德也。

阴阳之理，土为中为阴，四象在外为阳，此内外阴阳之理；木火相生为阳，金水相生为阴，乃阴阳水火既济之理；五行中各有阴阳相交，生生不息，乃阴阳互根同源之理；中土为静，外之四象为动，乃阴阳动静之理。若将河图方形化为圆形，木火为阳，金水为阴，阴土阳土各为黑白鱼眼，就是太极图了。此时水为太阴，火为太阳，木为少阳，金为少阴，乃太极四象也。故河图乃阴阳之用，易象之源也。

先天之理，即土在中间生合万物，五行左旋而相生，以生发为主。

洛书结构是“戴九履一、左三右七、二四为肩、六八为足、五居其中”，五方白圈皆阳数，四隅黑点为阴数。用数字表示，即是数字九宫格，无论是纵向、横向、斜向，三条线上的三个数字之和皆等于十五。一般认为河图为体，洛书为用；河图主常，洛书主变；河图重合，洛书重分。（图 1－2）

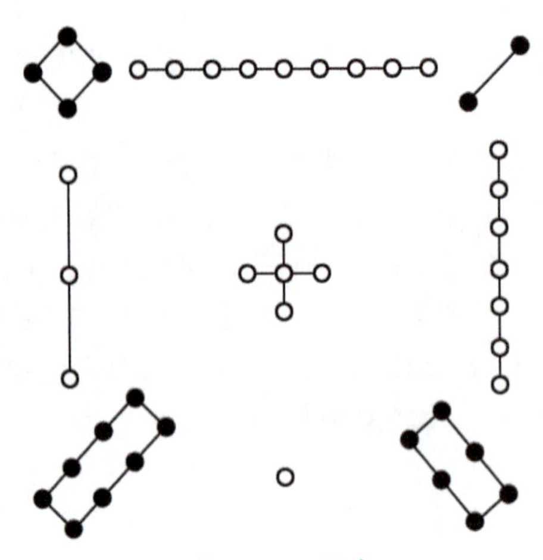

图 1-2　洛书

《礼·礼运》："人者，其天地之德，阴阳之交，鬼神之会，五行之秀气也。"人者，生于父母之身，立于天地之间；吃五谷杂粮，食五畜之肉，呼吸宇宙空间大气；故人身也应于天道，合于河图洛书。河图：土居中枢，四象在外，皆为左旋；人身之气化也为土气居中、中气旋转，四象升降。

人是所有动植物中唯一阴阳五行健全之物种，其他动植物、矿物则阴阳五行各有偏胜。健康之人阴阳五行并不显现而身体不病，阴阳五行显现，身体则病也。病则阴阳五行各有所偏，故可用中药即动植物、矿物药的五行属性来调人身五行之所偏，恢复人之阴阳五行平衡、上下升降的气机顺畅，身体自能恢复健康。

若以河图洛书为本源，"土气居中、四象木、火、金、水分居左、上、右、下，中气旋转，四象升降之理"学习中医，自然不会有所偏差、自能体会医学先圣之意。

二、阴　　阳

《黄帝内经·素问》的“阴阳应象”大论篇：“阴阳者，天地之道也，万物之纲纪，变化之父母，生杀之本始，神明之府也。”

“阳者，阳性动、上升，阴者，阴性静、下降。阴位于下，阴根在上；阳位于上，阳根在下。阴阳互为其根，阳中有阴，阴中有阳，阴极生阳，阳极生阴，阴阳互为转化。阴阳互抱，则生万物。仙者纯阳，鬼者纯阴，人者阴阳共存。

“天地之阴阳，天为阳地为阴。天之阴阳，白昼为阳，上午为阳中之阳，下午为阳中之阴；夜晚为阴，上半夜为阴中之阴，下半夜为阴中之阳。天气之阴阳，风热暑为阳，湿燥寒为阴。地之阴阳，高山为阳，大海为阴。地气之阴阳，木火为阳，金水为阴，土气居中。

“人之阴阳，男为阳，女为阴；人身之阴阳，外为阳，内为阴；背为阳，腹为阴；头为阳，胸为阴；胸为阳，腹为阴；左为阳，右为阴；腑为阳，脏为阴；手背为阳，手掌为阴；气为阳，血为阴。

“药之阴阳，温热为阳，寒凉为阴；气味之阴阳，辛甘发散为阳，酸苦涌泄为阴；辛甘淡者为阳，酸苦咸者为阴；气为阳，气厚者为阳，气薄者为阳中之阴；味为阴，味厚者为阴，味薄者为阴中之阳。”

如大家熟悉的太极图（图 1 - 3）所示：阴阳互化，阴阳互抱，左升右降。左之白鱼代表阳升，黑鱼眼代表阳中孕阴，升浮至极处则阴生而降。右之黑鱼代表阴降，白鱼眼代表阴中孕阳，降沉至极处则阳生而升。

总之，万事万物都含有阴阳，既对立，又统一，相互依存，互为其根。例如，现代计算机技术中广泛采用的二进制也分阴

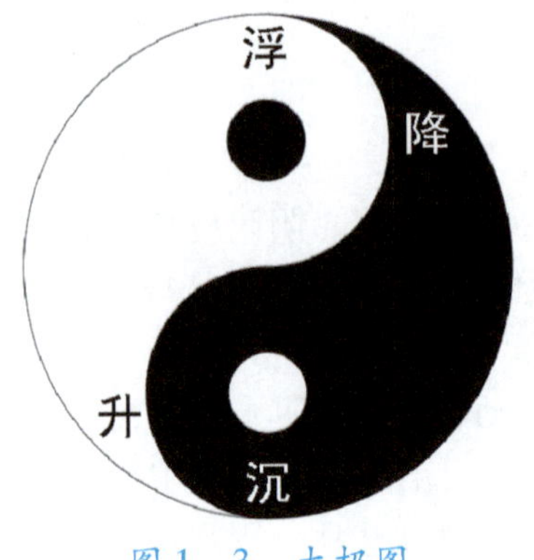

图 1－3　太极图

阳，0 为阴，1 为阳。

三、五　　行

1. 概述

五行指的是木火土金水，这大家都知道，但是要如何理解五行呢？正确的理解是：五行者，五运也，运即运动。木火土金水虽然是五种物质，但是“五行”指的是这五种物质的运动气化状态，故五行，也可称“五气”。

比如，肝脏属木，这“木”的意思是指肝脏的主要功能就像树木的功能一样，有生长与疏泄的作用。而不是说肝脏属于树木、木头。五种状态是随时变化的，打个比方，一根木头，五行属性来说肯定是属木，但是木燃烧则化火，又具有“火”的作用。把木头做成床供睡觉，又具有“土”的作用。把木制作成武器，又具有“金”的作用。把木头做成箱子，收藏物品，又具有“水”的作用。

木具有生发，条达的特性，其禀性温和向阳，而东方正是太阳初升之处，故东方属木。春季属木，二十四节气的立春开始。春天气温回暖，种子发芽，树木吐出新绿，一派生机勃勃的景象，故春季属木。人身应之，气血往外走，故木气主疏泄作用。

火具有炎热向上的特性，而南方气候炎热，故南方属火。夏季属火，二十四节气的立夏开始。夏天，水果成熟，气温升高，天气炎热，热则上浮，故夏季属火。人身应之，气血旺于外，故火气主煊通作用。

土的特性生长养化育，土气运化，厚实适中，故土居中央。长夏属土，关于长夏对应的时间段有多种分法，如《素问·六节藏象论》王冰次注云："长夏者，六月也。土生于火，长在夏中，既长而旺，故云长夏。"《素问·太阴阳明论》："脾者土也，治中央，常以四时长四脏，各十八日寄治，不得独主于时也。土气无专位，寄存于长夏，旺于四季之最后各十八日，共七十二日。"湿气与热气最旺盛的时期，大气有升有降，土气居于升降之中，故长夏属土。土气居中，中气旋转，四象升降，故土气主运化作用。

金的特性是清凉、萧条、收敛，西方正是太阳落山，荒凉之地，故西方属金。秋季属金，二十四节气的立秋开始。秋天，农作物成熟，天气转凉，大气降敛，故秋天属金。人身应之，气血往内走，故金气主收敛作用。

水的特性寒冷向下、封藏，北方正是天寒地冻，故北方属水。冬季属水，二十四节气的立冬开始。冬天，天气寒冷，大气封藏，故冬天属水。人身应之，气血旺于里，故水气主封藏作用。

一年四季，春夏秋冬；春生夏长，秋收冬藏；四季更替，周而复始。

春应于木气主生，夏应于火气主长，长夏应于土气主运化，秋应于金气主收，冬应于水气主藏。人生存于自然界，呼吸空间大气，故人身也应于天道。人身之五行气化为：土气居中、四象木、火、金、水分居左、上、右、下，中气旋转，四象升降。

2. 五行相生

木火土金水五行相生。按照大气一年季节更替，春季—夏季—长夏—秋季—冬季，周而复始。春季之后是夏季，故木生火；夏季之后是长夏，故火生土；长夏之后是秋季，故土生金；秋季之后是冬季，故金生水；冬季再接春季，故水生木。此外，还有“子母”之说：如木生火，则木为火之母，火为木之子；火生土，则火为土之母，土为火之子，其他五行相生关系依此类推。

3. 五行相克

木火土金水的五行相克，为隔一相克，“木克土”“火克金”“土克水”“金克木”“水克火”。

春气属木，主疏泄；夏气属火，主煊通；长夏属土，主运化；秋气属金，主收敛；冬气属水，主封藏。疏泄之气制运化之气，故曰木克土。运化之气制封藏之气，故曰土克水。封藏之气制煊通之气，故曰水克火。煊通之气制收敛之气，故曰火克金。收敛之气制疏泄之气，故曰金克木。

4. 五行反侮

五行反侮，与五行相克相反，又称反克，即土侮木、金侮火、水侮土、木侮金、火侮水。侮的一方强大，被侮的一方弱小。木与金，正常的情况下，是金克木。在木气强大，金气弱小的情况下，就是木克金。比如用小刀砍大树，砍不倒大树反伤小刀。又比如，人体肝脏属木，肺脏属金，当肝木之气上亢时，肺金之气无法收敛，此即木侮金也。治疗则在治肝的同时，也要考虑治肺与中气。

5. 五行偏见

《圆运动的古中医学》“原理上篇”：

“木本生火，病则偏见，木气偏见，则病风而不生火。风气尽，木气亡，凡风病用散风药，病加人死者，皆是此理。

“火本生土，君火之气偏见，则病热。相火之气偏见，则病暑。火病则生热而不生土。热气尽，火气亡。凡热病用去热药，去之太过，病加人死者，皆是此理。

“土本生金，土气偏见，土病则生湿而不生金。湿气尽，土气亡，凡湿病用去湿药，病加人死者，皆是此理。

“金本生水，金气偏见，金病则生燥而不生水。燥气尽，金气亡。凡燥病用散药去燥，病加人死者，皆是此理。

“水本生木，水气偏见，水病则生寒而不生木。寒气尽，水气亡。凡寒病用热药去寒，去之太过，病加人死者，皆是此理。

“木升金降，疏敛平衡，木不病风、金不病燥。水升火降，心肾相交，水不病寒、火不病燥。土运于中，土不病湿。

“中气虚弱，四象升降不交，则出现风、热、暑、湿、燥、寒。”

四、天干地支

十大天干：甲、乙、丙、丁、戊、己、庚、辛、壬、癸。

甲：指“壳”，意思是种子破壳而出。如胎儿出生。

乙：看字形就知道是弯曲的意思，意思是种子在土里破壳发芽弯弯曲曲地钻出地面。如人的童年时期。

丙：是“明亮”“显著”的意思，指万物生长初期的快速生长。如人的少年时期。

丁：是“强壮”的意思，指万物成形强壮。如人的青年时期。

戊：是“茂”的意思，指万物最茂盛的时期。如刚结婚的男女。

己：是“已”的意思，指万物已经开始孕育下一代。

庚：是“更”的意思，指万物已经衰退，就像进入更年期。

辛：是“新”的意思，指万物新的种子形成。

壬：是“妊”的意思，指种子被埋进土里。如孕妇妊娠孕育后代。

癸：是“归”“藏”的意思，指万物闭藏于地下，准备发芽。

十二地支：指子、丑、寅、卯、辰、巳、午、未、申、酉、戌、亥。其中阳支包括子、寅、辰、午、申、戌，阴支包括丑、卯、巳、未、酉、亥。

早在几千年前，古人便用天干与地支相配用来纪年、纪月、纪日、纪时。天干在前，地支居后。如农历2016年正月初一零点，可记为丙申年，庚寅月，庚申日，丙子时。这就是易经卦象中的“四柱”，可以通过查万年历得知。天干与地支按顺序且不重复相配正好六十年为一周，称为六十甲子。

天干地支五行属性见表1－2。

表1－2　天干地支的五行属性

属性	天干	地支
木	甲乙	寅卯
火	丙丁	巳午
土	戊己	丑辰未戌
金	庚辛	申酉
水	壬癸	子亥

阳干：甲丙戊庚壬。

阴干：乙丁己辛癸。

甲为阳木：泛指森林大树，栋梁之木。性质强壮。

乙为阴木：泛指小树花草之木，性质柔软。

丙为阳火：意指太阳之火，熊熊大火。性猛烈。

丁为阴火：意指灯火、炉灶之火。火势较柔较弱。

戊为阳土：属山川、大地、堤坝之土，广博厚重。

己为阴土：属田园之土，质软肥沃，利于生长。

庚为阳金：属金属矿石、粗重的铁器、刀斧等。坚硬无比。

辛为阴金：属沙金、首饰金、工艺金、钱币之金银，温润秀气。

壬为阳水：属江河湖海之水。清浊全容纳，宽宏大度。

癸为阴水：属雨露、地下泉水。轻柔内敛。

一日二十四小时，古人划分为十二个时辰，用十二地支表示。十二时辰与十二种动物相对应，称十二生肖。十二时辰与十二经脉相对应。综合如表1－3。

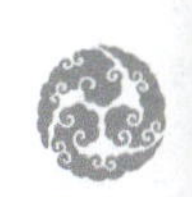

表1－3 地支、时辰、生肖、经脉的对应关系

地支	时辰	生肖	经脉
子	23—1	鼠	胆
丑	1—3	牛	肝
寅	3—5	虎	肺
卯	5—7	兔	大肠
辰	7—9	龙	胃
巳	9—11	蛇	脾
午	11—13	马	心
未	13—15	羊	小肠
申	15—17	猴	膀胱
酉	17—19	鸡	肾
戌	19—21	狗	心包
亥	21—23	猪	三焦

生肖属相：古人把出生年份用干支纪年，如2016年，记为丙申年，对照上表，申属猴，2016年出生的属相是猴。

生肖相冲：如表1－3，一天分十二个时辰，一日之中子时属至阴，午时属至阳，故子与午相冲。子时应于鼠，午时应于马，故鼠马相冲，依此类推牛羊、虎猴、兔鸡、龙狗、蛇猪，分别对应相冲。

十二时辰应十二经，如每日寅时咳嗽，此为手太阴肺经辛金之气过于旺盛。每日酉时微觉恶寒，或精神困乏，此为足少阴肾经癸水之阳气不足，上升无力。每日子时心烦出汗，或睡着必醒者，此为足少阳胆经甲木之气不降。基本上在何经之气机出现异常，对应的时辰表现便较为明显。当然，也不是完全绝对如此，比如肝或肝经循行部位隐痛，不一定就只表现在丑时，其他时辰一样会出现隐痛。辨证要综合所有相关要素，才能准确判断病因。

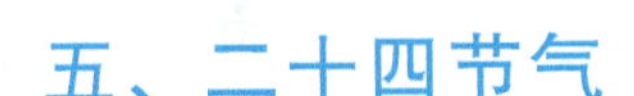

五、二十四节气

一年四季，春生夏长，秋收冬藏；春升夏浮，秋降冬沉；春温夏热，秋凉冬寒。

一年分二十四节气，如图 1－4。

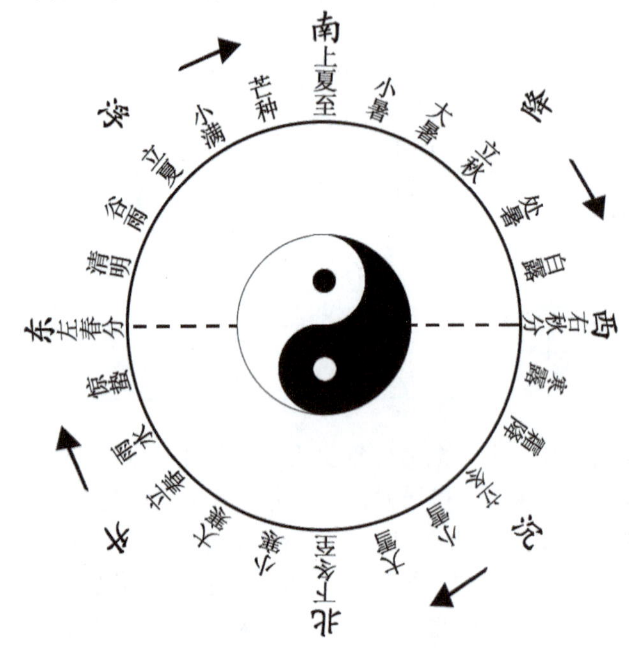

图 1－4　二十四节气

我国位于北半球，绝大部分属北温带地区，如图1－5。

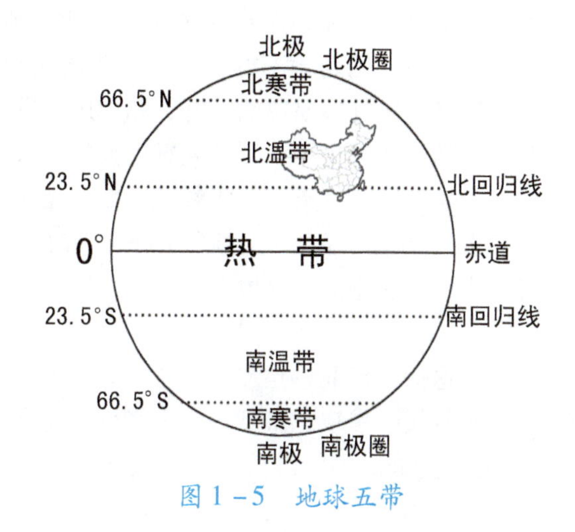

图1－5　地球五带

二十四节气是根据地球在黄道上的位置变化而制定，黄道即地球绕太阳公转的轨道，为椭圆形，接近圆形。地球在黄道上不同的位置，所受太阳辐射的能量也不同，从而产生季节的交替变化。

早在东周春秋战国时代，汉族劳动人民就有了“日南至、日北至”的概念。战国后期成书的《吕氏春秋》“十二月纪”中，就有了立春、春分、立夏、夏至、立秋、秋分、立冬、冬至等八个节气名称，到秦汉年间，二十四节气已完全确立。

冬至，太阳移至南半球之南回归线，几乎直射南回归线。我国地区白昼最短，黑夜最长，故冬至位于图1－4中之最沉处，最沉则阴盛极。阴阳互抱，阴中有阳，阴盛极则阳生。太阳从冬至之后开始北移，白昼一天比一天长，黑夜一天比一天短。小寒开始，大气开始慢慢左升。到了立春节气，由于太阳越来越北移，北温带气温开始一点点升温。至雨水、惊蛰节气，已经开始下春雨、打春雷，万物生长，蛰虫惊醒。惊蛰之后就是春分节气。

人生存于自然界，呼吸空间大气，故人身也应于天道。冬至、小寒、大寒三个节气，如果所在地区天气寒冷，则封藏好，人不易生病。若有打雷，则封藏不好。体质较差之人到了立春、雨水、惊蛰三个节气，阳气容易突然上升，如中风、发热、春困等。从立春开始，随着气温慢慢变暖，人感应大气，人体气血也开始慢慢地舒展。这三个节气天气忽暖忽凉，变化无常，容易得外感病与感染邪毒（如病毒感染）。春应于肝，平时肝气偏盛之人，容易出现左腹或右腹隐痛。这段时期，人身阳气总体上是内旺外虚。

春分，太阳在这一天已北移至赤道位置，昼夜等长。太阳继续北移，白昼越来越长、黑夜越来越短，大气继续左升，故春分位于图1-4中之最左处。太阳继续北移，大气继续左升，气温升高。经过清明、谷雨两个节气之后，气温已经升高到进入夏季的标准，提示已到立夏节气。小满、芒种两个节气，地面接收的太阳辐射能量越来越多，积聚的能量也越来越多。芒种之后就是夏至节气。

从春分至芒种，气温越来越高，人感应大气，人体阳气多数向外发散。春分、清明、谷雨三个节气也容易发生外感病，体质虚弱之人容易得中虚、下虚之病。立夏、小满、芒种三个节气，阳气往外走，越来越多，体质虚弱之人容易得下寒之病。这段日期，人身阳气总体上是内虚外旺。

夏至，太阳在这一天已北移至北半球之北回归线，几乎直射北回归线。我国地区白昼最长，黑夜最短，故夏至位于图中之最浮处，最浮则阳盛极。阴阳互抱，阳中藏阴，阳盛极则阴生。太阳从这一天之后开始南移，白昼一天比一天短，黑夜一天比一天长。小暑节气开始，大气慢慢右降，太阳辐射能量积聚在靠近地面处，气温越来越高。到了大暑，为一年最热的时期。至立秋节气，暑去凉来，梧桐树开始落叶，落叶知秋。立秋开始，大气右降的速度越来越快，经过处暑、白露两个节气后，已是秋分节气。

夏至、小暑、大暑三个节气，是一年之中最热的一段时期，称为“三伏天”。此段时期气温最高、多雨潮湿、闷热，人容易口渴大量饮水。人感应大气，人体阳气在这段时间也聚集于外，阳归于外则内空虚。故这段时间人身脾胃多生病，土气湿寒，容易出现腹胀、泄泻、暑病。立秋、处暑、白露三个节气，天气开始转凉，人身应之阳气也开始向内走。人身内部阳气越来越多，则较少生病。这段时期，人身阳气总体上是内虚外旺。

秋分，太阳在这一天已南移至赤道位置，昼夜等长。太阳南移，白昼越来越短、黑夜越来越长，大气继续右降，故秋分于位于图中之最右处。太阳继续南移，寒露、霜降两节，气温越来越低。寒性凝、收，大气收敛的力量越来越大，空气由潮湿转为干燥。经过小雪、大雪，立冬三个节气，气温进一步降低，万物收藏。

秋收、寒露、霜降三个节气，大气收敛，空气干燥。人感应大气，阳气从外往内走，皮肤也变得干燥。肺呼吸干燥的空气，容易得燥气病，如因燥引起的咳嗽等。立冬、小雪、大雪三个节气，气温更低，民间有立冬进补的传统，以抵御寒气。冬天收藏得好，则来年春天少生病。这段时期，人身阳气总体上是内旺外虚。

秋分与春分虽然都是昼夜等长，但是秋分气温要比春分高得多。这是由于地球表面在之前的高温季节里，吸收大量的太阳辐射能量所致。地面吸收的这些热量，在随后的节气再释放出来，到了冬至节气，基本释放完毕。也有前人认为这些下降的能量到了第二年的春天再释放出来供作物生长，这一说法并不可信，来年春天作物的生长能量主要还是要靠当时的太阳辐射。

一年最热的时间不是夏至这一天，最寒也不是冬至这一天，这些都跟地面吸收与释放能量有关。

一年有二十四节气，一日分十二时辰，人身一日阳气的变化也与此相应。子时对冬至，午时对夏至，卯时对春分，酉时对秋分，丑时、寅时对应小寒、大寒、立春、雨水、惊蛰，余类推。

总之，人作为一个五行齐全的物种，生存于自然界。人应于天道，人身也随着自然界的规律而变化。在不同的季节里，人身阳气有不同的表现，容易得某些不同疾病。最能说明自然界变化规律的，就是我国劳动人民根据地球在黄道上的位置变化，而制定的二十四节气。

六、六　气

天之六气，风、热、暑、湿、燥、寒，其中热、暑皆指“火”也。六气发生太过或不及，或非其时而有其气，以及气候变化过于急骤，则为六淫。身体如不能适应六气之变化，就会生病。比如春分节气，正常的天气是温暖，如果天气炎热、气温高如盛夏，这是未应至而至，为太过。如果天气仍然寒冷、不暖和，这是应至而不至，为不及。非其时而有其气者，如冬天应寒而反温，夏天应热而反凉；夏天应吹东南风，而反吹西北风等。

天有六气，地有五行。地之五行者，木、火、土、金、水。火气有二，一是君火，二是相火，君火对应热，相火对应暑。五行六气实际是六行六气，综合起来就有天地之六气说法。初之气厥阴风木，二之气少阴君火，三之气为少阳相火，四之气太阴湿土，五之气阳明燥金，六之气太阳寒水。

天地六气与二十四节气对应为：

大寒、立春、雨水、惊蛰四节气，对应于初之气厥阴风木。

春分、清明、谷雨、立夏四节气，对应于二之气少阴君火。

小满、芒种、夏至、小暑四节气，对应于三之气少阳相火。

大暑、立秋、处暑、白露四节气，对应于四之气太阴湿土。

秋分、寒露、霜降、立冬四节气，对应于五之气阳明燥金。

小雪、大雪、冬至、小寒四节气，对应于六之气太阳寒水。

六气与十二经脉对应见表1－4。

表1－4　六气与十二经脉

六气	十二经脉	气机特点
厥阴风木	足厥阴肝经乙木之气	升
	手厥阴心包经相火之气	降
少阴君火	足少阴肾经癸水之气	升
	手少阴心经丁火之气	降
少阳相火	足少阳胆经甲木之气	降
	手少阳三焦经相火之气	升
太阴湿土	足太阴脾经己土之气	升
	手太阴肺经辛金之气	降
阳明燥金	足阳明胃经戊土之气	降
	手阳明大肠经庚金之气	升
太阳寒水	足太阳膀胱经壬水之气	降
	手太阳小肠经丙火之气	升

厥阴风木之气，在人则肝经应之，故厥阴风木以足厥阴肝经乙木之气主令，主升。主令即主导、主权之意。手厥阴心包经相火从之，主降。从之即顺从之意。

少阴君火之气，在人则心经应之，故少阴君火以手少阴心经丁火之气主令，主右降。足少阴肾经癸水之气从之，主左升。

少阳相火之气，在人则三焦经应之，故少阳相火以手少阳三焦经相火主令，主左升。足少阳胆经甲木之气从之，主右降。

太阴湿土之气，在人则脾经应之，故太阴湿土以足太阴脾经己土之气主令，主左升。手太阴肺经辛金之气从之，主右降。

阳明燥金之气，在人则大肠经应之，故阳明燥金以手阳明大肠经庚金之气主令，主左升。足阳明胃经戊土之气从之，主右降。

太阳寒水之气，在人则膀胱经应之，故太阳寒水以足太阳膀胱经壬水之气主令，主降。手太阳小肠经丙火之气从之，主升。

厥阴风木之气偏见，则病风。少阴君火之气偏见，则病热。少阳相火之气偏见，则病暑。太阴湿土之气偏见，则病湿。阳明燥金之气偏见，则病燥。太阳寒水之气偏见，则病寒。

1. 厥阴风木

初之气，太阳北移，大地由寒变温。南方的湿润空气与北方之冷空气相聚，化合而为云雨。阳热与雨水双重作用，则万物生长，是为木气。

厥阴者，对应大寒，为一年之中最冷的节气，阴极而阳生，故称厥阴风木。厥阴风木之气由足厥阴肝经乙木之气主令，主升。手厥阴心包经相火从之，主降。

风者，木气主动，木病则化风。在天为风，在地为木，在人为肝。千变万化，百病之长。肝木以条达为性，如果脾经已土湿陷，则抑郁生怒而克脾土，风动则疏泄太过。

在厥阴风木的四个节气里，时令病多由肝经乙木所致。凡大寒之后，多发风痰、中风、半身不遂、温病、发热、头痛、身疼、困乏、出疹等病，皆是木气抑郁，化而成风，疏泄太过。

2. 少阴君火

二之气，太阳继续北移，木生火，气候由温变热。

热者，少阴君火之所化，在天为热，在地为火，在人为心。地面阳热比厥阴要多，故称少阴。

少阴君火之气由手少阴心经丁火之气主令，主右降。足少阴肾经癸水之气从之，主左升。心经丁火要靠肾经癸水以养肝木，肝木上升，化为君火。水升火降，上下相交，则无寒无热、无病也。君火不病，病则难治，故心脏之病多由心包经代为受过。

凡春分之后，多发风湿、风热、发热、喉痛、目赤之病，看似心经丁火之病，实则为心包经相火不降，上逆则热气现于上，中下则为虚寒。

3. 少阳相火

三之气，太阳已北移至北半球之北回归线，地面吸收积聚的阳热盛满。人身应之，阳气旺于外而虚于内，故称少阳。

暑者，少阳相火之所化，在天为暑，在地为火，在人为三焦。

少阳相火之气由手少阳三焦经相火主令，主左升。足少阳胆经甲木之气从之，主右降。胆经甲木之气往下降而生中气，则上下交济，上不病热，下不病寒。胆经甲木之气不降，则暑热熏蒸，上则病暑，下则病寒。

凡小满以后，多发热、中暑、霍乱等病，都是胆经甲木之气不降，中气无有来源，中气虚弱所致。

4. 太阴湿土

四之气，太阳虽然南移，地面阳热还是颇盛，气温高、气候多雨、土地潮湿、闷热，故称太阴湿土。人身应之，阳旺于外而内则阳微阴盛且多湿。

湿者，太阴湿土之所化，在天为湿，在地为土，在人为脾。

太阴湿土之气由足太阴脾经之气主令，主左升。手太阴肺经辛金之气从之，主右降。土气居中，脾己土主升，胃戊土主降。脾己土升则肾癸水与肝乙木皆升。脾阳虚则土气湿而不升，不升则肝乙木下陷。胃戊土不降，则肺经辛金与胆经甲木皆不降。

凡大暑以后，多发暑病，头痛身热、口渴、腹胀腹泻，皮肤黄、小便赤者，皆土气湿寒不能运化，此上热而中下伏寒。

5. 阳明燥金

五之气，太阳继续南移，天气开始转凉，凉则大气收敛而下降。秋气当旺，湿收则燥，上空金气，降力极大，故称燥金。人身应之，相火下降，阳旺于内，中气充足。

燥者，阳明金气之所化，在天为燥，在地为金，在人为大肠。

阳明燥金之气以手阳明大肠经庚金之气主令，主左升。足阳明胃经戊土之气从之，主右降。太阴性湿，阳明性燥，燥湿调停，关乎中气。中气旺盛，则肺不病燥，胃不病湿。中气虚弱，则湿胜者常多，燥胜者较少，大肠虽然燥结，胃经则为湿寒。

五之气的时令病不外乎，在上之咽喉干燥、咽喉疼痛，在外之燥气感冒、热伤风，在下之大肠庚金燥结、大便干结，在中之脾胃土湿。

6. 太阳寒水

六之气，太阳已南移至南半球之南回归线，天气由凉变寒，封藏之力加强。冬令主封藏，主要为水之作用，故称太阳寒水。人身应之，阳气封藏于肾癸水之中。

寒者，太阳水气之所化，在天为寒，在地为水，在人为膀胱。

太阳寒水之气由足太阳膀胱经壬水之气主令，主降。手太阳小肠经丙火之气从之，主升。肾经癸水喜温，膀胱经壬水喜寒，水有封藏的作用，相火下降藏于肾癸水之内，癸水封藏得住，是为健康之人。癸水封藏不住火气，则癸水寒而壬水热，是为生病之人。

六之气的时令病多为伤寒外感。如肾癸水不足，封藏不住火气，或气温高，都能导致火气外泄，多病冬温，冬温为温病之重者。

七、五 脏 六 腑

天有六气，地有五行，在天成象，在地成形。人为天地之中气，秉天之六气而生六腑，秉地之五行而生五脏，五行六气，皆备于人身。心脏分为心与心包，五脏实为六脏：肝、心、心包、脾、肺、肾。六腑为胆、小肠、三焦、胃、大肠、膀胱。六脏与六腑一一相应。腑病热，脏病寒，为顺为轻；腑病寒，脏病热，为逆为重。

人秉天地之木气而生肝脏与胆腑，主筋。木气有疏泄作用，肝胆属木，肝为乙木，胆为甲木，肝升胆降，一升一降，共同主导疏泄功能。

肝胆之体质居于身右，肝经的作用在身之左，必胆经降入下焦水气之中，然后肝经左升发生作用。左腹有病如疼痛，则治疗肝木之气，右腹疼痛，则治肝木之脏。

人身肝木之气疏泄不及，则出现无汗、尿少、大便难、腹痛、胁痛、妇女月经推迟等症状。疏泄太过，则出现自汗、尿多、尿频、遗精、发热、头晕、妇女带病、月经提前等症状。

疏泄不及者，肾阳虚或中气虚弱。疏泄太过者，肾阴虚、中气虚弱或金气收敛之力不足。

火气有二，一为君火，一为相火。人秉天地君火之气而生心脏与小肠腑，主血。火气有煊通作用，君火主要为运行血液，温暖全身。心脏与小肠属火，心脏为丁火，小肠为丙火，心脏丁火居于上主降，小肠丙火居于下主升，一升一降，共同主导煊通作用。

人身君火之气，煊通不及，则出现血痹、精神困乏、口淡、手足寒凉等症状。煊通太过，则出现舌痛、自觉心慌、心跳、心烦等病。煊通不及者，木气虚弱、升发不足，木不生火。煊通太过者，中气虚弱，或金气收敛之力不足。

人秉天地相火之气而生心包与三焦，主油膜。相火之气有烧灼作用，相火主要为化生土气，帮助消化。心包相火居于上主降，三焦相火居于下主升，三焦相火又称命门相火。此三焦与称人身上部为上焦、中部为中焦、下部为下焦之三焦理论不同。

人身相火之气烧灼不足，则出现下寒、肾阳虚弱、小便色白、二便不固等症状。相火之气只有降气不足，无烧灼太过之说。

人秉天地之土气而生脾脏与胃腑，土气有运化作用。脾胃属土，脾为己土，胃为戊土，脾升胃降，一升一降，共同主导运化作用。

人身脾土之气运化不及，则出现腹胀、腹满、停食、积食、上吐、下泻、四肢无力、全身困乏。运化不及者，则为中气虚弱、肾阳虚弱，或命门相火不足。

人秉天地之金气而生肺脏与大肠，主皮毛。金气有收敛作用，肺与大肠属金，大肠为庚金，肺为辛金，一升一降，共同主导收敛作用。

人身肺金之气收敛不及，则出现咳逆、喘、上气、汗多、头晕、发热、遗泄、尿多等症状；收敛太过则出现恶寒、便难、呼气难、无汗、胸闷、皮肤干燥、小便不利等症状。收敛不及者，木气过于疏泄，收敛太过者，火气煊通之力不足。

人秉天地之水气而生肾脏与膀胱，主骨。水气有封藏作用，肾与膀胱属水，肾脏为葵水，膀胱为壬水，一升一降，共同主导封藏作用。

人身水气封藏不及，则出现阳气上越、头晕、发热、足肿、遗尿等症状。封藏不及者，为中气虚弱，或金气收敛之力不足，或木气疏泄太过。水气主封藏，没有封藏太过之说。

八、君火相火

火气有二，一为少阴君火，一为少阳相火。手少阴心经丁火与足少阴肾经应于少阴君火，三焦经与足少阳胆经甲木应于少阳相火。君火有煊通作用，主要为运行血液，温暖全身。相火有烧灼作用，主要为化生中气，帮助消化。君火不生土，相火能生土。相火寄存于三焦、胆、命门之中，命门相火即肾中之火气。三焦指人身体内之网油，其根蒂连于命门，不是指上、中、下之三焦。手少阳三焦经相火主升，足少阳胆经甲木主降。经常说的相火下降特指足少阳胆经甲木之气。胆经相火下降至肾水之中，如水气充足，能封藏住下降之火气，则火气不泄，水中有火，水火俱足，又可化生而为中气之源。人身阳出于阴则醒，阳入于阴则睡，睡眠时阳气收敛下降化而为命门相火，藏于水中。睡眠能增加肾中火气，常人睡醒后精神倍增，便是此理。睡眠对于人身健康来说相当重要，纵欲之人，则命门相火外泄过多，元气亏虚，多病而短命。

综上所述，在上焦如有热气之病，多数为足少阳胆经相火不降，少数为手少阴心经丁火不降。在下焦如有热气之病，多数为肾水不足，不能封藏火气，少数为肝经乙木下陷，郁而生热。火气不足则病寒，病消化不良等，如胃中热力不足，其饮食消化不良，多生寒痰者，则可用苓桂术甘汤，加干姜、厚朴温补中气。如肠中热力不足，传送失职，致生泄泻者，则用肾气丸、补骨脂、巴戟天、小茴香等，补下焦之阳。

九、五脏五气

五脏五气对应关系见表1-5。

表1-5 五脏五气对应关系

五行	五脏	五主	五荣	五窍	五色	五味	五液	五志	五声	五臭	五恶
木	肝	筋	爪	目	青	酸	泪	怒	呼	臊	风
火	心	血	脉	舌	赤	苦	汗	喜	笑	焦	热
土	脾	肉	唇	口	黄	甘	涎	思	歌	香	湿
金	肺	皮	毛	鼻	白	辛	涕	悲	哭	腥	燥
水	肾	骨	发	耳	黑	咸	唾	恐	呻	腐	寒

肝主筋：肝秉春气，故肝主筋。爪者筋之余，故荣在爪。肝开窍于目。木病则面现青色、病人自觉有酸味。肝声呼、肝志

怒，肝液为泪。木病则病人自觉味臊，人身腋下狐臭，即肝木之气生病。

心主血：心秉夏气，故心主血。脉者血之余，故荣在脉。心开窍于舌。心色赤，赤色多，心气绝。火病则面现赤色、病人自觉味苦。心声笑、心志喜。心液为汗，心臭为焦。

脾主肉：脾秉长夏，唇者肉之余，故荣在唇。脾开窍于口。脾色黄，脾病则面现黄色。脾味甘，脾声歌、脾志思。气郁于中，不上不下，脾脉郁者，则病歌思。脾阴不足，则不能吸收本脏之津液，脾液为涎，脾臭为香。

肺主皮：肺秉秋气，有收缩全身之力，故肺主皮，毛者皮之余，故荣在毛。肺开窍于鼻。肺病则面现白色，病人自觉辛味。肺声哭、肺志悲。肺气不降，则津液凝聚而出于鼻，肺液为涕，肺臭为腥。

肾主骨：肾秉冬气，水有封藏作用，其气沉，故肾主骨。其荣在发。肾开窍于耳。肾色黑，肾病则面现黑色。病人自觉咸味。肾声呻、肾志恐。肾液为唾，肾臭为腐。

十、营血卫气

血为气之母，气为血之帅。气血互为其根，气位于外，其根在血。血居于内，其根在气。唐代诗人王维名句：“行到水穷处坐看云起时”，水与云的互化即血与气的互化。

血者，藏于肝而本于脾；气者，藏于肺而源于胃。饮食入胃，脾胃消化，食糜之精华经小肠吸收进入血液，食糜之糟粕下行进入大肠。吸收水分之精者则化而为津液，粗者则入膀胱而为小便。津液经脾胃运化，化为雾气，上归于肺，肺金之气收降又化而为水。

气纳于肺，血连于心。气化为血，血化为气，皆中气旋转运化之所致。脾已土左旋则肾水肝木皆左升，故血化而为气；胃戊土右降则心火肺金皆右降，故气化而为血。

气统于肺，凡脏腑经络之气，皆为肺气所宣布。其在脏腑则为气，在经络则为卫，卫气行于脉外。

血主于肝，凡脏腑经络之血，皆为肝血之所流注。其在脏腑则称血，在经络则为营，营血行于脉中。

气病责在于肺，血病责在于肝、心，中气虚弱责在脾胃。

营卫者，行于经络，肌肉，皮肤的血气。在脏腑的血气则称为气血。

营者，血也，中气旋转运化则血化而为气，自内至外，其性本热、疏泄。

卫者，气也，行于脉外，司毛孔之开合。循行于皮肤之中，分肉之间，充于腠理空隙之处，盛于胸腹。中气旋转运化则气化而为血，自外至内，其性收敛，收敛则寒。

人身营血疏泄，卫气收敛，一疏一收，和合平衡，则营不病热，卫不病寒。同气不伤，异气互伤。大气之热或风，性本疏泄，营血也疏泄，故热与风不伤营而伤卫。大气之寒，性本收敛，卫气也收敛，故寒不伤卫而伤营。热与风伤卫则营病，营卫分离，营强卫弱则疏泄偏胜，故汗出发热、恶风。寒伤营则卫病，营卫分离，营弱卫强则收敛偏胜，故无汗恶寒，随后发热。

恶风者，怕风。被风吹到时，身体感觉寒冷，感觉轻微，稍为加多衣物，便不觉冷。

恶寒者，无风而身体自觉寒冷，盖被子也难以缓解。

疏泄之气自内向外，故气机偏于疏泄之人，体内偏虚；收敛之气自外向内，故气机偏于收敛之人，体内偏实。

营卫分离的原因，外因是外感、疫气，内因是中气虚弱。用药调和营卫的同时，必须调理中气。如中气虚弱，单调营卫，则营卫不易和合。

营血运行从寅时起，自手太阴肺经寸口脉始，依次运行至手

阳明大肠经、足阳明胃经、足太阴脾经、手少阴心经、手太阳小肠经、足太阳膀胱经、足少阴肾经、手厥阴心包经、手少阳三焦经、足少阳胆经、足厥阴肝经，最后进入奇经八脉，复回肺经，是谓一周，一气周流。

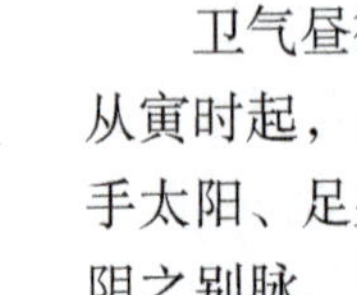

卫气昼行阳经二十五周，夜行阴脏二十五周。卫气运行阳经从寅时起，自足太阳膀胱经之睛明，即内眼角开始，经足太阳、手太阳、足少阳、手少阳、足阳明、手阳明、足少阴，终于足少阴之别脉，即阴跻脉，复至足太阳之睛明，是谓一周。如此运行二十五周，阳尽入阴，再运行于阴脏二十五周。

睡觉时，卫气入于营血，部分营血归于肝脏；睡醒时，归于肝脏的血液重新注入经络，经络之营血又化为卫气，充实卫气，输布皮肤。

十一、十 二 经 脉

1. 十二经脉名词

前文六气与十二经脉是以六气分统手足二经，同一气之两经，一经主令，一经从之，一升一降，以成一气周流。本节是以地之五行，火气有二，即为：木、火、土、金、水、相火，五行属性相同，同属手或足经之两经互为表里，互为升降，一升一降，以成一气周流。（表 1－6）

表 1－6　五行与十二经脉之气的对应关系

五　　行	十二经脉之气	气机特点
木	足少阳胆经甲木之气	表、降
	足厥阴肝经乙木之气	里、升
火	手太阳小肠经丙火之气	表、升
	手少阴心经丁火之气	里、降

续上表

五　　行	十二经脉之气	气机特点
土	足阳明胃经戊土之气	表、降
	足太阴脾经己土之气	里、升
金	手阳明大肠经庚金之气	表、升
	手太阴肺经辛金之气	里、降
水	足太阳膀胱经壬水之气	表、降
	足少阴肾经癸水之气	里、升
相火	手少阳三焦经相火之气	表、升
	手厥阴心包经相火之气	里、降

十二经脉对应十二脏腑。手足之三阳经为表，手足之三阴经为里。手之三阳三阴互为表里，手阳明大肠经与手太阴肺经、手太阳小肠经与手少阴心经、手少阳三焦经与手厥阴心包经相表里。足之三阳三阴互为表里，足阳明胃经与足太阴脾经、足太阳膀胱经与足少阴肾经、足少阳胆经与足厥阴肝经相表里。

手之三阴经主降，由胸走手，在手指末端交于手之三阳经。手之三阳经主升，自手走头，在头部交于足之三阳经。足之三阳经主降，由头走足，在足趾末端交于足之三阴经。足之三阴经主升，由足走胸，在胸交于手之三阴经。如此阴阳相贯，首尾相接，逐经相传，一气周流，濡养全身。

十二经脉左右对称分布，升经降经，左右皆同，左升右降，升经的主力在左，降经的主力在右。

手足共六阳经皆经过头部，故“头为诸阳之会”。清阳主升，浊阴主降，自然之事。足之三阴经主升，此阴中有阳。足之三阳经主降，此阳中有阴。

十二经脉的运行顺序对应于十二时辰。从寅时起，自手太阴肺经寸口脉始，依次运行至手阳明大肠经、足阳明胃经、足太阴

脾经、手少阴心经、手太阳小肠经、足太阳膀胱经、足少阴肾经、手厥阴心包经、手少阳三焦经、足少阳胆经、足厥阴肝经，复回手太阴肺经，是谓一周，“一气周流”。

此外还有一年六气、二十四节气、一日十二时辰、营血卫气运行等的一气周流，人身处处皆是一气周流（图1－6）。

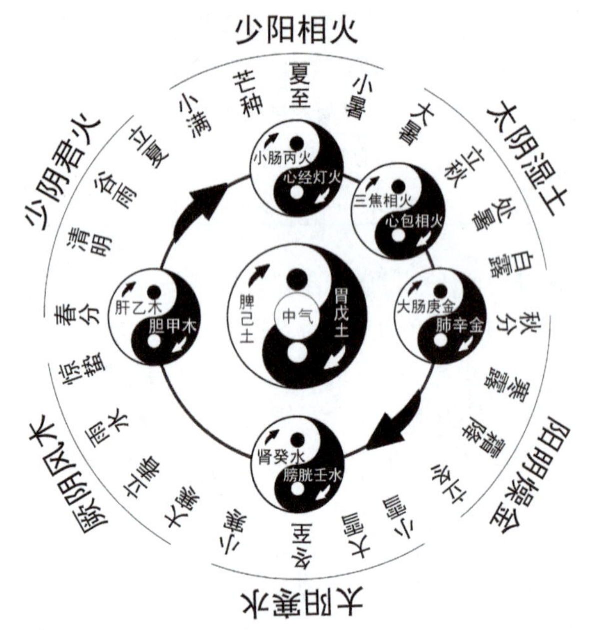

图1－6　六气、二十四节气循环及十二经络升降

2. 十二经脉起始

（1）手太阴肺经。

自胸走手，属肺，主降，络大肠。起于胸中，出腋下，循上臂内侧的前侧边，前臂内侧的前侧边，入寸口，经鱼际边缘，出大拇指之端。从手腕后分一支至食指端之商阳穴，交于手阳明大肠经。

本经穴位起于胸部锁骨下窝外侧之中府穴，止于大拇指之少商穴。便于自我按压的穴位有少商、尺泽、中府。

（2）手阳明大肠经。

自手走胸，属大肠，主升，络肺。起于手食指端之商阳穴，循手背，出合谷穴即俗称虎口，循手前臂前侧，至上廉穴，循上臂前侧，上肩，至肩关节前缘，向后与督脉在大椎穴处相会，再向前下行入锁骨即缺盆，进入胸中。分支自缺盆上颈，入下齿，还出挟口，上交人中，左往右，右往左，挟鼻孔，至鼻翼旁之迎香穴，交于足阳明胃经之承泣穴。

本经穴位起于手食指端之商阳穴，止于鼻翼旁之迎香穴。便于自我按压的穴位有商阳、合谷、曲池、人中、迎香等。如按压合谷穴位，可缓解牙齿痛、牙关不开、口眼歪斜、目赤、降低血压等等。

（3）足阳明胃经。

自头走足，行身之前，属胃，主降，络脾。起于鼻梁，上行至承泣穴，入上齿，环绕口唇，到达颌骨后下缘的大迎穴处，分为两支，一支循喉咙，入缺盆，经胸腹，走大腿前面，至膝盖，走小腿经足三里穴，至解溪穴，一入足次指端之历兑穴，一入足大指内侧端之隐白穴与足太阴脾经相接。另一支则从大迎穴向上，上行过耳前，经过上关穴，沿发际到前额。

本经穴位起于眼球与眶下缘之间的承泣穴，终于足次指端之历兑穴，便于自我按压的穴位有四白、下关、足三里、解溪、历兑等。

（4）足太阴脾经。

自足走胸，行身之前，属脾，主升，络胃。起于足大指内侧端之隐白穴，沿小腿肚大腿内侧上行，入腹，上膈，至胸。支脉，上通过横膈，流注于心，与手少阴心经相接。再上挟咽部，连系舌本散舌下。

本经穴位起于足大指内侧端隐白穴，终于胸部之大包穴，便于自我按压的穴位有隐白、三阴交、血海等。

（5）手少阴心经。

自胸走手，属心，主降，络小肠。起于心中，出腋下之极泉穴，循上臂内侧后边缘，到达肘窝，沿前臂内侧后边缘，至掌，出小指内侧末端之少冲穴，与手太阳小肠经相接。支脉，挟咽，系目系。

本经穴位起于腋窝下之极泉穴，止于小指末端之少冲穴。便于自我按压的穴位有极泉、少海、神门、少冲等。

（6）手太阳小肠经。

自手走头，属小肠，主升，络心。起于小指端之少泽穴，从手背后外侧至手腕，出于，尺骨茎突，循手臂后面外侧，入于肩关节，行肩胛部，交于督脉，上行至耳前之听宫穴。支脉，上颈，至目内眦即内眼角之睛明穴，交于足太阳膀胱经。

本经穴位起于手小指端之少泽穴，止于耳屏前之听宫穴。便于自我按压的穴位有少泽、后溪、小海、肩中俞、听宫等。

（7）足太阳膀胱经。

自头走足，行身之后，主降，属膀胱，络肾。起于目内眦之睛明穴，上额，交巅顶之百会穴，下颈后，沿肩胛部内侧，挟着脊柱，抵腰，贯臀，入腿部腘窝正中之委中穴，出足外踝即脚关节附近向外的骨突，至足小趾外侧端至阴穴，交于足少阴肾经。

本经穴位起于内眼角之睛明穴，止于足小趾外侧之至阴穴。足太阳膀胱经行于背脊两旁，经脉长，分支多。便于按压的穴位众多，世人最喜在后背刮痧拔罐，以疗腰酸、背痛、颈椎等病。其实按压腿、脚的效果也不错，如委中、合阳、承山、至阴等穴。如按压委中、承山穴可缓解坐骨神经疼痛、小腿抽筋、颈部转动不灵活，配合足阳明胃经之条口穴或从条口穴直刺 1～1.5 寸（注：1 寸约为 3.33 厘米）可透承山穴，可治肩周炎。直刺有风险，还是按压或艾灸为好。

（8）足少阴肾经。

自足走胸，行身之前，主升，属肾，络膀胱。起于足小趾，斜向足心之涌泉穴，循脚内踝，上行小腿肚内侧，出腘窝内侧，再上行股内后缘，穿过脊柱之长强穴，过肝，上膈，注胸中，交于手厥阴心包经。支脉上行，入肺，沿喉咙，挟于舌根部。

本经穴位起于足心之涌泉穴，止于胸部锁骨下缘之俞府穴。便于按压的穴位有涌泉、然谷、阴谷、俞府等。

（9）手厥阴心包经。

自胸走手，属心包，主降，络三焦。起于胸中，出腋下之天池穴，循上臂内侧，入肘窝，下行前臂，入掌中，至中指之端中冲穴。分支，出无名指之端关冲穴，交于手少阳三焦经。

本经穴位起于天池穴，止于中指之端中冲穴。便于按压的穴位有天池、曲泽、内关、劳宫、中冲等。

（10）手少阳三焦经。

自手走头，属三焦，主升，络心包。起于手无名指端之关冲穴，行手臂后面，循臂外侧上达肩部，上颈，至目外眦即外眼角，交于足少阳胆经。

本经穴位起于无名指端之关冲穴，止于眉凹陷处这丝竹空穴。便于按压的空位有关冲、外关、天井、天髎、丝竹空等。

（11）足少阳胆经。

自头走足，行身之侧，属胆，主降，络肝。起于外眼角之瞳子髎穴，上额角部，下行耳后之风池穴，由颈侧，经肩，入胸，走胁肋内，出腹，至髋关节，走大腿部外侧，走脚背，至足四趾之足窍阴穴位。支脉，出足大趾端，回过来到趾甲后的大敦穴，交于足厥阴肝经。

本经穴位起于外眼角之瞳子髎穴，止于足四趾这足窍阴穴。便于按压的穴位从多，有瞳子髎、上关、风池、肩井、膝阳关、阳陵泉等。

（12）足厥阴肝经。

自足走胸，属肝，主升，络胆。起于足大趾指甲后毫毛部之大敦穴，上内踝即脚关节附近向内侧的骨突，沿腿部内侧，抵小腹，挟胃，贯膈，入胸，分布于胁肋。支脉，通过横膈，向上流注于肺，交于手太阴肺经。

本经穴位起于足大趾之大敦穴，止于胸腹相交处的期门穴。便于按压的穴位有大敦、中封、膝关、阴包，期门等。

3. 十二经脉主病

十二经脉各有病证，而又互相影响，不同的经脉可有相同的病证。凡是人生病，皆不是单独病在一经，其他经脉皆有关系，遣方用药也并不是纯用某经之药。《伤寒论》以足之六经而统十二经脉之病，因十二经脉之中，足之六经比手之六经要长、范围要广；主要的经脉升降有序，则其他经脉升降复常而病愈。本节简单介绍主要经脉之病症。

（1）足阳明胃经。

胃家实，停食，烦躁，说胡话，呕吐哕，打嗝，胃酸反流，心窝及胸痞胀闷，头晕眼花，惊悸，失眠，吐血，流鼻血，有痰，发热汗出，口渴，心烦。痰黄者为胆经不降，痰白胶粘者为阴虚。有声无物为呕，有物无声为吐，无物无声为哕，俗称恶心。胆胃不降者必兼上热，若无上热者必为脾肾肝之不升。阳入于阴则寐，阳出于阴则寤，胃经不降，则阳不能入于阴。

（2）足太阴脾经。

大便泻利、滑溏，下利清谷，大便后重，大便下血，腹部胀满，腹痛，水肿，带浊，腰膝酸软，关节湿疼，四肢不举，手足冷凉，自觉身重，口干不饮，黄疸，腹中结块，疟疾。颜色鲜亮发热口渴者为阳黄，颜色灰暗不热不渴者为阴黄。

（3）足少阳胆经。

呕，咳，寒热往来，头项胸胁发胀、发热或疼痛，口苦，口痛，口酸，牙齿痛，耳痛，耳鸣，耳聋，目昏、目痛，额角胀痛，腮腺肿痛，项生结核，咽喉痛，大便色白，消渴，胃痛，热泻，妇科热病。胆经相火不降，则肾阳没有来源，上热而下寒。虚劳外感之病，多系胆经不降，睡眠不好而病生。比如鼻炎，表面上是肺经的问题，实际上跟胆的关系更大。

（4）足厥阴肝经。

腹痛，小腹灼热，腿痛，梦遗，小便淋沥，泻痢，里急后重，痔疮，大便下血，尿血，脱肛，盗汗，阴囊潮湿，阴囊收缩，疝气，奔豚即气自小腹上冲，大小便病，放屁，阴头寒冷，小产，妇女带下，月经不调，崩漏，腹内结块，目病，消渴，虫病，多动躁动。

（5）足太阳膀胱经。

外感恶寒，小便不利。无外感而恶寒者为肾阳虚，小便不利有膀胱结石、热郁膀胱、土气湿寒、湿热伤津、木气郁陷、肾阳虚弱、肺气不收等各种原因，须辨证调治。

（6）足少阴肾经。

遗屎，遗尿，尿滴白，滑精即无梦而遗，泻利，手足寒冷，背部恶寒，小腹坠痛，耳鸣，耳聋，尾骨痛，口淡无味，面色口唇灰白。

（7）手太阴肺经。

咳嗽，喘，短气，痰，出汗，百合病即神志恍惚之病，肺痿，肺痈、如肺炎，心烦，恶寒，声哑，流泪，流鼻涕，咽喉痛，水肿，头晕，腿软，遗尿，皮下气肿。

（8）手阳明大肠经。

痔疮，便秘，大便有血，痢疾，脱肛，肛门疼痛，肠痈、如阑尾炎等。

十二、奇经八脉

八脉者，经脉之络，即督脉、任脉、冲脉、带脉、阳跻脉、阴跻脉、阳维脉、阴维脉，主要起到沟通十二经脉及蓄积渗灌十二经脉气血的作用。八脉既不属于脏腑，也无表里配合之关系，循行路线与十二经脉不同，故称奇经。

督脉，行于脊里，入脑。起于尾骨端与肛门之间的长强穴，沿脊柱上行，经颈后部至风府穴，上行至巅顶之百会穴，经前额下行鼻柱至鼻尖的素髎穴，过人中，至上齿正中的龈交穴，交于任脉。督脉多次与手足三阳经及阳维脉交会，总督一身之阳经，故称为“阳脉之海”。人晕迷不醒时，可按压人中，沟通任督，调和阴阳，再配合按压合谷穴位，以令病人苏醒。

任脉，起于小腹内胞宫，下出会阴毛部，经阴阜，沿腹部正中线向上经过关元、神阙，上至承浆穴。支脉再上达咽喉部之天突穴，再上行到达下唇内，环绕口唇，交会于督脉之龈交穴，再分别通过鼻翼两旁，上至眼眶下之承泣穴。任脉多次与手足三阴及阴维脉交会，总任一身之阴经，故称：“阴脉之海”。任脉起于胞中，与女子妊娠有关，故有“任主胞胎”之说。

练气功者如能打通督任二脉，即形成道家所说小周天循环，一气周流。循行路线从长强穴始，沿脊柱上行，至百会穴，下龈交穴，接任脉，下行循胸至脐腹，抵会阴复合于督脉。

冲脉，起于小腹内之气冲穴，出会阴，上至于头，下至于足，贯穿全身。为气血的要冲，能调节十二经气血故称“十二经脉之海”，又称“血海”，与妇女的月经有关。

带脉，起于季胁，斜向下行到带脉穴，绕身一周，如环腰带，能约束纵行诸脉。

阴跷脉、阳跷脉：“跷”，有轻健跷捷之意。两者有濡养眼目、司眼睑开合和下肢运动的功能。

阴维脉、阳维脉：“维”，有维系之意。阴维脉的功能是“维络诸阴”；阳维脉的功能是“维络诸阳”。

十三、左升右降

河图左旋，坐北朝南，左东右西，中心不动，四象左旋相生。太阳东升西落，人身应于自然，也是左升右降。

人身的气机左升右降，无病之人，升降平衡。生病之人，上下左右升降失调，病在下焦，则多属不升之病，如小腹胀满，腿酸足重，或遗，或泻，服温升肝经、肾经、脾经之药后，病人气机恢复左升，升降恢复平衡，则病好转或消失。也有病在下焦，却由于上焦不降者，如肺金不降，造成下焦肾水虚。病在于上焦，则多属不降之病，如胸痞头胀，牙龈肿痛，耳聋目眩，服清降胆经、肺经、胃经之药后，病人气机恢复下降，升降恢复平衡，则疾病好转或消失。也有病在上焦，却由于下焦不升者，如肝木不升，导致头晕之病。

左升右降，气化相通，比如生白萝卜汁可治头痛，痛在左侧鼻孔则汁注右侧，痛在右侧鼻孔则汁注左侧。马钱子末塞鼻孔可治倒睫毛，左睫毛倒则塞右鼻孔，右睫毛倒则塞左鼻孔。潮汕地区如患眼暴痛生翳者，即觅毛茛叶捣烂，在寸口脉上发一个八毫米左右的水泡，目中翳星马上消掉，屡试屡效。左眼生翳，发右手寸口；右眼生翳，发左手寸口。发泡时要用塑胶膜或其他胶膜剪一个八毫米左右的孔覆于寸口处皮肤，再敷上药，一般需敷一个小时左右，直至皮肤有烧灼感即可除去上药，几小时后即起泡。毛茛可是一味上好的天灸草，效果不弱于艾灸、拔罐。

肝开窍于目，又如本人观察调理近视者，阳气左升之力盛即阳盛者，则多数是左眼近视，或是左眼比右眼严重；阳气左升之力不足即阳虚者，则多数是右眼近视，或是右眼比左眼严重。

治病在于调理人身气机，土气居中，四象左旋相生，上下左右升降平衡，则人身无病。

十四、元气、中气、宗气

元气者，肾主之，肾水肾火俱足，则元气也足。元气有先天后天两个阶段。胚胎初结，中间一点动气，此即先天元气。得母荫育，渐渐充盛，以生全身。先天元气藏于下焦之气海，位于脐下。胎儿出生后，肺能呼吸大气，则先天元气能接后天宗气之根。肾火即命门相火，此火能生中气，助脾胃消化吸收食物。火生土，火气足则中气旺盛，此即元气生中气也。

中气者，足太阴脾己土主升，足阳明胃戊土主降，升降之权，则在阴阳之交，是谓中气，脾胃主之。中气旺则胃降而善纳食，脾升而善消化。胃降则心肺皆降，脾升则肾肝皆升，心肾相交，火降则在下之水不病寒，水升则居上之火不病热。无病之人下温而上清者，为中气旋转运化之功。土生金，脾胃旺盛则肺气也旺盛，肺气旺盛则宗气旺盛，此即中气生宗气也。

宗气者，也称大气，居于胸中，肺主之。宗气旺盛，必须有两个来源。其一，气藏于肺而源于胃，饮食入胃，脾胃消化，食糜之精华者经小肠吸收，进入血液，食糜之糟粕者则下行进入大肠。吸收水分之精者则化而为津液，粗者则入膀胱而为小便。津液经脾胃运化，化为雾气，上归于肺，肺气旺盛则宗气旺盛。其二，肺主呼吸，呼出二氧化碳，吸入氧气。两个来源充足则宗气旺盛，肺气收敛下降之力也大，收敛下降力大则化而为肾水也多。肾水充足，水能藏火，水也养木，木生火，木旺则火气更足。肺气收降则君相二火下降，火降于下，藏于水中，下焦水火俱足，则下焦之元气也足，此即宗气生元气也。

综上所述，元气、中气、宗气三者顺次相生，元气生中气，中气生宗气，宗气生元气，互为其根，生生不息一气周流。

十五、心脏、脑、神明

心脏是人身重要的内脏之一，若跳动停止，则生命终止。中医说“心主血脉”，指的是心脏推动血液在经脉内运行，为血液循环之枢机，心房一搏，血脉一动，运行全身，滋养脏腑器官。中医也说“心主神明”，神明即神志，心脏与精神意识思维活动等有密切关系。神志旺，则精神饱满，精力充沛，思维敏捷。神志虚，则失眠多梦、神志不宁、反应迟钝、健忘、精神失常、神昏谵语，甚则昏迷，不省人事。

心脏君火不病，病则人死。平常所见的多数“心脏病”，如心房纤颤，心力衰竭，心悸即安静时自觉心跳、惊惕不安，心律失常等，实际是心包经与其他脏腑出问题，代心脏受过。除先天性心脏病表现为心脏有实质性的病变，如胎儿时期心脏发育异常等，这种心脏病人可能需要接受手术治疗。后天心脏病虽然看似心脏的问题，但实际上，心脏病只是脏腑寒热、气血亏虚、功能失调的一种反映而已，治疗则以随证治疗其他脏腑为主、直接治心为辅。例如，心经病热，可用栀子、黄连、灯心草等轻清心火；心脏病寒则用桂枝、干姜、附子等热药。

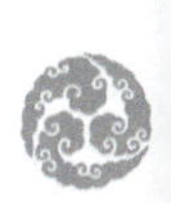

心脏的病因虽多，实际上可分心脏亢进、心脏衰弱二大类即可。心脏亢进，脉象即大而有力，血压高，或脉数；病因多由于内热，或血脂高，或血脂高且动脉硬化，或阴虚维系不住阳气，或胆经不降、肝阳上亢等所致。心脏衰弱，脉象即细而无力，血压低，或脉迟，或无力而脉数；病因多由于内寒，或寒饮，或寒滞，或寒瘀，或阳气虚弱，或阳气过盛伤津，心脏先亢而后衰，脉象转细无力。

大脑是人体最高级的组织器官，具有处理信息、记忆储存、控制语言、平衡身体、支配人体运动、控制情绪情感。接收产生感觉，经整合处理后，指挥人身做出适合的反应，调节人体适应环境等高级功能的高级神经中枢，还能利用以往的经验创造新事物。

大脑的重量虽然只占人体体重的2%，但耗氧量却达全身耗氧量的25%；血流量占心脏输出血量的15%，一天内流经脑的血液为2000升；大脑唯一的能量来源是血液里所含的葡萄糖，当血糖浓度下降时，脑组织可因缺乏能源而使脑细胞功能受损，造成功能障碍，甚至昏迷，严重者出现脑死亡。

进入大脑的血液首先要经过血脑屏障，一般的物质、分子、病毒、细菌、毒素等都不能通过血脑屏障，只有大脑需要的营养成分，如血液、葡萄糖才能通过。所以，大脑组织内能保持一个干净清洁的环境，一般情况下很少出现问题。

神明，中医认为人之神明出于心，故凡神明有病，中医皆注重治心。现代医学则认为人之神明在脑，故凡神明有病，现代医学皆注重治脑。时至今日，现代医学已开发出能够透过血脑屏障的药物，来治疗各种脑部疾病，也研究出各种能打开血脑屏障方便药物进入脑组织的方法。

神明究竟是在心，还是在脑呢？本人的观点是：现代医学认为神明在脑这个认识本身没有错，错就错在没有探求脑部疾病的根源。至于中医，《黄帝内经》曰："头者，精明之府""心者君主之官，神明出焉"。还有《丹经》，以脑中所藏者为元神，心中所发者为识神，与《黄帝内经》所言也甚相符。元神者，无思无虑，自然虚灵；识神者，有思有虑，灵而不虚。中医认为神明出于心而居于脑，即神明有体有用之别，神明之体藏于脑，神明之用出于心。我认为这一认识是对的，为什么呢？前文说过，血脑屏障只能让血液及血液里所含的葡萄糖通过，向脑组织提供养分，以便大脑能维持正常的生理功能。心主血脉，心脏不断搏动输出动脉血液以供养全身，这其中15%的输出血量就是供给大脑。假如没有心脏不断输出血液，大脑就不正常，神明也不存在；心脏也会停止跳动，生命同时终止，故中医认为神明出于心而居于脑。

基于"神明出于心而居于脑"这一认识，中医在治疗脑部相关的疾病时不治脑，而是治气、治血、治心。当然，血液跟其他脏腑器官关系密切，治脑也要考虑其他脏腑。只要心脏能够不停搏动，向大脑供血；血液所含各种成分比如蛋白质、脂肪、血糖、细胞、含氧等等，足够而不过量；此外，血液里也不含病毒、细菌、杂质等等对人体有害的物质，则大脑自然没有疾病，有病也能恢复。也就是中医治疗大脑疾病时，首先治大脑所处的环境，而不是治大脑本身。

中医认为脑为髓海，小儿善忘者，脑未满也；老人健忘者，脑渐空也。大脑常见的病理主要有：脑充血，脑贫血，脑梗死，脑积水，脑萎缩，脑肿瘤，癫痫等，具体症状如口眼歪斜、口角流涎、口齿不清、失语、吞咽困难、走路不稳、突然跌倒、头痛、头晕、恶心呕吐、头面或肢体麻木、视物模糊、健忘等等。这些疾病都可能与大脑有关系，但是治疗起来却是中西有别。

比如，脑充血，西医认为是血压突然升高，致使脑内微血管破裂而引起的出血。西医治疗多数都是采用有渗透性脱水药、降血压药、利尿药以及激素等。中医则认为脑充血之病在脑而源于肝胆，肝阳上亢，胆经不降，气带动血，气与血并走于上导致头部气机壅塞，血压过高，冲击脑部微细血管所致。治疗则以调中气，降胆经，平肝气，活血化瘀为主。

又如脑肿瘤，现代医学多从解剖学角度来诊断治疗，中医则从整体角度出发，认为脑为髓海，人体清阳之气聚集之处。故大脑生病的病因要么是髓海空虚，要么就是清阳之气不足或者失于功能。内经云“阳化气、阴成形”，清阳无以化气，阴冷导致形成了肿块。

再如癫痫，俗称“羊痫风”，或称小儿慢惊风证，其病因是脾胃虚寒，气血上行偏弱，脑部供血不足。既有脑部贫血，又兼寒饮填胸，其阴寒之气上冲脑部，激动脑髓神经，故而发病。现代医学认为病因在脑，故多采用抗癫痫药物治疗抑制神经元放电、手术治疗等。中医则辨证慢惊风为寒，治疗主要是调理脾胃、肝胆、肺肾等脏腑寒热，气机之升降。

人身气血旺盛，血液畅通，气机升降有序，则大脑不病。因血生于心，上输于脑，然血上输于脑必须气先上行，气不上行则上输之血也不足。脑髓神经元藉由血液濡养，而所需之血多少以适宜为度，血注于脑部过多者，则病脑充血，致动作失司；血注于脑部过少者，则无以养脑髓神经，也导致动作失司。故治疗脑部疾病，要以治气、治血、治心为主，平时则着重于预防。

脑中所藏者为元神，心中所发者为识神。元神会骗人，包括骗自己；识神直来直去，不存在欺骗。越是居于下层的脏腑器官，越是尽责的把本器官状态是否正常、有何感觉等，每时每刻传达给大脑。而大脑呢？居于最上层，相当聪明，有时对人体其他器官传来的信息却不加理会。甚者，反其道而行，比如喝酒，胃要吐时，胃把信息传达给大脑，但有时候，大脑却全然不顾胃的感受，继续指挥嘴巴喝酒，大喝特喝。时间一长，当然会损害大脑的信用，胃也不把信息传达给大脑。久之，则可发生胃癌，最终，胃被切掉或切掉一部分，不能消化食物，大脑也就缺少养分，最终也一样受损。

此外，人生病的一大原因，便是情志所致，人体只要能做到各个器官相互交通平衡，包括情志方面，不互相闹矛盾，人自然就没有疾病，或少生病。

十六、三　焦

三焦，其意有二，一指上、中、下三焦的三焦；二指手少阳三焦经腑的三焦，六腑之一。

前者指位于躯体和脏腑之间的空腔，包含胸腔和腹腔，人体的其他脏腑器官均在其中，是上焦、中焦和下焦的合称。将躯干划分为三个部位，横膈以上之内脏器官为上焦，包括心、肺；横膈以下至脐之内脏器官为中焦，包括脾、胃、肝、胆等内脏；脐以下之内脏器官为下焦，包括肾、大肠、小肠、膀胱。《灵枢·营卫生会》曰：“上焦如雾，中焦如沤，下焦如渎”，形象地概括三焦的主要功能。“上焦如雾”，形容上焦主布散水谷精气，如同雾露蒸腾。“中焦如沤”，形容中焦主腐熟水谷，化生精微，如同沤物浸渍。“下焦如渎”，形容下焦主排泄水液和糟粕，如同沟渠水道。

后者包含经与腑，其经自手走头，主升，络心包。起于手无名指端之关冲穴，行手臂后面，循臂外侧上达肩部，上颈，至目外眦即外眼角，交于足少阳胆经。其腑即体内之网油，连于命门。手少阳三焦经相火主要来源为命门相火与足少阳胆经甲木下降之相火，有化生中气与运行水液之作用。

十七、四　诊

中医四诊，望闻问切，医者四诊合参以辨证疾病。四诊源于《难经》，经言：望而知之谓之神，闻而知之谓之圣，问而知之谓之工，切脉而知之谓之巧。

望诊，观察病人的身体形态，精神气色，面部五官，舌体舌苔等，视其外以知其内，则知病之所在。神为形之表，形为神之依。善望之医，先观整体，再察细微。

观整体者，一观病人之形，形之有余露肉者为肥，肥人多为阳虚气虚，阳不胜阴，湿多痰多，如形肥食少为脾虚有痰。形之不足露骨者为瘦，瘦人多为阴虚，血虚，阴不胜阳，气旺多火，或是阴阳两虚，也有因脾胃消化吸收不好，以致痰多而人消瘦者。若形瘦而善饥者，为胃热。二观病人之精神，精神足者，眼神清莹，面色充足，面无倦色。精神差者，则眼神暗淡，似睡非睡，似哭非哭，面带倦色。其阳虚者，则气短、沉静少语、抑郁不欢、出凉汗；阴虚者，则坐不住，燥热不安，多有热象，出热汗。三观整个面色，面色有光泽者，多为阳盛；面色无光泽者，多为阴盛。面色全现一色者，现何种颜色，则病在对应之五脏，中气未败；面色现杂色者，则中气虚弱。

察细微者，一察脸部各部位的皮肤及五官是否现异常状况，如有则病在对应之脏腑。二察头发、头油。头发稀疏脱落、头油多者，此为阳气上升太过，阴不制阳；头发浓密不掉、有白发、头油少，头皮屑多者，此为阳气上升不足。三察舌体舌苔。四察食指三关，适应观察小儿。

闻诊，是指听声息，听病人的说话声音、呼吸喘息、水走肠鸣、呕吐呃逆、嗳气咳嗽、口气、体味等，以辨阴阳虚实。如呼吸，咳嗽，喷嚏多与肺病有关；呕吐、呃逆、嗳气多是胃失和降，胃气上逆的表现；善叹息则多为宗气虚弱，肝气抑郁，肝木之气下陷，胆木之气不降。

问诊，首先要了解个人的具体情况，包括年龄、职业、体重、婚否，其次询问病人的主要症状，发病时间及经过，发病规律，病前饮食，有无诱发疾病的因素。再问病人的睡眠、饮食胃口、大便、小便、口渴喝水、屁多屁少、手足寒温、汗、痛、麻、酸、胀、精神是否困乏、觉累，再问之前病史、服西药情况、病前是否打过疫苗。再问病人平时的生活起居，饮食习惯，比如平时好食酸则肝病，好食苦则心病，好食甘则脾病，好食辛则肺病，好食盐则肾病，好食热则内寒，好食冷则内热。还有是否一直挂心某件事，情志是生病的一大重要原因。前人总结为中医十问歌："问诊首当问一般，一般问清问有关，一问寒热二问汗，三问头身四问便，五问饮食六问胸，七聋八渴俱当辨，九问旧病十问因，再将诊疗经过参，个人家族当问遍，妇女经带病胎产，小儿传染接种史，痧痘惊疳嗜食偏。"

切诊，即切寸口脉象，寸口指腕后桡动脉搏动处，详见后文脉法篇。

十八、八　纲

中医辨证八纲之阴阳、表里、寒热、虚实，是各种辨证的总纲，将四诊得来的资料，根据人体正气的盛衰，病邪的性质，疾病所在的部位深浅等情况，进行综合、分析而归纳为八类证候。

对于八纲含义理解之差异主要表现为如何理解"阴阳"两纲，其他六纲比较好理解。

很多医生认为八纲里的阴、阳两纲是证候分类的总纲，可以概括其余六纲。即表证、热证、实证属于阳证范畴；里证、寒证、虚证属于阴证范畴。笔者则认为，阴阳两纲既然与其他纲并列，还是把阴阳两纲理解为：阴虚、阳虚为好。虚弱到极点则亡阴、亡阳。辨证时要优先辨别病人是阴虚，或是阳虚，或是阴阳两虚，或是亡阴，或是亡阳，为开方用药起指导作用。例如，膝关节有积液、眼睑水肿如卧蚕、黄疸、环唇黄水疮等看似有湿、有水气的疾病，如果病人阴虚的话，便不用或慎用去湿利尿药材，否则不但治不好病，反而可能会加重病情。

阴阳互为其根，中气旋转运化，四象升降调和，则阴上升化而为阳，阳下降化而为阴。阳易升而阴难复，凡用药滋阴须防伤阳，温阳须防伤阴。

凡病在上焦者，治之须顾中下焦；病在中焦者，治之须参上下焦；病在下焦者，治之须察中上焦。病在下焦者，须考虑是气机不升，或是上焦气机不降，或是中气虚弱；病在上焦者，须考虑是气机不降，或是下焦不升，或是中气虚弱。故在八纲的基础上，须再加上下、升降，合十二纲。

1. 阴阳

阴者，指血液、组织液等体内的一切液体。阴虚首先在脉搏上表现为涩脉，脉诊辨别的话，主要是把尺脉。如左尺无力细微，或左尺较右尺无力，则为阴虚。用现代手腕式血压计，则可测得脉压差大于40毫米汞柱，或脉率正常以上且血压偏低。

阴虚的临床症状表现如皮肤干燥、嘴唇干燥、皱纹多、眼窝深陷、头发花白、肤色偏黄、皮肤弹性差、形体消瘦、口燥咽干、抽搐，或从平卧位突然转为直立时出现头晕目眩，婴儿阴虚气虚可见前囟凹陷等。阴虚则火旺，故阴虚也表现为热证，如潮热颧红、五心灼热、小便短黄、大便干结。病人出现失血、呕吐、腹泻、出汗过多、小便清长频密或无尿少尿等症状，肯定是伤阴，用药也要注意。阴虚也在热病之后，或杂病日久，伤耗阴液，或因五志过极、房事不节、过服温燥之品等，使阴液暗耗而成。阴液亏少，则机体失却濡润滋养，同时由于阴不制阳，则阳热之气相对偏旺而生内热，故表现为一派虚热、干燥不润、躁扰不宁的证候。

中医关于阴虚虽有肝、肾、脾、胃、肺、心阴虚之别，但总的来说体液是相通的，血液不足则组织液等其他体液肯定也不足。阴虚血不足时，并不是所有的脏腑都马上有所表现，刚开始往往只有一个脏腑器官表现出阴虚症状，到多个器官出现阴虚症状，然后再发展到阴虚体质。血不足则心阴虚，肝枯则肝阴虚，肾涸则肾阴虚，胃干则胃阴虚，肺燥则肺阴虚。某些阴虚症状并不是阴虚引起，而是由于气机升降不调，阴液不能到达滋润某个具体脏腑或部位，如阳气不足，脾失运化，会导致上焦咽干舌燥、肺燥、头皮屑多，或皮肤干燥等。

阴虚则阳多盛，故阴虚也可表现为热证。阴虚用药的原则是：补阴而不伤阳。

阳者，指用以维持恒定体温、消化吸收食物、推动血液循环、蒸腾气化，滋养全身的能量。中气旋转运化则血化而为气，自内至外，其性本热、疏泄。阳虚首先在脉搏上表现为细脉、微脉，脉诊辨别的话，主要是把尺脉。如右尺无力细微、或右尺较左尺无力，则为阳虚。用现代手腕式血压计，则可测得脉率偏少，且血压偏低，或脉率虽然正常，但血压偏低。

阳虚证临床的症状表现，如经常畏冷，四肢不温，口淡不渴，或渴喜热饮，胃口差，皮肤干燥，自汗，小便清短，尿少浮肿，大便溏薄，大便灰黑，面色白，舌淡胖，苔白滑，并兼有神疲、乏力、气短等气虚的证候。如之前病人失血、过用苦寒泻下药、大汗、发汗过甚、长期手淫等，肯定伤阳，或见于病久体弱者。

阳虚的主要症状可从上、中、下三焦观察，在上则表现为肺寒，如出现泡沫白痰，落地即化；心阳虚，如出现心悸、烦惊；

在中则表现为脾阳虚，如出现腹胀、寒泻；在下则表现为肾阳虚及宫寒，如出现大便寒泻、小腹疼痛。

阳虚则阴多盛，故阳虚也可表现为寒证。阳虚用药的原则是：温阳而不伤阴。

2. 表里

表者，营卫，外也。里者，脏腑，内也。表里者，即辨别疾病在表、在里，或表里同病，或是半表半里。脉诊辨脉浮者，则病在表；脉沉者，则病在里。浮而有力为表实，浮而无力或浮缓为表虚。浮紧为表寒，浮数为表热。也有久病体虚或阴虚阳无所依，浮阳外越而呈现浮而无力的虚脉。病在表则病浅而轻，病在里则病深而重；表邪入里为病进，里邪出表为病退。

表病的症状主要有怕寒、怕风、头痛、身痛、鼻塞、流鼻涕、无汗、有汗、发热、脉浮、出疹等。典型表证如《伤寒论》的桂枝汤、麻黄汤证，即太阳经病。

半表半里如《伤寒论》的少阳经病，里病即脏腑生病。

表里同病如《伤寒论》的大青龙证，外有表未解，内则胃有邪热；小青龙汤证，外有表未解，内则脾肾阳虚。在里之脏腑生病也可有表证出现，如肾阳虚之后背恶寒等，用药以治里为主，里治则表证自和。

疾病并不局限于伤寒，上述之表证也适用于其他疾病，如温病、杂病、时病等。

3. 寒热

辨别病人上、中、下三焦所出现症状及体征的寒热属性，经综合分析辨证后得出病人或里寒，或内热，或内外皆热，或外热内寒，或外寒内热，或寒热错杂，对确定治疗用药有重大的意义。纯寒、纯热用药治法容易，寒热错杂相对复杂一点。治疗方法，寒者热之，热者寒之。纯寒者，如《伤寒论》的四逆汤证；纯热者，如大承气汤证；外热内寒者，如通脉四逆汤证；外寒内热者，如四逆散证；寒热错杂者，如乌梅丸证、干姜黄芩黄连人参汤证等。

辨别寒热，不能孤立地根据某一症状或体征判断，应对疾病的全部表现综合观察。首先应辨里证之寒热，以里证寒热为本。

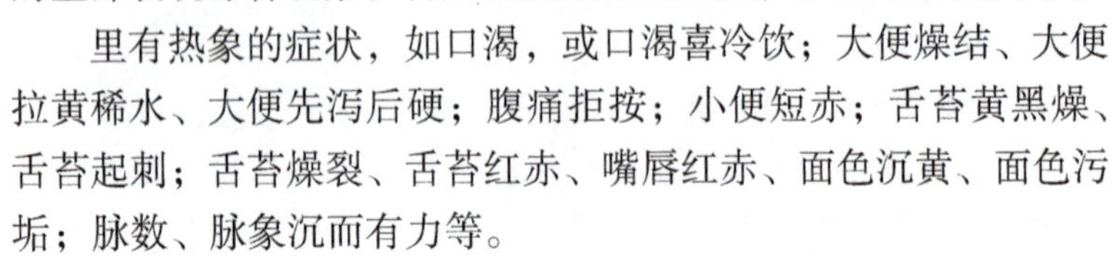

里有热象的症状，如口渴，或口渴喜冷饮；大便燥结、大便拉黄稀水、大便先泻后硬；腹痛拒按；小便短赤；舌苔黄黑燥、舌苔起刺；舌苔燥裂、舌苔红赤、嘴唇红赤、面色沉黄、面色污垢；脉数、脉象沉而有力等。

里有寒象的症状，如口淡不渴，或口渴喜热饮；下利清谷，大便灰黑，一滑即下，大便先硬后泻；腹痛喜按；小便短清；舌苔淡白、湿润；舌苔润黑、嘴唇淡白；脉迟、脉象细而无力等。

表有热象的症状，如发热怕热，流热汗，不喜盖被，四肢温暖，面色发红等。

表有寒象的症状，如发热怕寒，后背恶寒，出冷汗，喜盖被，手足寒凉，面色苍白等。

4. 虚实

不能笼统地说属虚属实，虚实的含义简单分为两个方面，一是指疾病的虚实，若脏腑组织器官没有实质上的改变，病属寒象或是病在经络，觉痛、酸、麻、不舒服等，就为病虚；若脏腑组织器官已有实质上的改变或病属热象，瘀寒阻滞，如肿大、肿瘤、流脓、烂孔、血瘀、虫积、食积、肠积、水肿、痰饮等，则为病实。二是指人整体状态的虚实，若平常身体瘦弱，病后中气不足，面色苍白或萎黄，精神萎靡，身疲乏力，心悸气短，形寒肢冷，胃口不好，脉虚无力等，则为虚；若平常身体强壮，病后中气不减，精神还好，面色如常，胃口如常，脉实有力等，则为实。一般情形，新病、初病或病程短者，只病某个脏腑，病人正气不虚，多属实；旧病、久病或病程长者，疾病传遍五脏六腑，多个器官受累，则病人正气衰弱，多属虚。

若病实人虚的话，则不可用大泻、大补、大寒、大热之法，应先适当调理身体，待身体正气足够，再回过头治病，或治治停停，不可速决；若病虚人实的话，则可用药快速去病。又如，外感表病，气入为实，气出为虚。若病人平素身体虚弱，即便是气入，身体也为虚，切不可过多发汗。气入如伤寒麻黄汤证，气出如伤寒桂枝汤证。

中医一般把虚分为气、血、阴、阳虚四大类，虚证要辨证虚在何处，如中气虚、宗气虚、元气虚、卫气虚、心血虚、肝阴虚、胃阴虚、脾阳虚、肾阴虚、肾阳虚、心阳虚等。

气虚和阳虚的共同证候是：面色白或萎黄精神萎靡，身疲乏力，声低懒言，自汗，纳少，舌淡胖，脉无力。气虚是虚而无“寒象”，动辄气短、气急，乏力懒言，脉虚无力等；治则益气，常用四君子汤等。阳虚是虚而有“寒象”，如怕冷畏寒，形寒肢冷，下利清谷，脉迟等；治则补阳，常用附子干姜汤、四逆汤、真武汤等。

血虚和阴虚的共同证候是：消瘦，头晕，目眩，失眠，心悸，脉细。血虚是虚而无“热象”，阴虚是阴液亏损不能约束阳气而导致虚热，如低热或潮热，口干，咽燥等。血虚者面色苍白无华或萎黄，手足麻木，口唇与指甲皆淡白，舌质淡，脉细弱无力或芤脉；治则养血，常用四物汤等。阴虚者低热或潮热，两颧红，五心烦热，口干，咽燥，盗汗，遗精，舌红绛，舌质瘦或舌面有裂纹，无苔或少苔，脉细数；治则滋阴，常用六味地黄丸等。

5. 上下

上、中、下三焦源于《内经》《难经》，由刘河间揣摩出，经叶天士发微，最后由清代医家吴鞠通确立并倡导，形成了与卫气营血辨证之经纬交织。温疫病多由鼻而入，次之及胃，病则先在上焦，从上到下，伤寒病则由外至内，六经传变。辨证疾病不能单看有症状显现之处，也要观察考虑没有症状之处，故观上要知中、察下，观中要知上、察下，观下要知中、察上。上、中、下三焦都须细微考察，才能对证用药。

6. 升降

病在上之热象，多属肺、胃、胆之降气不足，或肝、脾、肾之升发太过，或升气不足；病在上之寒象，则多属肝、脾、肾之升气不足。病在下之热象，多属脾、肝、肾之不升、下陷而生热；病在下之寒象，多属肝、脾、肾阳虚，或肺、胃、胆之降气不足。故治病要考虑上下之升降，升降有序则寒热不现。

综上所述，阴阳、表里、寒热、虚实、上下、升降，合称辨证之十二纲。

十九、面部望诊

望诊最重要的内容之一就是望面部，医生从病人的面部表情判断病人的精神状态，把面部各个部位的颜色、特征与其他三诊所得的信息相符印证，准确辨证病人证候。也有医生专注于望诊治病，自我标榜为“望诊专家”，而忽略其余三诊，此法并不可靠。比如，中下虚寒，上有热象的情形，单凭头面的热象开寒凉之药，肯定错误。很多疾病、新病的患者，面部的颜色、特征并不能马上表现出来。比如胃、肝轻微的疼痛、隐痛，如果等面部出现颜色、特征改变后，再求医治病的话，往往已经耽误不少日子，小病变为大病，新病变为久病、慢性病。

面部望诊，主要有以下几方面的内容：

1. 精神状况

通过观察病人面部表情，辨别病人的精神状态。精神足者，则眼神清莹，面色充足，面有光泽，面藏笑意，不露困乏，中气不虚，病多为轻。精神差者，则眼神暗淡，似睁非睁，似睡非睡，似哭非哭，面带愁容，面带倦色，面有杂色，面色晦暗，中气虚弱，病多为重。

2. 整体面色

理想的脸部皮肤是细嫩紧密，白里透红，肤色均匀。要知何种颜色生病，或轻，或重，须知平人之面色。

《黄帝内经》之五脏生成论曰："生于心，如以缟裹朱；生于肺，如以缟裹红；生于肝，如以缟裹绀；生于脾，如以缟裹括楼实；生于肾，如以缟裹紫。"意即五脏之色，不甚外显，皆如以白丝绸裹着。丝绸，光泽感强，不管什么颜色，用丝绸一包，都会有较好的光泽感。

"青如翠羽者生，赤如鸡冠者生，黄如蟹腹者生，白如豕膏者生，黑如乌羽者生，此五色之见生也。"意即此五色须颜色鲜明，有光泽，色浅者生。翠羽，翠鸟羽毛。乌羽，乌鸟羽毛。豕膏，猪油。

"青如草兹者死，黄如枳实者死，黑如炲者死，赤如衃血者死，白如枯骨者死，此五色之见死也。"意即此五色不可晦暗，晦暗则无生机，色深者死。草兹，枯死的青草。炲，烟煤。衃血，凝血瘀血。

故平人面色特点及规律如下：

（1）面色一致，不现杂色。红黄隐隐，夹有血色。

（2）有光泽感，光者，明亮，则阳气不伤；泽者，润泽，皮肤湿润，则阴血不虚；面色枯槁者，则耗损阴血。

（3）面色有光泽覆盖，颜色不甚外显；居住于高原地区而脸部红色外显者，则为正常面色，也称"高原红"。

（4）面色随四时季节而变化，春夏温热季节，面色较有光泽；秋冬凉寒季节，面色较为暗淡；反之冬天面色红润，夏天面色晦暗，都是不随季节而变，不好的表现。

（5）面色随年龄增长由光泽渐变为晦暗。

五脏主五色，肝主青、心主赤、脾主黄、肺主白、肾主黑。观患者面部整体现何种颜色，则提示相应脏腑或其相关经络有问题。如面色发青，则提示肝脏疾病，主寒瘀疼痛，小儿惊风，如额头发青色，则病重；面色红赤、赤紫多为发烧，或心火旺，或中气虚弱，热气外越；两颊面色浮红，除了居住在高原环境外，一般多是中气虚弱，或五心烦热导致，即心情烦躁、两手足心觉热。面色偏黄，提示脾虚，脾胃功能失调，或阴虚血虚，或湿。面色苍白，提示肺病，肺气虚，或内寒，血虚贫血，重者则午后两颧发赤。面色黑，提示肾病，肾寒，寒水上泛，如额头发黑色，则病重。

左升右降，左脸属肝，主血分；右脸属肺，主气分；额头居脸之上，应于心；鼻居脸之中，应于脾；下巴居脸之下，应于肾。如女子内伤血分之病较多，肝热、血热往往左颊偏红，男子外感气分之病较多，肺热、气分有热往往右颊偏赤等。

观面色一致，则中气不败；面现杂色，则中气衰败。观面色有光泽，则阴阳不伤；面色皮肉浮光，有痰饮；无光泽，则阳虚，或阴虚，或阴阳两虚。观冬天面色红润，则阳气上亢，不收敛；夏天面色晦暗，则阳气虚弱，或阴阳两虚。观面色干枯、枯槁，则阴虚，阴血过耗，或血热。观面色既晦暗又干枯，则中气虚弱，阴阳两虚，病重。

有医书论面色之浮沉："色浮为着色浅薄于皮肤上，是正气尚能与邪相抗，仍能照常运行外达之象，说明病邪表浅，尚未内扰气血；色沉为着色深厚于肤下，是正气不能抵抗，已难自求外达之象，说明病邪深入，气血出入已受影响。"此论把面色浮沉之理与脉之浮沉之理相等同，实有违《黄帝内经》"五脏之色，不甚外显，皆如以白丝绸裹着"。事实上色浮则外显，颜色深；色沉则不甚外显，颜色浅。辨证疾病轻重还是以浅色、深色为准，浅色相对深色病较轻。

3. 五脏开窍

五脏开窍，肝开窍于目、心开窍于舌、脾开窍于口、肺开窍于鼻、肾开窍于耳，五脏疾病一定程度可以在五官表现出来。

（1）肝开窍于目。肝乙木主升，胆甲木主降。眼睛疾病虽多，不外乎是肝木升气不足，或胆木下降无力所致。肝木失养、阴虚，或肝热，或肝阳上亢，或胆经不降，或肺热，或脾胃升降失序，治疗不外乎是根据辨证，采用如滋肝阴、清肝热、清肺热、降胆经，温肾水，调脾胃等法。

眼睛从表面看，可以简分为：眼白与眼珠。健康人的眼睛是黑白分明，黑白比例合适，眼睛有神，眼珠在正中间，不出现三白眼、四白眼。眼神差者，则眼神暗淡，似睁非睁，似睡非睡。眼睛有神者，则眼睛开合适度，眼神清莹，即眼球表面有一层泪液，湿润眼睛，让瞳孔看起来又大、又黑、又有光泽。

眼睛整体属肝，中医眼睛五轮说又把眼睛细分为：黑眼仁属肝，眼角属心，眼睑属脾，眼白属肺，瞳孔属肾。通常眼白发红，提示可能肺热；眼白发青，则提示肝反侮肺；眼白发蓝，提示缺铁性贫血；眼白发黄提示有肝病、黄疸。下眼睑发红提示脾胃有热，发红且烂，出水提示湿热；下眼睑枯黑干涸提示有瘀血、肾水亏虚。眼皮浮肿、眼袋提示有水湿。眼睑发红提示心热；眼睑苍白提示脾虚、贫血。黑眼仁有异常提示肝病，瞳孔异常提示肾病。眼圈发青，提示肝血不足；眼圈发黑提示熬夜晚睡，睡眠不好。眼突筋露，眼睛上翻，主癫狂，惊风；眼睛突出，主甲状腺疾病，或近视。

眼睛常见疾病症状，比如外感导致怕风、怕光、流泪，多泪。肝阴虚或肝木升气不足导致目涩、目干、目酸、模糊、夜盲症、直视、斜视。肝阳上亢，胆木不降导致目痛、青光眼。脾湿肝陷导致眼白发黄，即黄疸、眼睑发红。脾胃郁热，胆经不降导致睑腺炎（俗称“麦粒肿”）。脾虚中气虚弱导致眼睑无力，睁眼睡觉，或睡觉时眼睑闭合不全。肝有实热导致目红色沉而不鲜，虚热导致目红色浮而鲜。肝木失养，肝风内动导致斜视、上翻。肝木失养，气血不足导致近视、远视、散光、色盲、眼白发蓝。年老气血不足导致出现白内障、飞蚊症等。双眼直视，为胃燥热极而肝阴虚；双眼上翻露白，为肝风。

（2）心开窍于舌。舌不仅仅是与心有关，五脏六腑，皆系于舌本。舌本者，即整条舌，故脏腑之气皆现于舌。具体在后文

舌苔篇详述。

（3）脾开窍于口。脾主升清，胃主降浊，口居于上，故口病者，足太阴脾经己土之气不升与足阳明胃经之气不降也。脾主肌肉，口唇者，肌肉之本也。口之五味，木郁则酸，火郁则苦，金郁则辛，水郁则咸，自郁则甘。脾胃虚弱、虚寒，则流口水，或睡觉时流口水。口歪眼斜者，为肝风。

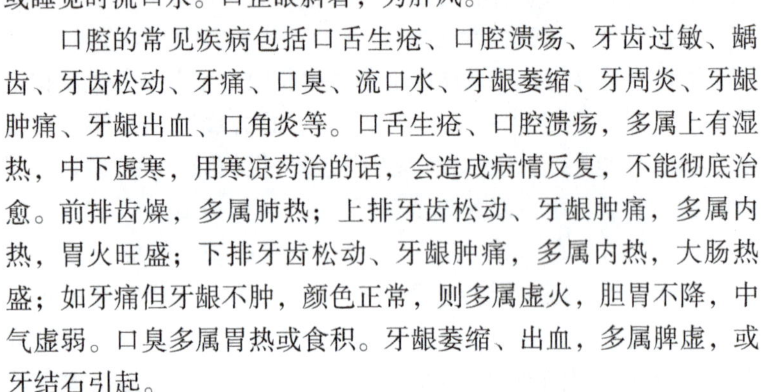

口腔的常见疾病包括口舌生疮、口腔溃疡、牙齿过敏、龋齿、牙齿松动、牙痛、口臭、流口水、牙龈萎缩、牙周炎、牙龈肿痛、牙龈出血、口角炎等。口舌生疮、口腔溃疡，多属上有湿热，中下虚寒，用寒凉药治的话，会造成病情反复，不能彻底治愈。前排齿燥，多属肺热；上排牙齿松动、牙龈肿痛，多属内热，胃火旺盛；下排牙齿松动、牙龈肿痛，多属内热，大肠热盛；如牙痛但牙龈不肿，颜色正常，则多属虚火，胆胃不降，中气虚弱。口臭多属胃热或食积。牙龈萎缩、出血，多属脾虚，或牙结石引起。

嘴唇和下眼睑一样，都是薄薄的，能提示人的气血情况。健康的嘴唇是粉红色、湿润、有光泽。如果唇色不正常，提示身体有疾病或亚健康。通常情况，成年人下唇比上唇颜色要鲜红一点。

嘴唇颜色苍白，多属阴寒，阳虚，血虚。唇色暗黑，多属阴寒，阳虚，气虚。唇色青紫，即发绀缺氧，属阳气极虚，或药物中毒。唇色红赤，属内热，肝阳上亢，心火旺。唇色焦枯暗红，多属阴液内竭。嘴唇干燥皱纹明显，属阴虚。嘴唇内有白点，提示虫病。唇内黄色，提示肝病。嘴唇疱疹起泡，或环唇起泡，多属湿热。口角炎，即烂嘴角，多属内热，或缺乏维生素 B，或缺铁，通常是由于食物单一所致。

（4）肺开窍于鼻。宗气在胸，卫气之本，贯心肺而行呼吸。肺降则宗气清肃而鼻通，肺逆则宗气壅阻而鼻塞涕生。肺金生水而主皮毛，肺气内降，则通达于膀胱而利小便；肺气外行，则熏泽于皮毛而汗出。内不能降，外不能泄，蓄积莫容，则逆行于鼻。行之不及，则打喷嚏，淫蒸鼻窍，则生鼻涕。

鼻部常见的疾病有鼻炎、流涕、鼻塞、鼻燥、流鼻血、疼痛、发红、酒糟鼻、鼻痒、嗅觉失灵、鼻息肉、鼻癌等。

鼻部血管丰富，是整个脸部皮肤最光滑润泽的部位，故鼻现紫色、黑色，表示有水气，或病重将亡；鼻现白色，则身体虚弱，病重，或失血；鼻现青色，则腹痛、腹冷，为肝病；现黄色，则为脾病，有湿，或胸有寒；现红色，则热盛。鼻望诊主要观察鼻子皮肤光滑润泽程度，不管何病，如果鼻子皮肤润泽反光，则提示气血不伤而病轻。如果鼻子皮肤干燥晦暗，则提示气血亏虚而病重。

鼻头发红、酒糟鼻，则提示脾胃热盛，或肺热，或有螨虫。呼气觉热，则提示肺热。鼻孔干燥，则提示肺燥。鼻血，则提示肺燥，或胃逆，或肝阳上亢。鼻塞，则是卫气收敛，需发散卫气。鼻涕清稀为环境不适，或感冒初起，或肺寒。鼻涕黏稠色白为肺阴虚，或慢性鼻炎，或感冒后期。鼻涕清稀黄绿色为病毒细菌性感冒。鼻涕黏稠黄绿为肺热，或感冒后期。鼻涕粉红带血丝为肺燥，或鼻内有息肉出血。

（5）肾开窍于耳。肺金下降则生肾水。耳病者，清阳不升，浊阴不降也。浊阴下降，耳窍空虚，虚则听力灵敏。浊阴不降，则孔窍堵塞，声音不闻。清阳不升，则耳鸣、眩晕。

耳部常见的疾病包括耳痛、耳鸣、眩晕、耳炎、耳流脓、耳聋、药物性耳聋、耳后起包、肿瘤等。

耳部的血液循环缓慢，故耳部的皮肤是脸部最白的部位，耳部颜色现白、红，则相对病轻；现黑、黄、青，则相对病重。望诊主要是望耳部的颜色、大小、厚薄、皱纹等。耳大、厚实、耳垂有肉、没皱纹者，则提示气血旺盛，身体强壮；耳小、单薄、耳垂无肉、有皱纹者，则提示气血亏虚，身体虚弱。平人耳部白过脸部，相反脸白过耳，则说明气血亏虚，或寒，或贫血等。耳部颜色发红，则提示肝肾阳气上亢，很可能血压偏高。年龄越大，耳垂皱纹越多。年纪轻轻耳垂就有皱纹的人，肯定是气血不足，如心脏无力、动脉硬化等。

耳鸣眩晕，多属肝肾清阳升气不足，或阴虚，或阳虚。耳部疼痛者，为肺经辛金之气敛结，胆经甲木之气不降而生热，或肾肝皆虚寒而胆经不降之病，治宜滋阴补肾降胆。耳部流清脓为虚，流白脓黄脓为实。耳后起包肿大者，为胆经郁结于上不降之病，治宜滋肝阴、补肾阳、去滞结。

4. 脏腑映射

关于面部对应各个脏腑组织器官的反射功能区，有专门的书籍详细介绍。这种映射关系只适合于外治法如针灸反射区治疗疾病，对于综合辨证的作用不大，我们只需理解主要的脏腑映射即可。

主要脏腑在面部对应的映射关系为：

肺：两眉头之间，即印堂。肺，开窍于鼻。

心：鼻梁骨的最低处，也称山根，即两大眼角连线的中间。心，开窍于舌。

脾：鼻尖、鼻头、鼻准。脾，开窍于口。

肾：在颊部，鼻翼水平线与太阳穴的垂直线相交处。肾，开窍于耳。

肝：心反射区与鼻尖连线的中间偏上，即鼻梁。肝，开窍于目。

胆：在肝区两旁，即内眼角直下，与肝区相水平。

胃：位于脾两侧，鼻翼的中央偏上方。

膀胱子宫：人中。

大肠：外眼角直下，颧骨下缘。

小肠：在颧骨的内侧，与肝区、胆区在同一水平。

凡是面部某一位置有痣，表示这个位置所映射之脏腑功能先天衰弱，或有瘀血，并不代表现在就有疾病；有斑纹或色素沉淀，表示所映射之脏腑病程较长；有红肿、疙瘩，表示所映射的脏腑或热，或寒。至于颜色发青、发红、发黄、发黑、苍白，则表示所映射的脏腑功能五行偏性、功能失调，有疾病正在发生。

比如，印堂发青，则表示肝木反克肺金；发红，则表示心火克肺金；发黄，则表示脾土不生金；发黑，则表示寒水上泛；苍白，则表示肺金自病。

又比如，肝的反射区鼻梁，颜色发青，则表示肝木自病、木枯失养、肝阴虚；发红，则表示肝木化而为火，心火旺盛；发黄，则表示脾反克肝木；发白，则表示肺金克肝；发黑，则表示肾水寒冷，不能温养肝木，余类推。

5. 眉毛形状

《黄帝内经》曰：“美眉者，足太阳之脉血气多，恶眉者，血气少也”。

眉毛长粗、浓密、润泽者，则气血旺盛，精力充沛；眉毛稀短、细淡、脱落者，则气血亏虚，体弱多病。眉毛经常脱落者，特别是眉毛外侧脱落，很可能是患有甲状腺功能减退，或脑下垂体功能减退；麻风病患者早期可出现眉毛外部三分之一的皮肤肥厚和眉毛脱落；患白癜风的人，眉毛的根毛首先变白；有的斑秃患者眉毛会在一夜之间突然脱落；眉毛不时紧蹙，则是疼痛的表现；眉根皮肤若出现一些小粒，可能是糖尿病或心绞痛发作的表现；有营养缺乏症的患者，还会出现倒眉与脱眉。

寿眉，即眉毛有几根特别长者，可达几厘米。眉毛特别长，表示肺金之气收敛力弱，应在四十岁之后长出，才算是寿眉。以先长一、二根为好，符合生理衰老之规律。太早长出的话，则说明肺气虚弱，体质较差，不长寿。

二十、舌　诊

1. 舌简述

心开窍于舌，舌不仅仅是与心有关，五脏六腑，皆系于舌本。舌本者，即整条舌，故脏腑之气皆现于舌。

舌可简单分为舌苔与舌体。

舌苔：指的是平常健康人的舌体上有一层薄白而润的苔状物，也叫舌黏膜。舌黏膜的表面有许多小的突起，称舌乳头。按形状可分为丝状乳头、菌状乳头、轮廓乳头、叶状乳头。丝状乳头最多最小，呈白色；菌状乳头散在于丝状乳头之间，舌的前端最多，比丝状乳头大，呈红色；轮廓乳头最大，在舌根部；叶状乳头位于舌的侧缘，形成褶状。除丝状乳头外，其余类型的舌乳头上皮中均具有味蕾。

舌体：也叫舌质，即除了舌苔之外的整条舌头。

2. 平常健康人之舌苔

（1）舌湿润，味觉正常，运动自如，柔软灵活，舌体扁平，大小适中，不存在胖大、红肿，或萎缩、僵硬等异常形态。

（2）舌体红色，表面覆盖一层薄白苔，不厚腻。舌体红，舌苔白，透过舌苔可清楚看到舌体为淡红色，即整舌的颜色为淡红色，粉白带红。

（3）舌体周边无齿痕，在舌根的位置，有 7 ～ 9 个大的突起，这叫轮廓乳头。

（4）舌苔在舌体表面的分布渐变的，舌根部常有厚苔，根部舌苔比舌中部的舌苔要厚要多，舌尖及舌边则基本无苔，可看到红色的舌体，舌尖颜色为淡红色。

（5）舌体的表面中间或可见一条纵向裂纹，里面有稀疏舌苔，若没有苔则不正常。此裂纹当口水吞下时会变小，或消失；口水多时，裂纹又出现。此裂纹无，或有，都属正常，无其他裂纹。

舌代表整个内脏。阴阳调和、中气充足之人，舌必为淡红色。阴阳失调，中气不足，则出现种种不足失调之象。

3. 舌之部位映射

舌尖属火，中部属土，左属木，右属金，根属水。

舌尖属火，如颜色鲜红，此心火不降，中气盛者为实火，病轻；中气虚者为虚火，病重。实火者，舌必痛；虚火者，舌不痛。火降必须气先降，肺主气，故舌尖也属肺金。

舌尖与舌中之间，属胸，如现水湿浮聚之形，主胸间有积水。

舌左边属木，如有黄厚胎，主肝热有积滞及胃之左部有积滞；舌左部如肿硬，则主肝热。

舌右边属金，胆胃降则肺金也降，故舌右边也属胆。舌右边如有黄厚胎，主胆热有积滞及胃之右部有积滞；舌右部肿硬，则主肺与胆有热。

舌中部属土，如有黄厚胎，主脾胃有热滞；整条舌肿硬，也提示胃热。

舌根部属水，应常有厚腻，如不腻而是光胎，则表示肾气虚薄，体虚力弱。

肺主气，朝百脉。肺有病，则整条舌的舌苔多数都有变化，如整舌铺满干粉，则提示肺燥。

4. 舌诊基本步骤

舌苔望诊，光线要合适，选自然光或白色日光灯。一般须于进食后，间隔半小时以上。再排除各种因素导致的舌苔假象。如嗜烟者，舌苔则常黄而干，或刚吃过有颜色的食物或药物，导致舌苔染色。患者张口伸舌的姿势要自然、放松、舌尖略向下垂，使舌体全部暴露。

主要观察舌体形态，舌润舌燥，舌苔厚薄，舌苔颜色，舌下静脉血管等五个方面。

（1）舌体形态，是否大小适中，或胖大、红肿、生疮、腐烂，或萎缩、瘦小、僵硬，或舌苔剥离、舌裂纹、舌上生刺，或斜舌，或周边齿痕，或瘀血点等。

（2）舌润舌燥，舌整体湿润，或干燥。

（3）舌苔厚薄，薄白苔，或无苔，或厚腻，或舌乳头红大、或舌体表面满布舌苔。

(4) 舌苔颜色，淡红色，粉白带红，或黑色，或淡白，或杂色，或青色，或黄色，或红赤。

(5) 舌下静脉血管络脉，粗细、长短、颜色，有无怒张、弯曲等异常改变。

5. 舌苔类型

(1) 湿寒兼滞。

舌苔湿润，有薄腻或厚腻一层，腻多在舌中心，颜色白，或淡灰，或灰，或浅黑，或黑。湿润程度代表湿之轻重，厚腻程度代表滞之轻重，颜色深浅程度代表内寒之轻重。舌苔越湿润厚腻，则表示湿滞越重；舌苔颜色越深，则表示内寒越重。舌苔厚腻，表示脾胃积滞，或营养过剩，或脾胃虚弱。滞多由痰，湿，食积等所致。舌体周边有齿痕，也属阳气虚弱，内有湿寒。

(2) 湿热兼滞。

舌苔湿润，有薄腻，或厚腻一层，颜色浅黄，或黄。

舌苔满黄腻则病在肺，或肺热或肺燥。燥乃敛结之气，燥寒、燥热相兼，随证而治。

舌苔黄腻在中心则病在胃，舌苔黄腻在舌之两旁则病在肝胆。如湿热病久伤阴，则舌苔淡白；湿热聚久津液灼伤，则舌苔干黄。湿润程度代表湿之轻重，厚腻程度代表滞之轻重，颜色深浅程度代表热之轻重。舌苔越湿润厚腻，则表示湿滞越重；舌苔颜色越深，则表示热越重。

凡舌苔黄腻湿润，去黄腻之药，必须兼温补中气。如少阳胆经之小柴胡汤证舌苔，白润而兼黄腻，方中加党参、甘草、生姜、大枣等温补中气。少阳阳明经合病之大柴胡汤证舌苔，则润腻之中兼有干黄，方中也加生姜、大枣温补中气。

又有病由外感多日不愈，口苦、舌苔满布黄点。其点甚稀苔润不燥，服党参、花粉、麦冬、乌梅，口苦愈而黄苔退者，此胸膈有胆经木火之气凝聚不降。

凡外感病，数日不愈，必起胃热，舌苔或白，或黄，腻而滋润，此表气不解，里气必郁，胃间小有滞气之故。

舌有薄苔，或黄，或白，舌苔不燥，此胃虚兼有滞。

（3）内寒舌苔。

舌苔过薄，或无苔，且颜色偏浅、淡白，此中气虚弱，脾胃运化力弱。舌体湿润无苔，或有苔，颜色由白转淡灰，或灰，或浅黑，或黑。颜色越深，则表示内寒越重、阳气越虚弱。阴寒里证，舌体黑润而无苔，以干姜炙甘草温补中气即退，此种舌苔满黑而润，不似胃热实证之黑在中心、黑而干燥。

舌现杂色，中前左右，灰、黑、淡白、淡黄等色夹杂而湿润，此与脸现杂色之理同，皆中气、脾胃大败之象。冬末春初，小儿发现此舌，此中虚兼肾虚，宜先温补中土，等夹杂之苔退去，再按病治病。

（4）内热舌苔。

舌苔浅黄，黄燥，黄糙苔，浅黑，深黑，舌苔剥离，舌裂纹，黑而生刺。颜色越深，则内热越重。舌苔剥离与舌裂纹可在黄苔阶段出现，也可在黑苔阶段出现。舌苔剥离、舌裂纹、黑而生刺，此胃中燥热至极之舌苔，是大承气汤之证候。如不下之胃热更甚，则津液烧干，继而出现舌体改变，如舌短、舌硬、舌卷、舌缩、僵硬、舌不能伸出等。

到此阶段，病情更加严重，人身正气由实转虚，当下失下，手足濈然汗出、潮热、腹满等症状渐渐消减，只余不大的潮热与腹部拒按两种症状。已经不能采用大寒大泻之药泻下，宜采用缓下之法。

此时若脉沉部较多，可用调胃承气汤缓下之，若脉大而重按虚少，便不可用承气汤，须用大黄兼理中汤，或加附子，或加猪胆汁，方能下去拒按之点而获病愈。

黄燥无黑胎，黄燥在舌的中心与中心两边，只可微下，用调胃承气汤。

舌之中心，出现舌苔剥离，有指甲大一块红色，此阴液大伤的舌苔，红而干者更重。不能用燥热药、补气药，否则阴液干涸，从此病重很难恢复。

舌有厚黄胎少许，干燥者，有一部分胃热，方中须有清胃热，并加理胃滞之药，如槟榔、花粉之类。

（5）阴虚舌苔。

苔与舌体均淡白色，牙龈、腮内满口白肉色、唇内唇外、两眼角肉色都一律淡白，满身肤色亦皆淡黄淡白，脉并不细数有沉而搏指有力之意。补阳易而滋阴难，此种真阴损耗之阴虚，须慢慢调养，方能转愈。脉沉搏指，是其证据。切勿误认为阳虚，而服热药以加重疾病，阳虚之苔灰润不白。

舌无苔色红赤，为阴虚血热；舌体圆而硬，与满舌无津液，或大而干，伸不出齿，也属阴虚血热。

舌胀满口，此中寒血热，宜干姜温中、蒲黄清热，两味共研为末，擦舌上即消。舌苔湿润，津液必多。舌苔干燥，津液必少。

（6）瘀血舌苔。

舌苔有红色，或黑色瘀血点，则提示体内有瘀血阻滞。

舌心有黑腻一点如指甲大，极腻极密紧贴舌体，拨之亦看不到肉，此有老瘀血结在胃中，须用气血双补之药，加桃仁、红花、五灵脂、益母草通瘀。轻用多服乃愈。气血双补，八珍汤最佳，八珍丸更好。丸药服下，与胃中细毛缓缓摩擦，去瘀血之妙法。

舌下紫青筋二条，乃少阴肾脉上达，名曰金津、玉液二穴，生津液以滋润舌体。舌下静脉血管络脉变粗、弯曲、怒张、瘀黑、紫黑等，则提示血瘀，或寒凝，或气滞，或阳虚。

观舌下脉络方法：让患者张口将舌体向上腭方向翘起，舌尖抵上腭，用力适度使舌体自然放松，舌下脉络充分显露。

（7）舌头裂纹。

舌头有裂纹者，为阴虚热盛，或气虚之证。舌苔燥黄而有裂纹者，为热盛伤阴；舌体红而少苔，津液少，有裂纹者，为阴虚血热；舌苔淡白、津液如常，有裂纹者，为阳虚气虚之证。

（8）虫病舌苔。

舌上有小黄圈，圈中有一点，此圈不止数个。病重者下唇内面有好些白点。此种舌苔，其脉必大小不定，忽躁忽急也。虫病秋冬多实，春夏多虚。秋冬阳入内故实，春夏阳外出故虚。

（9）其他舌苔。

舌无苔：舌上光滑无苔，或苔过簿，并且全舌鲜红，或红赤，脉搏细数，此为阴虚血热。如舌上无苔，但是颜色淡灰，此为中气虚弱，脾胃运化力弱。

白苔：舌苔全白，如铺满干粉，此肺气热。肺主气而朝百脉，肺气大热之苔，必燥渴能饮；肺燥舌苔也如此。舌苔满舌白润，或满舌微黄苔散见，此为胸膈有热，须竹叶方能清之。

草莓舌：舌苔白色，舌乳头，特别是舌尖处增大发红，晚期舌苔完全消失，舌乳头增大状似草莓样。如猩红热常见此种舌苔，病因是中气虚弱，木气疏泄。病虽属虚，用补药则热增，治宜用平和之品，调脾胃升降而收胆经相火。

斜舌颤动舌：舌体歪斜，伸舌颤动，舌头不灵活，不能控制者，此为肝风。

此外，如舌体胖大红肿、生疮、腐烂等看似热象的症状，要注意辨证中、下之虚实寒热。如口腔或舌头溃疡，盲目服用寒凉之中草药短期有效，长期则病加。

二十一、脉　法

1. 导言

关于脉法，古今书籍多有论述，众所周知的如李时珍之《濒湖脉学》、王叔和之《脉经》，鲜为人知的如《太素脉法》。

古今医者绝大多数都觉得脉法难学、难掌握，素有“脉理精微，非言可尽，心中了了，指下难明”之感叹。

有主张学习切脉首先要练手指的感觉，练个几年时间才能成功。主张平时练习诸如捉泥鳅、把风筝线、把树叶、把荷叶、把壁虎尾巴、把金属、把羽毛、把桌面、把空气等等。初学中医者，一看到这就觉得头大，很难坚持。其实手指感知脉象的敏感度不需练习这些也能做到，只要平时多把脉就行。

有些读者买了相关书籍的回来一看，发现几十种脉象不知如何分辨，中医初学者看后就十分困惑。

赞赏中医者认为切脉很神奇，凭脉象能号出胎儿性别、芝麻大的结石、几毫米的息肉、哪个位置做个小手术等。甚者，还能悬丝诊脉、号出病势等。反对中医者则借此攻击中医，说中医是“神棍”“忽悠”。其中，悬丝诊脉这一类，确实只是古代太医看病的一种仪式而已。

这种过于强调习脉方法、过于细分脉象、过于神化脉诊，预期及要求过高，会使初学者心里发虚而放弃学习，不利于推广中医。切脉究竟难不难学呢？主要取决于你对脉诊的认识，以及要学习到哪一个层次。关于脉象，如果先从大的方面来辨别：浮沉、迟数、虚实、滑涩，以及寸关尺对应的脏腑部位，想做到这一步还是不难，脉诊水平也可达到不错的程度。

脉诊是否可靠呢？单凭脉诊是可以诊出部分疾病，如弦脉能诊出高血压，结、代、促脉能诊出心脏病，数洪脉能诊出外感发热病，虚弱脉能诊出贫血病等。但是也不能仅凭脉象，就给病人断病开方。一些吹嘘自己如何精于脉诊的医生，其实是在诊脉的同时，运用望、闻两法。虽然少一个问诊，却也是三诊合参，并不仅仅单凭脉象断病。

李时珍在《濒湖脉学》中告诫：“世之，医病两家，咸以脉为首务，不知脉乃四诊之末，谓之巧者尔，上士欲会其全，非备四诊不可。”《难经》云：“望而知之谓之神，闻而知之谓之圣，问而知之谓之工，切而知之谓之巧。”可知四诊合参之重要性，不能仅凭脉诊辨证疾病，何况还存在脉证不相符之情形。

2. 脉的原理

《黄帝内经》明确记述：“藏血，脉之气也”，“五脏所主，心主脉”，一切血液和血管都受心脏控制。心和脉是相合的，心气绝了脉就不通，脉不通血就不流，脉通了气血才流行。

脉搏是由于心脏的收缩与舒张不断地向主动脉血管里输入血液，人体动脉血管壁也跟着产生的一张一缩的搏动。健康人的脉搏跳动与心跳是一致的，有心脏疾病的人，如房颤、早搏（期前收缩）等，由于心脏搏动较弱会导致脉搏测不到，使测得的心率大于脉率。脉搏主要与心脏每搏输出量、心率、血容量、动脉血管的弹性、血液的黏稠度有关。健康成年人在安静状态下的脉搏为每分钟64～80 次，若超过这个范围则提示身体亚健康或是有疾病存在。

切脉就是切手腕后桡骨茎突内侧的一段桡动脉，叫气口、寸口，属手太阴肺经动脉。肺主气而朝百脉，寸口脉象能体现全身脏腑经脉气血的情况，能反映出患者身体状况，如寒热、阴虚、阳虚、数脉、缓脉、浮沉等。现代医院经常使用心电图机测心脏的功能、使用听诊器听心脏、肺是否有杂音、使用血压计测血压。心电图机、听诊器与血压计从对疾病的诊断来说与中医切脉有异曲同工之妙，切脉是有科学道理，并不是所谓“忽悠”“骗人”。

3. 切脉方法

上古切脉方法有三：

一是三部九候，此法后世中医已没使用。这是一种按切全身九处动脉，颞动脉、颈动脉、肱动脉、足背动脉、胫后动脉、股动脉等等。以体察经络气血之运行，从而推断疾病的脉诊方法。把人身分为上、中、下三部，三部又各分天、地、人三候，合称三部九候。

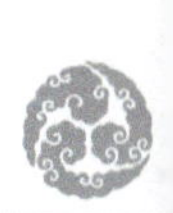

二是气口人迎，气口者，见下文。人迎者，足阳明胃腑戊土之经，在颈部喉结旁的动脉，后世中医已经没有诊人迎。

三是只切气口，后世中医的诊脉方法。《素问·经脉别论》："气口成寸，以决死生。"《灵枢·经脉》："经脉者，常不可见也，其虚实以气口知之。缘肺朝百脉，十二经之脉气，皆朝于肺脉。气口者，又称寸口，手太阴肺金之经。"即手腕部鱼际至高骨下的动脉，部位相当于现代解剖学腕后桡骨茎突内侧的一段桡动脉，分为"寸""关""尺"三部，腕后高骨桡骨茎突处定关，关在太渊穴位，关以上靠鱼际为寸，关下即经渠穴位为尺。尺主沉，寸主浮，关主中。寸关尺三部各以轻按触皮、中按到肉、重按至骨的指力按脉，分浮、中、沉，是三部九候的另一解释。

4. 切脉位置与指法

切脉的位置各个朝代的医家都有不同的看法，包括对寸、关、尺的定位。直到南宋时期，朱熹对这个问题，提出了自己的看法，朱氏说："所谓关者，多不明，窃议病者之臂有长短，医者三指有肥瘠，而寸关尺必确有其处。"到了明代，名医李时珍说："掌后高骨是谓关上，关前为阳（寸），关后为阴（尺）。"

现在中医切脉方法是只切气口，即用三指按切手腕后桡骨茎突内侧的一段桡动脉，正对腕后高骨为关脉，在太渊穴位，关以上靠鱼际为寸，关下即经渠穴位为尺。

切脉最好是两手同切，这样才能更加准确对比左、右两脉的情况，比如可以准确对比左尺与右尺的强弱，辨证是偏阴虚还是偏阳虚。但是由于坐姿的原因，多数医生都是采用与患者侧向而坐，两手分诊。

切脉时三指斜下，食指轻按在寸脉的浮部、即触皮，中指按在关脉的中部、即中按到肉，无名指按在尺脉的沉部、即重按至骨。所按力量是无名指大于中指，中指大于食指，如三指用力不分轻重，则不合寸关尺三部脉的本位。太过出力按的话也不可取，指腹反而感觉不到脉搏。

通过举按寻探索定位，以三指灵敏感觉到脉搏跳动来确认三指定位的准确度。举即用轻指力按在皮肤，又叫浮取或轻取。寻即不轻不重，委曲求之。按即用重指力按至筋骨，又叫沉取或重取。部位取准之后，三指平布同时用力按脉，称为总按。为了重点地体会某一部脉象，也可用一指单按其中一部脉象，如切寸脉时，微微提起中指和无名指；切关脉则微提食指和无名指；切尺脉，则微提食指和中指，临床上总按、单按常配合使用。

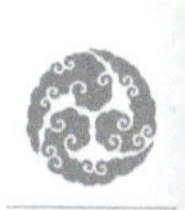

以指腹按触脉体，指腹感觉较为灵敏。布指的疏密要考虑医生自身手指的粗细和病人的手臂长短相适应，一般医生手指粗大者，布指宜密，医生手指细小者，布指宜疏。病人身高臂长者，布指宜疏，身矮臂短者，布指宜密。

寸脉本位在浮部，浮部有浮部的浮、中、沉，关脉本位在中部，中部有中部的浮、中、沉，尺脉本位在沉部，沉部有沉部的浮、中、沉，三部各有三候，合称三部九候。

切脉又称号脉、摸脉、把脉、看脉，不如改叫感脉较为合适。不可将指头死按脉上，寸关尺定位好后，眼睛视线离开手指，用心安静地等待脉搏，感觉脉象的变化。

切脉时要求病人处于安静状态，且情绪不波动。如患者刚活动过身体，应先让休息半小时后再切脉。每次切脉至少要 30 秒以上。切脉时间长主要是便于察觉脉搏跳动过程中有没有出现结、代、促脉。

5. 三部脉候与脏腑

河图洛书，左升右降，东方主升，属木气，西方主降，属金气。天一生水，水生木，木生火，人身应之，是以左脉候肾（肾水）心肝；地二生火，火生土，土生金，人身应之，是以右脉候肾（肾火）脾肺。

秋季五行属金，其气居上而右降于西，人身右寸应之，右寸候肺，肺辛金与大肠经庚金相表里，故右寸也候大肠。

春季五行属木，其气居中而生于东，人身左关应之，左关候肝，肝乙木与胆经甲木相表里，故左关也候胆经。

夏季五行属火，其气居上而来自春木，与肝同居左边，人身左寸应之，左寸候心脉，心经丁火与小肠经丙火相表里，故左寸也候小肠。

冬季五行属水，其气来自秋金，人身左尺应之，左尺候肾脉，肾经癸水与膀胱经壬水相表里，左尺也候膀胱。

肺金下降，收藏少阳相火之气藏于肾水而为三焦相火。人身右尺应之，右尺候相火，三焦相火与心包经相火相表里，右尺也候心包。

长夏五行属土，其气居中在相火之上。人身右关应之，右关候脾，脾与胃相表里，右关也候胃。

人由父母所生，从父母所带来的元阳称之为命门相火，此相火为生命的起始，居于右尺。

若以五行顺次相生言之，则右尺相火生右关土，右关土生右寸金，右寸金生左尺水，左尺水生左关木，左关木生左寸火，左寸火接右尺火，生生之意不绝，有子母之亲也。

若以对待之位言之，则左寸火克右寸金，左关木克右关土，左尺水克右尺火，左刚右柔，有夫妇之别也。

若以上、中、下言之，则寸以诊胸上，尺以诊脐下，关脉以诊胸脐之间。

综上所述，寸、关、尺脉所候对应的脏腑为：左寸候心与小肠，左关候肝与胆，左尺候肾水与膀胱；右寸候肺与大肠，右关候脾与胃，右尺候相火、肾阳、心包经。

右脉沉大有力，为胆胃有实热。左脉沉细有力，为肝肾实热。右脉浮大无力，为胆胃虚寒。左脉浮大无力，为肝脾虚寒。

右关寸偏大，则气郁于上，病属不降，如头胀胸闷，耳聋目眩诸病；左关尺偏大，则气郁于下，病属不升，如少腹满痛，泻利足软诸病。左关寸偏小，升力不足，升力不足者，下部肾水升不上来，则出现心虚惊骇胆怯诸病；右关尺偏小，降力不足，降力不足者，上部阳火降不下去，则出现下寒阳虚水谷不化诸病。人身右寸属肺大肠脉，右寸不足，不治金气，土气足则右寸足，此土生金也。右尺属相火脉，右尺不足宜温肾，兼降胆木。左尺属肾水、膀胱脉，左尺不足，宜补水兼降肺金。左尺较右尺弱为水虚，右尺较左尺弱为火虚。

有脉证不相符者，舍证从脉还是舍脉从证，把握不定的时候，可以用试探法，如寒热不明，可先用少量炙甘草试服看反应，或口嚼干姜是否觉得很辣等手段辅助辨别。

6. 脉象

脉象基本组成部分，包括位、数、形、势等四个方面。位是指脉搏跳动显现的部位和长度，如浮、沉、长、短等脉象。数指脉搏跳动的至数和节律，如迟、数、促、结等脉象。形指脉搏跳动的宽度等形态，如洪、细、弦、濡、缓等脉象。势指脉搏应指的强弱、流畅等趋势，如虚、实、滑、涩等脉象。

在古代没有钟表，不可能以分钟来计脉搏跳动次数，而是以一息为准。一息就是正常情况下的一呼一吸。现在的标准是一息四至为平脉即胃气脉，也就是说健康成年人在安静状态下一呼一吸，脉搏跳动 4 次。每分钟 16 ～ 20 息，脉搏 64 ～ 80 次。多数人都是 18 息，即每分钟脉搏 72 次。

青壮年体强者脉多有力，年老体弱者脉多微弱，成年女性较成年男性脉细弱脉搏略快 2 ～ 3 次，瘦人脉较浮，胖人脉多沉。运动和情绪激动时可使脉率增快，休息，睡眠则减慢。

《黄帝内经》平人气象论、脉要精微论：“五脏者，中之守也。”凡是脉象如弦、钩、缓、毛、石者，皆真脏脉，此中气虚弱，不能调和四象、守护五脏，则一气独胜，五脏各现本脏脉象而病生。

真脏脉。真脏脉是在疾病危迫期出现的无胃、无神、无根的脉象，是病邪为深奥、元气衰弱之象，对应于五时。肝应于春，春脉如弦，肝木的真脏脉如弦，脉来如新张弓弦，端直而长，如循刀刃，欲疏泄而不能。心应于夏，夏脉如钩，心火的真脏脉如钩，脉来盛去衰，如上挂之钩，浮而不降。脾应于长夏属土，脾土的真脏脉为缓，有如屋漏，时而一落，迟缓不能连续之象，中气不能自存。肺应于秋，秋脉如毛，肺金的真脏脉如毛，其脉气来浮而轻虚微，薄涩之象，将散而不收。肾应于冬，冬脉如石，肾水的真脏脉如石，如石沉水底，毫无阳和之象，沉而不升。

只诊腕上气口动脉，始于扁鹊。历代医家分类脉象方法不一，如晋朝王叔和《脉经》将脉象总结为二十四种；元朝滑寿《诊家枢要》发展为三十种脉象；明朝李时珍《濒湖脉学》定为二十七脉；明朝李中梓《诊家正眼》再增入疾脉，合二十八种脉象，现一般仍沿用二十八脉。

二十八脉象分别为：浮、沉、迟、数、滑、涩、虚、实、长、短、洪、微、紧、缓、芤、弦、革、牢、濡、弱、散、细、伏、动、促、结、代、疾等。

对于多数人来说，要鉴别清楚、熟练使用这二十八种脉象来诊断疾病，也绝非易事。由于脉象繁多，不易掌握，向有“心中了了，指下难明”之说。前人便考虑执简驭繁的办法，以浮、沉、迟、数、虚、实、滑、涩八脉以分统各脉，化繁为简。此八脉为提纲。它与辨证八纲的关系是：脉浮在表，沉脉在里，迟脉在脏、为寒，数脉在腑、为热，虚脉为虚，实脉为实，滑脉血盛，涩脉阴虚。由于欲知何种脉象为病脉，须知健康人的脉象，故增加“胃气脉”，合二十九种。

下面分别介绍二十九种脉象，初学者只要掌握其中九大脉象：胃气、浮、沉、迟、数、虚、实、滑、涩，并能熟练运用即可。另外结、代、促这三种脉，很容易掌握，其共同点都是脉搏存在间歇性的停止。

（1）胃气脉。胃气即中气。《素问·平人气象论》：“平人之常气禀于胃，胃者，平人之常气也，人无胃气曰逆，逆者死。”

胃气脉指的就是健康人的脉象，不浮不沉，中按到肉即可得，寸、关、尺三部有脉，不大不小，不强不弱，不快不慢，均匀和缓，节律整齐。健康成年人在安静状态下，每分钟 16 ～ 20 息，脉搏跳动 64 ～ 80 次。多数人都是 18 息，即脉搏每分钟 72 次，女性稍快。

（2）浮脉。以指按至沉部，手指上举脉也随指而起往上浮，轻取即得，重按反弱。主表证，浮而有力为表实，浮而无力或浮缓为表虚。浮紧为表寒，浮数为表热。外感不一定就表现为浮脉，也有脉沉者，及至脉由沉而浮时，即发热而汗出。也有久病体虚或阴虚阳无所依，浮阳外越而呈现浮而无力的虚脉。

（3）沉脉。沉脉在肉下至骨，脉搏显现部位深，轻取不显，重按始得，主里证。沉数沉实为实热，沉迟沉微为虚寒，沉细有力也属实热。沉脉的形成与心搏排血量降低，周围血管收缩，血管弹性阻力增加有关。实热的如《伤寒论》阳明病的胃家实，伤及阴液，阴伤则血也伤，血伤则心搏排血量减少，减少则脉沉。寒性凝滞，里有虚寒的则血管收缩，阻力增大，阳气不足，故心搏排血量减少，减少则脉沉。常见于水肿、腹痛，久病及多种虚弱性疾病。

（4）迟脉。脉来缓慢，一息不满四至即每分钟脉搏少于 64 次，主虚、寒、血寒。浮迟是表寒，沉迟为里冷，脉来虚微者为虚寒，也有实热而脉迟缓者，如胃家热实，此脉来厚而有力。经常运动或体力劳动者，脉迟而有力。

（5）数脉。脉来快速，一息五至以上即每分钟脉搏 90 次以上，主热证、虚热、中虚。有力为实，无力为虚。病在卫气，则脉浮数；热在营血，则脉洪数或滑数；中虚而营血津液亏损则脉数且细。

（6）虚脉。虚脉松软而大，脉来无力，指下空虚，主虚证。脉大而无力者为气虚，血虚即血寒、阳虚。如阴虚则脉象或弦，或细，或涩，或沉，或结，或代。

(7) 实脉。脉在中沉处满指有力而盛，久按总有力，主实证。此为阳实、气实、热实、胃家实之脉。胃家实则可用功下，如脉细有力、软而有力、滑而有力，则只有腠理热实，用清润疏通之法便可，不能功下。完全实脉，则脉来有力而迟缓。如脉浮部有力，中沉部无力则脉愈大者愈虚。

(8) 滑脉。迟而有力，往来流利，如珠走盘，应指圆滑。主血盛、妊娠、痰饮等。有生育能力的妇女，无病月经停止而有滑脉时，应考虑是否怀孕，这是由于孕期血液增多的原因。如脉滑且重按有力，则为里有燥热。有孕之滑，脉气充足，痰饮之滑，脉气不足。

(9) 涩脉。迟散无力，短细不畅，往来滞涩，如刀刮竹。主血少、阳虚。血少见于左脉，阳虚见于右脉。此外还有气滞，如营卫不足，则左右皆现涩脉。

能够分辨以上九种脉象，算是不错了。

(10) 长脉。长脉直过本位前，迢迢自弱类长杆，心肾身强气本状，实脉相连似剑长。

(11) 短脉。短脉象形似龟，藏头露尾脉中筋，寸尺可凭关不诊，涩微动结似相随，主病逢之为难治，概似真元气多亏。

(12) 洪脉。大而有力，来盛去衰，状如洪水，主热盛。洪大无力者主中虚，愈洪则中气愈虚。由于热盛血涌，以致心搏排血量增加，周围血管扩张，收缩压增高，舒张压降低，脉压增大，血流速度加快，故脉来如洪水，气势滔滔。

(13) 微脉。细微小至如弦，沉而极细最不断，春夏少年均不宜，春冬老弱确为善。

(14) 紧脉。数而有力，脉来绷急，内聚不舒之脉象，状如车绳转索，弹指有力。主寒、主痛。浮紧为外感风寒、表实，沉紧为里寒痛证。

(15) 缓脉。迟而无力，脉搏正常，脉虚而散、来去弛缓松懈的脉象，散则不收敛，中虚卫气虚，疏泄自汗出。《伤寒论》

桂枝汤证，发热汗出脉缓，即是此脉，缓指松散之意，非指和缓无病之缓。

（16）芤脉。数而无力，营血虚，两边实中间空，芤形脉似软如葱，寸阳见芤血上溢，芤现迟脉下流红，芤形浮细须轻诊，睡眠浮脉像得诊，气血伤耗精神损，自汗阳虚骨蒸深。

（17）弦脉。长而有力，指下端直，如按琴弦，按之不移。主肝胆郁结、气郁，用药忌收敛药，慎用干燥药。除肝胆病外，有肺金燥结而导致肝胆郁结者，也有中气受伤不能运化四象者，见肝之病，当先实脾，即是此意。

（18）革脉。革脉肢体自浮急，如按鼓皮，女人半产并崩漏，男子血虚失精。

（19）牢脉。弦长实大脉牢坚，牢位常居沉伏间，劳伤微疾真精损，气喘腹疝七情伤。

（20）濡脉。如棉在水中，濡而似缓有湿热，细而无力为阳虚。

（21）弱脉。沉而无力，沉细软绵似弱脉，轻寻无板重采知，元气耗损精血虚，少年可虑白头矣。

（22）散脉。散脉形浮无沉候，如寻至数拘不定，满指散乱似扬先，按之分散难归整，产是生早胎为堕，久病脉散必丧命。

（23）细脉。细脉为津伤，脉来如线，细直而软，主阴虚、血虚。可能是由于血容量不足，血管充盈度降低，以致血管收缩而脉细。湿邪压抑脉道，亦可见细脉，但必细而有力。

（24）伏脉。脉来伏隐，重按推筋着骨始得。见于邪闭、厥证、痛极等病证。

（25）动脉。脉数见于关上，寸尺不见脉，脉数如豆跳动，此为动脉，动则为痛。

（26）促脉。脉来数中歇、歇无定数，复来者，此为促脉，即脉来急促而呈不规则间歇。主阳盛实热，气血郁结，痰饮食积，心脏病等，促而无力为津伤气脱。

（27）结脉。脉来缓中止，止无定数，复来者，此为结脉，即不规则的脉搏间歇。主津液不足、气郁、寒痰、瘀血等，包括心脏病。

（28）代脉。脉有一定规律的间歇，止有定数，歇止而后的中间间隔，比结脉的间歇为长。主惊悸、疼痛、脏气衰弱，气血不足等，见于多种心脏病。

（29）疾脉。脉来急速，较数脉尤甚，主阳极阴竭，元气将脱。

二十二、“电子”脉法

看了以上传统脉法之后，若是觉得复杂可以试用“电子”脉法。方法很简单，而且马上就能上手，当然没有上面的传统脉法详细，却也能够辨个大概。此方法笔者刚运用一年多，觉得对辨证也有一定帮助。

电子脉法要借助现代科技，随着电子科技的发展，各种新式压力传感器陆续出现。近些年有厂家造出价格便宜，使用方便，误差也能接受的手腕式、臂式电子血压计。能准确测出血压之高压、低压、脉率、节律，电子脉法就是根据这四个指标与喉结旁颈动脉率，合共五个指标来辨证脉象，辨证疾病。

喉结旁颈动脉率指的是颈部喉结旁颈动脉每分钟跳动的次数，后文简称“颈率”。这个位置的动脉靠近心脏，搏动有力，很容易就能触摸到，不管年龄老少，或健康，或生病，其跳动的频率总是与心脏保持一致。故欲知心率数据，可测颈率。成年人在安静状态下，自己用手摸左胸心脏的位置，感觉不到心脏的跳动。如果安静时，用手摸左胸能感觉到心脏的跳动。更严重者不用手摸，自己都能感到心脏在跳动、心悸、心慌，则说明身体已经生病。小孩子用手直接按在左胸口心脏位置测心率也可以。

人体的正常血压值为：高压是 90 ～ 139 毫米汞柱，低压为

60～89 毫米汞柱，超过上限的为高血压，低于下限的为低血压。此血压标准数据为测试上手臂肱动脉处的血压，数据是根据大多数人的血压值制定出来的，具体到个人还是以自己是否有自觉症状出现为准。

测血压要保证坐姿正确、心情平静，这样测出来的血压值才有参考价值。一般手腕处的血压要比手臂肱动脉的血压要低几个毫米汞柱，每次测试血压时，先自己计算下颈率（心率）或者直接计算脉率，并把数据与手腕式血压计测出的脉率做比较，如果基本相等，则说明血压计的此次测出的高低压数据可以采用。

脉搏的压力主要与心脏每搏输出量、心率、血容量、动脉血管弹性、血液黏稠度有关。

这五项数据与血压的关系，如果只考虑的单项的话，结果如下：

心脏每搏输出量越大，则血压越高；心率越快则血压越高；血容量越大，则血压越高，脉压差越小；动脉硬化，则高压增高，低压减小，脉压增大；血液越黏稠、血瘀，则血压越高；气温越低，则血压越高。

《伤寒论》脉法篇，师曰："呼吸者，脉之头也，初持脉，来疾去迟，此出疾入迟，名曰内虚外实也；初持脉，来迟去疾，此出迟入疾，名曰内实外虚也"。来者出也，去者入也。"来""出"皆指心搏收缩期高压，"去""入"皆指心搏舒张期低压。

首先介绍六个基本概念：

（1）高压：心脏收缩时，射入动脉里的血对血管壁的压力，传导至手腕寸口桡动脉血管的压力。用来观察脉气来时的情况，高压高为浮为实有力，高压低为虚为沉无力。数值越高，脉象越浮大；数值越低，脉象越沉。

（2）低压：心脏舒张时，大动脉弹性回缩，储存在大动脉里的血持续输送向外周而形成的压力，传导至手腕寸口桡动脉血管的压力。用于观察脉气去时的情况，低压高为实为浮有力，低压低为虚为沉无力。

（3）脉率（心率）：手腕寸口每分钟跳动的次数，脉率只能是小于或等于心率，不可能大于心率。用于观察脉象之迟、数、寒、热。

（4）节律：手腕寸口脉搏跳动的规律。用于观察脉搏是否存在间歇性停止，或规律，或不规律。

（5）颈率：颈部喉结旁颈动脉每分钟跳动的次数，颈率等于心率，特殊疾病除外。观察与脉率是否一致，从而判断是否存在结、代、促等脉象。

（6）脉压：指收缩压与舒张压之间的差值，正常值约为30～40毫米汞柱。一般大于60毫米汞柱，称为脉压增大，小于20毫米汞柱，称为脉压减小。

下面介绍怎样运用上述六个指标来分辨中医的胃气、浮、沉、迟、数、虚、实、滑、涩九种脉象。

1. 胃气脉

高低压及脉压都在正常范围，理想值：120/80毫米汞柱；脉率一息4至，与心率保持一致，理想值72次/分；脉象节律一致，不存在间歇性停止。

2. 浮脉

（1）高压高，低压在正常范围，脉压大。主表虚证，脉来浮大，脉去无力。若脉率正常（与平时对比），则为表热内虚，如中风浮缓之脉象。若无外感症状，且高压达到高血压标准，则为动脉硬化、血管壁回弹减弱，或心脏病，贫血，阴虚。

血压高是指与自己平时所测的高压数据做比较，不是特指高压大于高血压参考值139毫米汞柱。如平时测得高压为118毫米汞柱，现在测得大于138毫米汞柱；平时测得高压为128毫米汞柱，现在测得大于148毫米汞柱，就可说是高压高（后文之高、低都依此意思）。

（2）高压高，低压也高，脉压正常。此脉来去皆有力，脉浮有力，主表实证，内外皆实。脉率快则为表热，如伤寒浮紧之脉象。如无外感症状，而血压达到高血压标准，则脉象为浮弦，属肝阳上亢，或心火热、血瘀、血黏稠。

3. 沉脉

（1）高压低，低压低，脉压正常。此脉来去皆无力，如脉率偏慢，则为寒；如脉率正常或偏快，则为阴虚、血虚。

（2）高压低，低压高，脉压小。主沉实，如脉率偏慢或正常，则有水饮、积液；如脉率偏快，则主内有实热。

4. 迟脉

脉率（心率）慢，低于每分钟64次，慢而无力（高压、低压皆偏低）者主虚寒，慢而有力（高压、低压都偏高）者，主实热。经常运动或体力劳动者，多脉迟而有力。

5. 数脉

脉率（心率）快，即每分钟90次以上者，如脉数而有力（高压、低压都偏高），则主热证，热在营血；如脉数而无力（高压、低压都偏低，或低压偏低），则主虚热、阴虚、血虚、中气虚。对应于中医的脉象：数、动、疾等脉。

6. 虚脉

高压低，低压低，则脉来去皆无力，如脉率快则主阴虚、血虚；如脉率慢则主阳虚、气虚、血寒。

7. 实脉

低压高，高压正常，主内实、伤阴，如胃家实之脉。低压高，高压高，主内外皆实。高压高，低压正常，主外实气实。

8. 滑脉

高低压皆偏高而有力，脉率正常。

9. 涩脉

高低压皆偏低，此脉象无力，若脉率也偏低者主寒为阳虚，若脉率正常或偏高者，此为阴虚血少。

除了以上九大脉象外，还有节律不正常者，可分为心率不规

律与脉率不规律，或者对比脉率与颈率不一致，其中医脉象是：“长、短、结、代、促”等脉象。如颈率（心率）不规律，则可辨别为心脏病。如脉率小于心率，则为涩脉、阴虚、动脉血管硬化、血液黏稠、血瘀。两手脉象的节律、血压数据相差较大，则表明脉率不规律、血压不正常的一边对应的脏腑存在病情。

若出现体位性低血压，又叫直立性虚脱，是由于体位的改变，如从平卧位突然转为直立，或长时间站立发生的脑供血不足引起的低血压。主要症状为头晕、目眩。如心率偏快，则可辨证为阴虚血虚，如心率偏慢，则可辨证为气虚、阳虚。

现举四个例子加以说明。

（1）某成年人，高压150毫米汞柱、低压100毫米汞柱、脉压50次/分，若脉率正常，则可辨为血瘀、血液黏稠；若脉率偏快，则可辨证为肝阳上亢，或心火旺。中医脉象为实、洪脉。

（2）某成年人，高压150毫米汞柱、低压85毫米汞柱、脉压65次/分，若脉率正常，则可辨证为血瘀、动脉硬化；若脉率偏快，则可辨证为阴虚、贫血。中医脉象为虚脉。

（3）某成年人，高压95毫米汞柱、低压60毫米汞柱、脉压35次/分，若脉率偏慢，则可辨证为阳虚；若脉率偏快，则可辨证为阴虚。中医脉象为沉、涩、虚、微。

（4）某成年人，高压95毫米汞柱、低压80毫米汞柱、脉压15次/分，若脉率偏低，则可辨证阴盛水旺，中医脉象为滑、沉、实脉。若脉率快，则可辨证为阴虚、血虚。中医脉象为涩、细脉。

运用电子脉法有助于准确快速辨证身体的阴虚、阳虚、寒热、虚实等情况，再结合其他如面色、舌苔、胃口、大便、小便、汗、睡眠、精神、手足寒温、怕风畏寒、发病规律，以及病者自觉症状等，综合辨证自能准确无误。

第二章　伤寒简注

一、伤寒定义

《伤寒论》原书名《伤寒杂病论》，东汉时期张仲景所著，后人整理编纂分为《伤寒论》与《金匮要略》。《伤寒论》主要论伤寒，也讲杂病；《金匮要略》主要论杂病，也讲伤寒。明伤寒之理，则金匮易也。关于伤寒的定义，有广义与狭义之分。广义伤寒泛指一切外感热病，如《素问·热论》曰："今夫热病者，皆伤寒之类也"，包括六气风、热、暑、湿、燥、寒，以及疫气等所致的发热性疾病。又如《难经·五十八难》云："伤寒有五，中风、伤寒、湿温、热病、温病。"狭义伤寒则仅指人体受风、寒二气外感，病在营卫，或营卫失治，引动里气，进而累及脏腑的疾病。

《伤寒论》自序曰："余宗族素多，向余二百。建安纪年以来，犹未十稔，其死亡者，三分有二，伤寒十居其七。"不到十年的时间里，因病而死亡的人数超过三分之二，可见汉代之伤寒应包含疫气、急性传染病等，并不是仅指单纯的风寒外感。由此可说明《伤寒论》之伤寒是指广义的伤寒，但是从《伤寒论》的内容来看，则主要是论述狭义的伤寒。思张师之意，张师应该是为了论述方便，故仅采用风、寒二气之外感，由表及里，表里互根，系统的辨证论治，揭示中国传统医学之真谛；以方便后人学习，并能整个系统地认识、传承传统医学。

二、伤寒要点

（1）伤寒之理符合河图洛书为本源，土气居中、中气旋转，四象升降之理。治病就是在调理人体气机，升降有序中气旺盛则病愈。凡疾病体内有积食、停痰、停水、瘀血者，必先去之，中气旋转、气机升降有序而病愈。

（2）《伤寒论》之伤寒是一整个病的变化，起于风寒外感，病于营卫；营卫失治，引动里气，脏腑自病。切记，须认定是脏腑自病，而不是风寒侵入脏腑而生病；脏腑自病，则对证用药、调理脏腑即可，如认为风寒侵入脏腑而生病，则须用发散风寒之药，以透邪外出；认定不同，用药即异。

（3）学习《伤寒论》整个系统的辨证论治方法，用药思维，药物组方，以及如何预知疾病的变化、过程及预后。然后再应用这些知识治疗各种疾病，不论是外感疾病、内伤杂病，或是疫气、病毒感染等，都能做到随证而治。

（4）《伤寒论》记载药方 113 首，91 味药物；《金匮要略》载方 205 首，载药 192 味。除去重复的 38 方，共计 280 方。除去重复的 76 味，共计 207 味。药方组方特点：药味不多，精于选药，讲究配伍，主治明确，对症用药。这些药方经历代医家反复应用，疗效可靠，效验卓著；后世称《伤寒杂病论》之药方为经方。

（5）经方之煮药，多为一煮多服。汉代一两等于四分，等于二十四铢，约等于十五克。一升约等于现代 200 毫升，一合约等于现代 20 毫升，方寸匕约等于现代 3 毫升。一两现代用一钱即可，或每味以 10 克为基准加减。日服一副，不够再煮服。某种药物的具体用量，不必照搬经方，因人而定，随证而用，有的药味组合可参照经方比例。须知汉代人与今人之体质、居住环境、生活饮食习惯，已大不相同。此外还有药材产地、药效、药材粉碎度、煮药时间等等之差异。《伤寒论》很多条文都有“止后服”“停后服”“分温三服”“分温再服”等，意思都是指服药以适度为宜，过犹不及。比如汗法，就要取微微出汗为度，不能过服而导致出汗过多；否则，不是伤阴，就是伤阳。

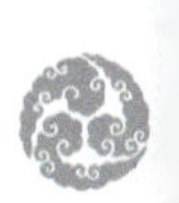

（6）天有六气，风、热、暑、湿、燥、寒，经有十二，六气统之，两经一气，故也称为六经。六经从外至内为太阳、阳明、少阳、太阴、少阴、厥阴。六经辨证，实则含十二经辨证。阳明、少阴、少阳，手经司气，而足经从之；太阳、太阴、厥阴，足经司气，而手经从之。手之三阳经自手走头，手之三阴经自胸走手，手经短，所辖部位小；足之三阳经自头走足，足之三阴经自足走胸，足经长，所辖部位大；足经长，手经短，足经原可以统手经；故《伤寒论》之六经，皆言足经而不明言手经，实际也言手经也。

太阳指足太阳膀胱经，属膀胱；阳明指足阳明胃经，属胃腑；少阳指足少阳胆经，属胆腑；太阴指足太阴脾经，属脾脏；少阴指足少阴肾经，属肾脏；厥阴指足厥阴肝经，属肝脏。

（7）人之六经六气，不病则不见，病则一经之气独见。

太阳证总纲：脉浮，头项强痛而恶寒。

太阳中风证：发热，汗出，恶风，脉缓者，为中风。有的还会存在头痛、项强、流鼻涕，有的不发热，或发热之前先有微恶寒。

太阳伤寒证：恶寒，发热，或未发热，无汗，体痛，呕逆，脉阴阳俱紧者，为伤寒。有的还会存在项强，头痛，腰酸痛，骨节疼痛，鼻塞，打喷嚏，流鼻涕，干呕，气喘等症状。

阳明证：阳明之为病，胃家实也。胃家实即胃、大小肠俱实，大肠有燥屎，大便难；腹部出现痞、满、疼痛、绕脐痛等症状；身热，蒸蒸而热，用手摸时间越长越觉热，连绵不断微汗出，不恶寒，恶热，脉大；潮热，汗出，烦躁，谵语，小便利；阳明经证则有面色赤，目痛，鼻干，额头痛，卧眠不宁。

少阳证：脉弦，口苦，咽干，目眩，胁痛，胁肋胀满，胁下痞硬，胸骨痛，腹痛，往来寒热，默默不欲饮食，心烦喜呕。

太阴证：脉沉细，腹满，呕吐，食不下，自利益甚，时腹自痛。太阴经证则有，脉浮，四肢烦疼。

少阴证：少阴之为病，脉微细，但欲寐，恶寒，手足逆冷，下利，咽痛。

厥阴证：消渴，气上撞心，热厥往来，心中热疼，饥而不欲食，食则吐蛔，下之利不止，腹痛。

（8）伤寒传经，一般情况是，一日太阳，二日阳明，三日少阳，四日太阴、五日少阴、六日厥阴；也有一日传遍六经者，也有不按顺序，直传至某经者，此因人因病而异。伤寒六经既尽，自然汗解；如经尽不解且不入脏腑者，则不论传至何经，必有太阳表证，宜解表。如传至某经即现某经之病状者，多是因其经原先就有旧伤。伤寒疾病，看似传经所得，实则营卫失治，引动里气，脏腑自病。

（9）《伤寒论》不仅讲六经辨证，也包括中医之八纲辨证，即阴阳、表里、寒热、虚实等。此外，也须注意上下、升降。治病八法汗、吐、下、和、温、清、消、补已齐备，达到汗而不过，吐不伤胃，下不损脾，和而不偏，温不伤阴，清不伤阳，消而不伐，补而不滞的境界。可概括为一句话：治病用药须顾脾胃，病去而不伤脾胃、中气。

发汗主要伤阴，同时伤阳伤中气，也有发汗并不伤阴的情形，如桂枝汤之发汗原理，为营阴收敛以和卫气，故不会伤阴。吐法主要是去污浊，以保气机流畅，吐的同时也宣发肺气，如瓜蒂散；但过吐也能致胃逆、肺胆不降。泻下主要伤阳，同时伤阴伤中气，也有泻下是保阴液的情形，如大承气汤泻下清阳明燥热而存阴液。和法则平和，不伤阳伤阴，如小柴胡汤。

（10）凡病有主证、兼证、变证、夹杂证。主证，顾名思义，就是占主导地位的证候；兼证就是在主证的基础上兼见的证候。如阳明病，胃家实就是主证，发热，或汗出就是兼证；开方用药以去胃家实、去燥屎为主，兼证不必考虑用药，主证得治则兼证也得治。又如，太阳阳明合病，发热汗出就是主证，项背强几几就是兼证；这种可考虑主证与兼证同时用药，宜于桂枝汤内加葛根。所以，辨证首先应分清主证与兼证，要抓住主证，开方用药须以主证为主，兼证为辅。

变证者，即病情变化后形成的另一种病，就是要预知疾病的变化过程。变证可以由于误治，或脏腑相克而导致。如本病寒，医者反用寒药，或泻药，就会导致阴寒加重，这时必须用温热药调理。又如，见肝之病，当先实脾，这是预见到肝病会导致脾胃病。

夹杂证者，有寒有热，有虚有实，就是夹杂证；治疗宜随证而治，关键要考虑人身正气是旺盛或虚弱，且要抓住主证。身有旧疾，再得新病，也是夹杂证；此种一般先治新病，再治旧病，或先扶正气。

三、太阳病篇

太阳指足太阳膀胱经，太阳本病分为太阳经病与腑病；太阳经病即营卫病，腑病即膀胱病。太阳经在六经之表，总统六经主一身之皮毛。

卫气为阳，营血为阴，卫气之外发，凭借经中阳气盛；营血之外发，凭借脏中之阴盛。太阳中风，风伤卫气，则毛孔开泄而营病，宜收敛营血以和卫气。太阳伤寒，寒伤营血，则毛孔闭郁而卫病，宜发泻卫气以和营血。

太阳中风方有桂枝汤；太阳伤寒方有麻黄汤；太阳风寒双感方有：桂枝麻黄各半汤、桂枝二麻黄一汤、桂枝二越婢一汤；太阳膀胱腑病，由本经入本腑，热结膀胱，瘀血蓄积，则有桃核承气汤、抵当汤、抵当丸等下瘀血。

1. 太阳病提纲

（1）太阳之为病，脉浮，头项强痛而恶寒。

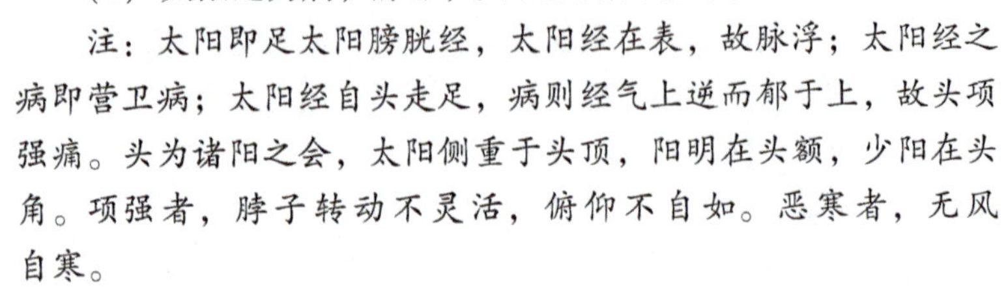

注：太阳即足太阳膀胱经，太阳经在表，故脉浮；太阳经之病即营卫病；太阳经自头走足，病则经气上逆而郁于上，故头项强痛。头为诸阳之会，太阳侧重于头顶，阳明在头额，少阳在头角。项强者，脖子转动不灵活，俯仰不自如。恶寒者，无风自寒。

（2）病有发热恶寒者，发于阳也；无热恶寒者，发于阴也。发于阳者七日愈，发于阴者六日愈。以阳数七，阴数六故也。

注：发于阳者，即中风、被风所伤，风伤卫而营病，伤风之初先微恶寒，而后发热；发于阴者，即伤寒，寒伤营而卫病，伤寒之初先恶寒，而后发热。

（3）病人身大热，反欲得衣者，热在皮肤，寒在骨髓也；身大寒，反不欲近衣者，寒在皮肤，热在骨髓也。

注：大热即发热，内寒外热，故欲近衣；内热外寒，故不欲近衣。此辨证内热内寒之一法。

2. 太阳本病中风证

（1）太阳病，发热，汗出，恶风，脉缓者，名为中风。

注：太阳中风定义，风伤卫而营病，营阴向外疏泄，故见发热、汗出、恶风、脉缓。气入为实，气出为虚，太阳中风气出，为表虚证。脉缓即脉浮而缓，缓为虚意。

（2）太阳病，头痛，发热，汗出，恶风者，桂枝汤主之。

注：中风、伤寒发热之前皆先恶寒，差别是中风先轻微恶寒而后发热，伤寒则恶寒较甚而后发热。

风伤卫而营病，营血向外疏泄，毛孔打开。头痛、发热、汗出、恶风、微恶寒、腰酸、流鼻涕、干呕，为中风八证。芍药性酸，清血中之热而降胆，收敛营阴之疏泄；桂枝解营郁，实表阳；气出则内虚，故用甘草补中气，生姜温中气，大枣补脾阴胃液。

桂枝三两（去皮）芍药三两，炙甘草二两，生姜三两，大枣十二枚。

去皮意即选嫩桂枝。上五味，捣碎三味，生姜、大枣切细，以水七升，微火煮取三升，去滓。适寒温，服一升。过一会，啜热稀粥一升余，以助药力。温覆令一时许，遍身絷絷，即出汗以前，身体温润。微似有汗者益佳，不可令如水流漓病必不除。若一服汗出病差，停后服，不必尽剂；若不汗，更服，依前法；又不汗，则缩短服药时间，半日多，令三服尽；若病重者，一日一夜服，周时观之。服一剂尽，病证犹在者，更作服；若汗不出，乃服至二三剂。禁生冷、黏滑、肉面、五辛、酒酪、臭恶等物。

（3）太阳中风，阳浮而阴弱，阳浮者，热自发，阴弱者，汗自出，啬啬恶寒，淅淅恶风，翕翕发热，鼻鸣干呕者，桂枝汤主之。

注：寸脉为阳，尺脉为阴。阳浮即寸脉浮，阴弱即尺脉弱。主要是恶风，恶寒较微。翕翕发热者，发热轻微，就像是穿衣盖被过厚所捂出来的发热。

（4）太阳病，发热汗出者，此为荣弱卫强，故使汗出，欲救邪风者，宜桂枝汤。

注：荣即营阴，卫即卫气，营弱卫强即上章阳浮而阴弱，寸脉浮、尺脉弱之义。

（5）病人脏无他病时发热，自汗出而不愈者，此卫气不和也，先于其时发汗则愈，宜桂枝汤。

注：脏无他病，言无里证，无胃热之证，而汗出不愈者，为营卫不和之汗出。胃热之出汗，汗愈出而胃愈燥，汗出而病不愈。

（6）病常自汗出者，此为荣气和。荣气和者外不谐，以卫气不共荣气和谐故尔。以荣行脉中，卫行脉外。复发其汗，荣卫和则愈，宜桂枝汤。

注：常自汗出，荣气自和者，指营血无病，营阴疏泄而不交于卫气，宜调营和卫。

(7) 太阳病，初服桂枝汤，反烦不解者，先刺风池、风府，却与桂枝汤则愈。

注：风池，足少阳穴位。风府，督脉穴。两穴位于项后，常开而易受风、寒，服桂枝汤反烦不解者，以风池、风府两穴必有内闭之风寒不能散，故先刺之，以泻两穴之风寒，再服桂枝汤则愈。

(8) 太阳病，外证未解，脉浮弱者，当以汗解，宜桂枝汤。

注：脉浮弱者，即前章寸脉浮、尺脉弱之义。

(9) 太阳病，外证未解者，不可下也，下之为逆，欲解外者，宜桂枝汤。

注：一般表里同病，宜先解表后功里。若下之则阳气内陷，致病入里。

(10) 夫病脉浮大，问病者，言但便硬耳，设利之，为大逆。硬为实，汗出而解，何以故？脉浮，当以汗解。

注：脉浮大者，阳明脉象，但大便只是有点硬，胃腑未实，故不能用下法，脉浮当以汗解。

(11) 欲自解者，必当先烦，乃有汗而解。何以知之？脉浮，故知汗出解也。

注：烦，心胸烦热，即阳气往外走。脉浮主病在表，故汗出而解。此出汗情形类似于战汗。

(12) 太阳病未解，脉阴阳俱微，必先振栗，汗出而解。但阳脉微者，先汗出而解；但阴脉微者，下之而解。若欲下之，宜调胃承气汤。

注：阴阳俱微，即尺寸俱微，此气虚血虚不能外发，营卫郁闭，故必先振栗战摇，再汗出而解。振栗即身体畏寒而颤抖。寸脉微者，先出汗而解，尺脉微者，为阴虚血虚，必先滋阴，润其

内燥而解。不一定要用调胃承气汤，用白虎汤也可以，随证而治。

3. 太阳中风忌桂枝汤证

（1）若酒客病，不可与桂枝汤，得汤则呕，以酒客不喜甘故也。

注：嗜酒之人脾胃湿热，桂枝、生姜、大枣、甘草助热而动呕也。

（2）凡服桂枝汤吐者，其后必吐脓血也。

注：大凡服桂枝汤吐者，则说明胸膈湿热郁遏，湿热瘀蒸，故吐脓血。

（3）桂枝本为解肌，若其人脉浮紧，发热，汗不出者，不可与之也。

注：脉浮紧，发热汗不出者为伤寒麻黄汤证，故不可服桂枝汤，误服更不汗出。

4. 太阳本病伤寒证

（1）太阳病，或已发热，或未发热，必恶寒，体痛，呕逆，脉阴阳俱紧者，名曰伤寒。

注：阴阳指即寸脉、尺脉，当然关脉也就概括其中。寸候表，尺候里，如寸脉紧，尺脉不紧，而是迟、微、弱者，则为伤寒夹内虚证，不宜以麻黄汤强发汗。

（2）太阳病，头痛，发热，身疼，腰痛，骨节疼痛，恶寒，无汗而喘者，麻黄汤主之。

注：寒伤营而卫病，卫气闭郁，须发汗以解卫郁而散寒。头痛、恶寒、发热、无汗、身疼、腰酸痛、骨节疼痛、气喘，为伤寒八证。麻黄发泻卫气，桂枝助发散卫气、解卫郁，甘草补中，杏仁降散卫气。无汗而喘为肺气宣降不利，汗出而喘多为肺热。

麻黄三两（去节），桂枝二两，炙甘草一两，杏仁七十个（去皮尖）。

上四味，以水九升，先煮麻黄，减二升，去上沫，内诸药，

煮取二升半，去滓。温服八合，覆取微似汗，不须啜粥，余如桂枝法将息。

（3）脉浮者，病在表，可发汗，宜麻黄汤。脉浮而数者，可发汗，宜麻黄汤。

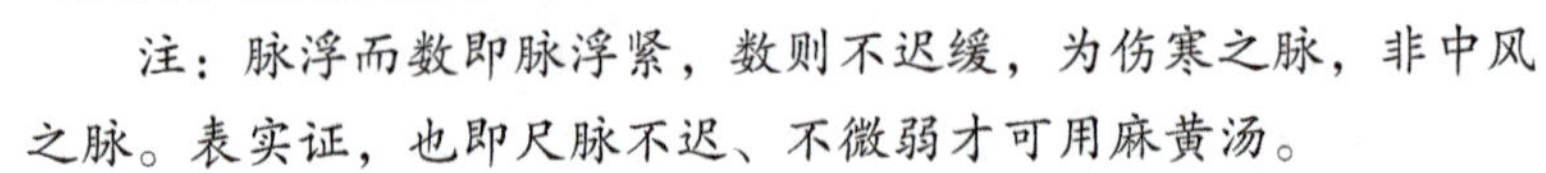

注：脉浮而数即脉浮紧，数则不迟缓，为伤寒之脉，非中风之脉。表实证，也即尺脉不迟、不微弱才可用麻黄汤。

（4）伤寒，发汗已解，半日许复烦，脉浮数者，可更发汗，宜桂枝汤主之。

注：伤寒，服麻黄汤发汗已解，半日许复烦，脉见浮数，是卫郁已解而营郁不达，调营宜桂枝汤。

（5）伤寒，不大便六七日，头痛有热者，与承气汤。其小便清者，知不在里，仍在表也，当须发汗。若头痛者，必衄，宜桂枝汤。

注：以小便清赤分表里。六七日不大便，头痛发热，小便黄赤者，为阳明腑病、胃热、燥实，可与承气汤类以泻热。若六七日不大便，头痛发热、汗出，但是小便清者，则里无燥热，病犹在表也，当须发汗，宜桂枝汤。若头痛不已、无汗者，是卫气闭郁不得泄泻，逆冲头面自寻出路，流鼻血以代汗出而自解。

（6）太阳病，脉浮紧，发热身无汗，自衄者，愈。

注：宜先用麻黄汤发泻卫气，泻卫郁，则不至于流鼻血。发热无汗而流鼻血，则热有出路，相当于出汗。民间有主动采用针刺放血的方法，来治疗高热。

（7）伤寒，脉浮紧，不发汗，因致衄者，麻黄汤主之。

注：迟发汗，卫气上逆，故流鼻血而解。流鼻血则泻卫气，有发汗之效果。当先发汗，才不至于流鼻血。

（8）太阳病，脉浮紧，无汗，发热，身疼痛，八九日不解，表证仍在，此当发汗，麻黄汤主之。服药已，微除，其人发烦目瞑，剧者必衄，衄乃解。所以然者，阳气重故也。

注：此发汗解之不透也。发烦目瞑者，烦躁、目眩、头晕。

汗血同源，流鼻血有出汗而解之功效。

5. 太阳伤寒忌麻黄汤证

脉浮紧者，法当身疼痛，宜以汗解之。假令脉尺中迟者，不可发汗。何以知之？然，以荣气不足，血少故也。

注：忌发汗之证。尺候肾，尺中迟者，为肾虚，血虚，伤寒夹内虚之证，故不可发汗。发汗则有亡阳，或亡阴之可能。

6. 太阳风寒双感证

（1）太阳病，得之八九日，如疟状，发热恶寒，热多寒少，其人不呕，清便欲自可，一日二三度发，脉微缓者，为欲愈也。脉微而恶寒者，此阴阳俱虚，不可更发汗、更下、更吐也。面色反有热色者，未欲解也，以其不能得小汗出，身必痒，宜桂枝麻黄各半汤。

注：疟即疟疾病，多呈周期性发作，间歇性寒热发作。不呕，清便自可者，胃气调和，中气未伤，病未入内；一日二三度发者，中气旺盛，抗邪外出；脉微缓者，邪渐退；脉微者，阴虚血虚，恶寒者，阳虚，此为阴阳两虚；不流汗，身痒而面色潮红者，为中气虚。

发热恶寒如疟状者，营阴与卫阳之气相争，阳郁于内则发热，阴郁于外则恶寒。风寒双感，营卫俱伤，故寒热往来。桂枝麻黄各半汤为小发汗法。

桂枝一两十六铢，芍药、生姜、炙甘草、麻黄各一两，大枣四枚，杏仁二十四枚。

（2）服桂枝汤，大汗出，脉洪大者，与桂枝汤如前法；若形似疟，日再发者，宜桂枝二麻黄一汤。

注：脉洪大，即脉浮之变文，也即表证未解。服桂枝汤之出汗应是微汗出，服桂枝汤如果大汗出者，宜减桂枝加芍药用量，再服。若如疟疾一样的恶寒发热者，宜桂枝二麻黄一汤。剂量比桂枝麻黄各半汤更小，为小发汗法。

桂枝一两十七铢，芍药一两六铢，麻黄十六铢，生姜一两六铢，杏仁十六个，甘炙草一两二铢，大枣五枚。

(3）太阳病，发热恶寒，热多寒少，脉微弱者，此无阳也，不可发汗，桂枝二越婢一汤。

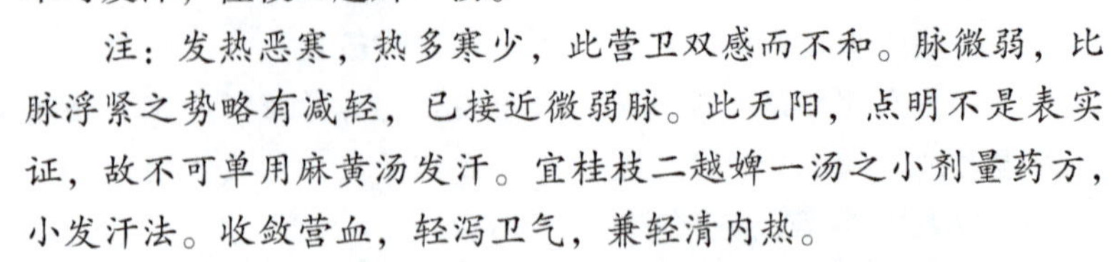
注：发热恶寒，热多寒少，此营卫双感而不和。脉微弱，比脉浮紧之势略有减轻，已接近微弱脉。此无阳，点明不是表实证，故不可单用麻黄汤发汗。宜桂枝二越婢一汤之小剂量药方，小发汗法。收敛营血，轻泻卫气，兼轻清内热。

桂枝、芍药、麻黄、炙甘草各十八铢，大枣四枚，生姜一两二铢，石膏二十四铢。

7. 太阳膀胱腑病

(1）太阳病不解，热结膀胱，其人如狂，血自下，下者愈。其外不解者，尚未可攻，当先解外。外解已，但少腹急结者，乃可攻之，宜桃核承气汤。

注：表证不解，太阳经之热内蒸而入太阳膀胱腑，热结小腹，故小腹有瘀血。热与血结影响心神，故其人如狂。如狂者，狂妄不羁，但还不到发狂打人的程度。

桃仁五十个（去皮尖），大黄四两，桂枝二两，炙甘草二两，芒硝二两。

上五味，以水七升，煮取二升半，去滓，内芒硝，更上火，微沸下火。饭前温服五合，日三服，当微利。

(2）太阳病六七日，表证仍在，脉微而沉，反不结胸，其人发狂者，以热在下焦，少腹当硬满，小便自利者，下血乃愈。所以然者，以太阳随经，瘀热在里故也，抵当汤主之。

注：脉微而沉者，病在里；不结胸者，病不在上，在下焦；小便自利，说明不是蓄水，而是小腹蓄血；其人发狂者，瘀血重证，已达尖叫、打人、毁物、奔跑、不避亲疏的程度。桃核承气汤以泻热为主，抵当汤以去瘀血为主。

水蛭，虻虫各三十个（去翅足），桃仁二十个，大黄三两（酒洗）。

（3）太阳病，脉沉结，身黄少腹硬；小便不利者，为无血也；小便自利，其人如狂者，血证谛也，抵当汤主之。

注：小便不利，则少腹硬为蓄水；小便自利，则少腹硬非蓄水，而是蓄血。蓄血身黄者为晦暗之黄色，湿热身黄者，黄色发亮如橘子色。

（4）伤寒有热，少腹满，应小便不利；今反利者，为有血也，当下之，不可余药，宜抵当丸。

注：与上章同，症状略轻。小腹满，不是蓄水，就是蓄血，今小便利，说明不蓄水，只能是瘀血。用抵当丸，不用汤者，取丸之药效持久，下血之力比汤缓也。服药后，过一天一夜当能下血，若不下，再服。

8. 太阳传经

（1）伤寒一日，太阳受之，脉若静者，为不传；颇欲吐，若烦躁，脉数急者，为传也。

注：脉静者，则传经而不入脏腑，不内传也。吐，烦躁为经证入里。

（2）伤寒二三日，阳明、少阳证不见者，为不传也。

注：不传是指虽传至阳明、少阳两经，但阳明、少阳经腑不病，无有症状，故曰不传。

（3）太阳病，头痛至七日以上自愈者，以行其经尽故也。若欲作再经者，针足阳明，使经不传，则愈。

注：传经一日一经，七日经尽，故自愈。足阳明经阳气最盛，针足阳明经，泻其郁热，则经不再传，自然愈矣。

（4）风家，表解而不了了者，十二日愈。

注：病在表，不入里，十二日，则经已传两遍，表解而愈。

（5）凡病，若发汗、若吐、若下，若亡血、亡津液，阴阳自和者，必自愈。

注：发汗、吐、下、亡血、亡津液，不是伤阴，就是伤阳气，或者阴阳两伤；阴阳能够恢复调和者，则愈。

（6）太阳病欲解时，从巳至未上。

注：巳、午、未三个时辰为太阳旺盛之时，故表解。

9. 不可汗法

发汗不当，不是伤阳，便是伤阴，以下各章都是忌发汗之证。此外，其他篇还有伤寒夹虚证，如“尺中脉微”，“尺中迟者”如需发汗，必须兼养营血，兼补阳气。这些病证并非绝对不可发汗，可以先养正气，后再发汗。张景岳有补阳发汗之法，孙思邈有滋阴发汗之法。

（1）脉微弱、涩者，阴虚、阳虚、阴阳俱虚者，都不得发汗。发汗则不是伤阳，就是伤阴。

（2）四肢厥逆寒冷，脉紧等阳虚之证；惊悸、悸动、心慌，奔豚等动气，皆不可发汗。

（3）动气在左，不可发汗，发汗则头眩，汗不止，筋惕肉瞤。动气在右，不可发汗，发汗则衄而渴，心苦烦，饮水即吐。动气在上，不可发汗，发汗则气上冲，正在心端。动气在下，不可发汗，发汗则无汗，心中大烦，骨节苦疼，目晕恶寒，食则反吐，谷不得下。

（4）厥逆脉紧，不可发汗，发汗则声乱，咽嘶，舌萎，声不得前。

（5）咽中闭塞，不可发汗，发汗则吐血，气欲绝，手足逆冷，欲得蜷卧，不得自温。

（6）咳而小便利，若失小便者，不可发汗，汗则四肢厥冷。

（7）诸逆发汗，病微者难差，剧者言乱，病重。

（8）咽喉干燥者，为阴虚，津液不足，不可发汗。

（9）淋家，不可发汗，发汗必便血。淋家指小便淋漓不尽，尿频量少，尿道作痛。

（10）疮家，虽身疼痛，不可发汗，汗出则痉，经脉拘急。疮家即久患疮疡。

（11）衄家，血汗同源，故不可发汗，汗出必额上陷，脉急紧，眼睛直视不能转动，不得眠。

（12）亡血家，即反复出血之人，必然血虚，血汗同源，不可发汗，发汗则寒栗而振。

（13）汗家，即经常出汗之人，重发汗，必恍惚心乱，小便已，阴疼，与禹余粮丸。

（14）病人有寒，即脏腑有寒，复发汗，胃中冷，必吐蛔。

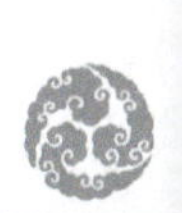

四、太阳阳明合病篇

太阳经初病，外解营卫，里调脏腑，使脏寒不动，腑热不作，里气平和，则脏腑不病。两阳经合病，汗出者，宜桂枝汤；若无汗而喘，或胸满者，宜麻黄汤；若背强几几，汗出恶风者，宜桂枝加葛根汤；若项背强几几，无汗恶风者，宜葛根汤；若不下利，但呕者，宜葛根半夏汤。表未解而热入阳明者，所用药方有：大青龙汤、白虎汤。

（1）阳明病，脉迟，汗出多，微恶寒者，表未解也，可发汗，宜桂枝汤。

注：脉迟汗出，恶寒，是太阳中风之证，宜先解表；阳明证则汗出多而脉不迟。

（2）阳明病，脉浮，无汗而喘者，发汗则愈，宜麻黄汤。

注：脉浮，无汗而喘，为太阳伤寒之证，即使有里证，也宜先解表。

（3）阳明病，口燥，但欲漱水，不欲咽，此必衄。

注：太阳、阳明经热证。口燥，欲漱水而不欲咽，此热在经不在腑。

（4）脉浮发热，口干鼻燥，能食者，则衄。

注：太阳、阳明经热证。热在经，不能旁泄，则以鼻出血而解之。

（5）太阳与阳明合病，喘而胸满者，不可下，麻黄汤主之。

注：喘而胸满，病在上、在表，故不可下。

(6) 太阳病，项背强几几，反汗出恶风者，桂枝加葛根汤主之。

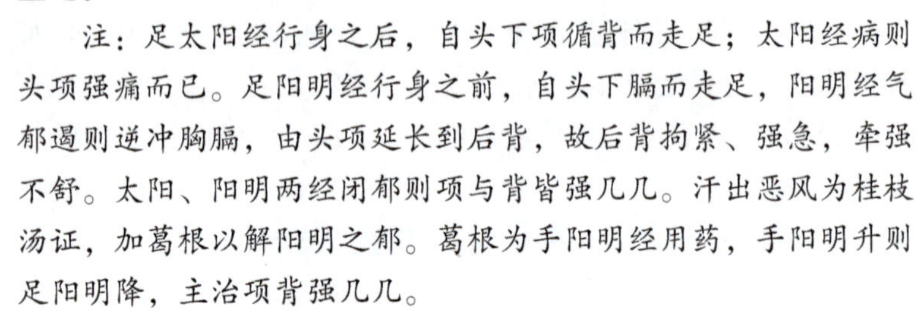

注：足太阳经行身之后，自头下项循背而走足；太阳经病则头项强痛而已。足阳明经行身之前，自头下膈而走足，阳明经气郁遏则逆冲胸膈，由头项延长到后背，故后背拘紧、强急，牵强不舒。太阳、阳明两经闭郁则项与背皆强几几。汗出恶风为桂枝汤证，加葛根以解阳明之郁。葛根为手阳明经用药，手阳明升则足阳明降，主治项背强几几。

(7) 太阳病，项背强几几，无汗恶风，葛根汤主之。

注：无汗为麻黄汤证，恶风为桂枝汤证，无汗恶风用桂枝汤必须不用、或少用芍药之酸敛，加麻黄以发汗，加葛根以解背强。

葛根四两，麻黄三两，桂枝二两，芍药二两，炙甘草二两，生姜三两，大枣十二枚。

(8) 太阳与阳明合病者，必自下利，葛根汤主之。

注：二阳合病，经迫腑郁，不能容纳水谷，已经消化之食，必当下泄。葛根汤解经气之郁。

(9) 太阳与阳明合病，不下利，但呕者，葛根加半夏汤主之。

注：腑郁不能容纳水谷，尚未消化食物，必当涌吐而上，加半夏降胃逆而止呕吐。

葛根四两，麻黄三两，半夏半升，桂枝二两，芍药二两，炙甘草二两，生姜二两，大枣十二枚。

(10) 太阳伤寒，脉浮紧，发热恶寒，身疼痛，不汗出而烦躁者，大青龙汤主之。若脉微弱，汗出恶风者，不可服。服之则厥逆，筋惕肉瞤，此为逆也，以真武汤救之。

注：本章为表未解、表实而内有热之证。脉微弱，汗出恶风者，为中风之脉，阳虚阴旺，不可服大青龙，服之则汗出亡阳、

厥逆、皮肉瞤动，宜真武汤。

大青龙汤：麻黄六两，桂枝二两，炙甘草二两，杏仁四十枚，生姜三两，大枣十枚，生石膏如（鸡子大）。

温服取微似有汗，若汗出多者，炒米粉外敷。一服汗者，停后服。若复服，汗多亡阳遂虚，恶风烦躁，不得眠也。

大青龙汤之麻黄、桂枝解表；生姜、杏仁降散肺气；石膏清内热，去烦躁；甘草、大枣补脾胃，为表里双解之剂。

（11）伤寒，脉浮缓，身不疼、但重，乍有轻时，无少阴证者，大青龙汤主之。

注：伤寒为脉浮紧，身疼痛，此脉浮缓且身不痛，故非伤寒；全身气机不利，故觉体重，乍有轻时，但无少阴之虚寒证，无内寒故为内热，宜大青龙解表而清内热。

（12）伤寒，脉滑而厥者，里有热也，白虎汤主之。

注：本章热厥之清法。四肢厥逆寒冷，而脉见迟涩者，是为里寒，今厥而脉滑者，是为里热。里寒之厥逆，四肢寒冷重，病人自觉四肢寒冷。里热之厥逆，四肢寒冷轻，病人自觉不冷，但旁人觉冷。白虎证，即发展下去为大承气汤证之里热未实，之前的大青龙证表寒已解者。

知母六两，生石膏一斤，炙甘草二两，粳米六合。

上四味，以水一斗，煮米熟汤成，去滓。温服一升，日三服。

（13）伤寒脉浮滑，此里有热表有寒也，白虎汤主之。

注：申明上章之义，脉浮滑，则四肢厥逆，已知是表寒外束，里热内郁。

（14）伤寒，无大热，口燥渴，心烦，背微恶寒者，白虎加人参汤主之。

注：无大热，口燥渴，心烦者，热郁于内。背微恶寒者，热郁于里，阳气不外达。

（15）伤寒脉浮，发热无汗，其表不解者，不可与白虎汤。

渴欲饮水，无表证者，白虎加人参汤主之。

注：伤寒表证未解，则不可服白虎汤以清热，宜大青龙双解表里。渴欲饮水者，为内热；无表证者，则表已解，故可清内热，

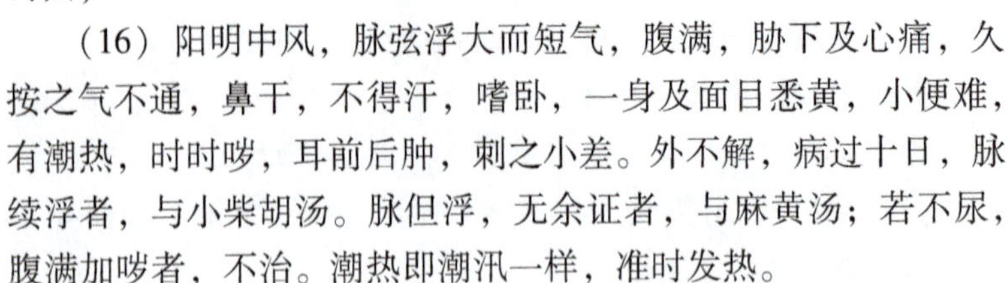

（16）阳明中风，脉弦浮大而短气，腹满，胁下及心痛，久按之气不通，鼻干，不得汗，嗜卧，一身及面目悉黄，小便难，有潮热，时时哕，耳前后肿，刺之小差。外不解，病过十日，脉续浮者，与小柴胡汤。脉但浮，无余证者，与麻黄汤；若不尿，腹满加哕者，不治。潮热即潮汛一样，准时发热。

注：此章为三阳合病。脉浮，阳明中风即太阳中风，脉大、心下痛为阳明，脉弦、胁下痛为少阳，三阳合病。气短、腹全满是太阴证。经气痞塞，故揉按之而气不通。少阳相火逆升克肺金，故鼻干，不得汗。小便难，为湿，有潮热，湿热停于内，故一身面目悉黄。耳前后为少阳胆经，刺之则热泻，故病稍微好点。脉续浮者，病尚在少阳，与小柴胡汤。脉但浮，无少阳、阳明证者，与麻黄汤。

五、太阳太阴合病篇

太阳经初病，外解营卫，里调脏腑，使脏寒不动，腑热不作，里气平和，则脏腑不病。太阴病，脉浮者，病在表，宜桂枝汤发汗。表未解而寒湿已入太阴者，所用药方有：小青龙汤、五苓散、茯苓甘草汤。水聚于皮肤者，宜文蛤散。

（1）太阴病，脉浮者，可发汗，宜桂枝汤。

注：脉浮者病在表，若太阴病不见太阴诸证而脉浮者，宜桂枝汤。

（2）伤寒表不解，心下有水气，干呕，发热而咳，或渴，或利，或噎，或小便不利、少腹满，或喘者，小青龙汤主之。

注：外有表寒，内有寒饮。表不解，经气郁迫，胆胃俱逆，

水停心下，上有虚热，中、下则为虚寒。麻黄、桂枝解表、芍药降胆经、细辛降寒水、半夏降胃逆以止呕，干姜温中、五味子温肾而收敛，则表解、热收、呕止、而咳也止。心下即胃脘部。小青龙汤为外散表寒，内散寒饮之剂。

小青龙汤：半夏，五味子各半升，麻黄，芍药，细辛，干姜，炙甘草，桂枝各三两。

上八味，以水一斗，先煮麻黄，减二升，去上沫，内诸药，煮取三升，去滓。温服一升。

加减：若渴，去半夏，加栝楼根三两；若微利，去麻黄，加荛花，如鸡子大，熬令赤色；若噎者，去麻黄，加炮附子一枚；若小便不利、少腹满者，去麻黄加茯苓四两；若喘者，去麻黄，加杏仁半升。

(3) 伤寒，心下有水气，咳而微喘，发热不渴，小青龙汤主之。服汤已渴者，此寒去欲解也。

注：表郁肺气不利，心下停水，故咳而微喘；发热不渴者，为内寒。服汤已渴者，表寒已解，里水亦去，津液损耗，是以作渴。小青龙证是表未盛而脏已寒且有水气，大青龙证是表阳盛而内有热。

(4) 伤寒，汗出而渴者，五苓散主之；不渴者，茯苓甘草汤主之。

注：伤寒汗后，中气虚弱，土气湿动，津液不能输布上焦，君相二火浮升，故作渴。湿邪较重，用五苓散；湿邪轻者，用茯苓甘草汤。茯苓甘草汤之茯苓去湿，桂枝行经发表，生姜温中利水，甘草补中。

(5) 中风发热六七日，不解而烦，有表里证，渴欲饮水，水入则吐者，名曰水逆，五苓散主之。

注：经尽不解而发烦，是为表证；内而作渴，是为里证。进食不吐，饮水即吐者，是里有停水，渴饮的同时存在小便不利，小便不利则水邪犯上。

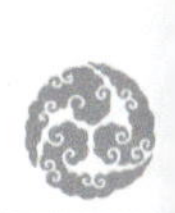

桂枝行经发表，白术燥土生津，茯苓、猪苓、泽泻利水泻湿。多服温开水，使停水从汗而散，表里皆解。

桂枝半两，猪苓十八铢，泽泻一两六铢，茯苓十八铢，白术十八铢。

上五味，捣为散。以温水，或米汤和，服方寸匕，日三服。

（6）太阳病，小便利者，以饮水多，必心下悸；小便少者，必苦里急也。

注：太阳蓄水证。小便多者，则津液流失，渴而饮水多，脾胃不能运化，则土湿木郁，水气相搏，故心慌、自觉心跳。小便少者，水积腹部，故腹里满急。

（7）病在阳，应以汗解之，反以冷水噀洒之，其热被劫不得去，弥更益烦热，肉上粟起，意欲饮水，反不渴者，服文蛤散。若不差者，与五苓散。寒实结胸，无热证者，与三物小陷胸汤，白散亦可服。

注：不渴而欲饮水者，为热未入里；水结于表，聚于皮肤，停水不多，用文蛤散；水饮在内，停水较多则用五苓散。寒实结胸即因寒所凝结的痰饮类东西，寒实结胸没有烦渴，没有发烧等热实结胸之证，故宜三物小陷胸汤。热实结胸是热与水湿的凝结，故宜大陷胸汤。潠、灌即喷洒，淋浴。

文蛤散方：文蛤五两。

上一味为散，以沸汤和一方寸匕服，汤用五合。

六、太阳坏病篇

太阳病治之得当，自当应药而解，不成坏病。医者，治之失当实其实而虚其虚，若吐、若汗、若下、若温针等，补泻异施。平素阳盛，则病入阳明；平素阴盛，则病入太阴、少阴、厥阴，此为坏病。

病入阳明，若内有热、肺气郁结者，宜麻黄杏仁甘草石膏汤；若中下皆热而口渴者，宜白虎汤、白虎人参汤；若胃燥热盛、胃不和者，宜调胃承气汤；若小便不利、微热消渴者，宜五苓散。

太阳寒水主导，故太阳坏病多入太阴。病入太阴、内寒阳微者，宜四逆汤。

1. 坏病提纲

（1）太阳病三日，已发汗，若吐、若下、若温针，仍不解者，此为坏病，桂枝不中与也。观其脉证，知犯何逆，随证治之。

注：三日不特指刚好三日，因人因病而异。太阳经病误治而入脏入腑。

（2）本发汗，而先复下之，此为逆也；若先发汗，治不为逆。本下之，而先复汗之，为逆；若先下之，治不为逆。

注：太阳经病在表，宜发汗调和营卫而愈，用下法则为逆；病在里，燥热内结，宜苦寒下法，用汗法则为逆。

2. 太阳坏病入阳明胃腑

（1）太阳病，先发汗不解，而复下之，脉浮者，不愈。浮为在外，而反下之，故令不愈。今脉浮，故知在外，当须解外则愈，桂枝汤主之。

注：经汗、下后，脉尚浮者，则表证未解，宜先解表，再治里。

（2）大下之后，复发汗，小便不利者，亡津液故也。勿治之，得小便利，必自愈。

注：大下、发汗，既伤阳又伤阴，阴虚则津液少而小便不利。小便利说明阴已内复，故愈。医者平时不要见到小便不利就利尿，若是亡津液之尿源不足，则越利尿，津液越伤，小便越不利。

（3）发汗后，不可更行桂枝汤，若汗出而喘，无大热者，可与麻杏石甘汤。

注：发汗，毛孔虽开，但表邪未透泄；外无大热，则热郁于里，故汗出而喘，此为肺热。肺热而喘，不可用辛温发汗，宜用清凉发汗，可用薄荷代替麻黄。发汗后不可更行桂枝汤，并非绝对，如发汗已解，半日许复烦，则宜桂枝汤。

麻黄四两，杏仁五十个，炙甘草二两，生石膏半斤。

上四味，以水七升，煮麻黄，减二升，去上沫，内诸药，煮取二升，去滓。温服一升。

（4）下后，不可更行桂枝汤，若汗出而喘，无大热者，可与麻杏石甘汤主之。

注：下后热陷，病在里，故不可更行桂枝汤。

（5）发汗后，饮水多者，必喘，以水灌之，亦喘。

注：发汗亡津液，故饮水多，但发汗也伤阳气，阳虚不能运化，水停则肺气壅塞，故必喘。发汗之后的饮水要"少少与之"，有预防之意义。

（6）服桂枝汤，大汗出后，大烦渴不解，脉洪大者，白虎加人参汤主之。

注：服桂枝汤，大汗出表已解，汗出过多，津液外泄，内则燥热，平素阳盛，病入胃腑，宜白虎加人参汤清里热。古之人参即今之党参。

知母六两，石膏一斤，炙甘草二两，粳米六合，党参三两。

上五味，以水一斗，煮米熟汤成，去滓。温服一升，日三服。

（7）伤寒，若吐若下后，七八日不解，热结在里，表里俱热，时时恶风，大渴，舌上干燥而烦，欲饮水数升者，白虎加人参汤主之。

注：恶风为表虚，气虚，吐下伤阴伤津，内则燥热，舌上干燥，欲饮水则说明内燥。

（8）发汗后，恶寒者，虚故也；不恶寒，但热者，实也。当和胃气，与调胃承气汤。

注：阳虚之人，汗则亡阳；阴虚之人，汗则伤阴。发汗后，恶寒者，宜芍药甘草附子汤。汗后不恶寒但热者，津液伤亡，病入阳明，宜调胃承气汤和其胃气，以免成大承气汤证。

（9）太阳病，先下而不愈，因复发汗，以此表里俱虚，其人因致冒，冒家汗出则自愈。所以然者，汗出表和故也。得里未和，然后下之。

注：下法伤里，发汗伤表，故表里俱虚。冒者，眩冒，清阳之气被遮蔽不能外发。如汗出则阳气外发，营卫调和，故愈。表和而里未和，方可下之调里。

3. 太阳坏病入太阴脾脏

（1）太阳病，下之后，脉促胸满者，桂枝去芍药汤主之。

注：下之后伤阳，脉促胸闷为寒所致，去芍药之酸寒以治胸闷。脉促即脉数。

桂枝三两，炙甘草二两，生姜三两，大枣十二枚。

上四味，以水七升，煮取三升，去滓。温服一升。

（2）若微寒者，桂枝去芍药加附子汤主之。

注：芍药酸寒、性收敛，故去之，加附子之辛温以去寒。

桂枝三两，炙甘草二两，生姜三两，大枣十二枚，炮附子一枚。

（3）服桂枝汤，或下之，仍头项强痛，翕翕发热，无汗，心下满，微痛，小便不利者，桂枝汤去桂加茯苓白术汤主之。

注：汗，或下后伤阳气，中气不运，水湿内停，则小便不利。非风邪之外束，实缘土虚湿旺所致。病在里且发热，宜去桂枝，以免助热。

芍药三两，炙甘草二两，生姜，大枣十二枚，茯苓，白术各三两。

上六味，以水八升，煮取三升，去滓。温服一升，小便利则愈。

（4）太阳病，桂枝证，医反下之，利遂不止，脉促者，表未解也；喘而汗出者，葛根黄芩黄连汤主之。

注：病在表，反攻里，为误治。内寒外热，喘则热在胸，黄芩、黄连清上热，葛根解表。汗出而喘，宜葛根之辛凉，不宜桂枝之辛温，中下之寒后再治之。

葛根半斤，炙甘草二两，黄芩、黄连各三两。

（5）太阳病，下之，微喘者，表未解故也，桂枝加厚朴杏仁汤主之。

注：下伤阳气，气机上逆，则肺气壅塞而为喘，加厚朴去肺之壅塞，加杏仁降散肺气。

桂枝三两，炙甘草二两，生姜三两，芍药三两，大枣十二枚，炒厚朴二两，杏仁五十枚。

（6）喘家作桂枝汤，加厚朴、杏仁佳。

注：太阳中风汗出，平素又有喘证之病人，宜桂枝汤加厚朴、杏仁。

（7）发汗后，身疼痛，脉沉迟者，桂枝汤更加芍药生姜各一两人参三两新加汤主之。

注：汗后，身疼痛有两种情况，一种是脉尚浮，表未解，宜再解表；一种是脉沉迟，病在里，为阴虚血虚，宜新加汤调和营卫。

（8）发汗后，腹胀满者，厚朴生姜甘草半夏人参汤主之。

注：发汗伤中气，中土运化力弱，虚实夹杂，故胀满。

炒厚朴半斤，生姜半斤，甘草二两，半夏半升，党参一两。

（9）太阳病，发汗后，大汗出，胃中干，烦躁不得眠，欲得饮水者，少少与饮之，令胃气和则愈。若脉浮，小便不利，微热消渴者，五苓散主之。

注：发汗，平时阳盛则入阳明；前句为阳明病，将成白虎证者。小便不利，微热消渴者，则入太阴，内有湿，宜五苓散，发汗兼利小便。脉浮、微热为表未解。阳虚，津液不能运行，故消渴。

（10）发汗已，脉浮数，烦渴者，五苓散主之。

注：脉浮数，汗出阳虚，中下湿寒，上有虚热。如未汗而见浮数烦渴，未汗即表未解，宜大青龙汤。

（11）发汗后，水药不得入口为逆，若更发汗，必吐下不止。

注：汗出阴阳两伤，若更发汗，必伤中气，上吐下泻。

（12）发汗，若下之，而烦热胸中窒者，栀子豉汤主之。

注：发汗再下之，伤其中气，上有虚热，胸中窒即胸闷、胸塞。栀子清上热，香豉发散行气。

（13）发汗、吐下后，虚烦不得眠；若剧者，必反复颠倒，心中懊憹，栀子豉汤主之；若少气者，栀子甘草豉汤主之；若呕者，栀子生姜豉汤主之。

注：烦者热也，虚烦不得眠者，是上有虚热。心中懊憹者，心胸烦热，闷乱不宁。中气虚弱则少气，少气是呼吸微弱，短气是呼吸短促。

栀子豉汤：栀子十四个，香豉四两。

栀子甘草豉汤：栀子十四个，炙甘草二两，香豉四两。

栀子生姜豉汤：栀子十四个，生姜五两，香豉四两。

以水四升，先煮栀子、甘草、生姜，得二升半，内豉，煮取一升半，去滓。分为二服，温进一服，得吐者，止后服。

（14）伤寒五六日，大下之后，身热不去，心中结痛者，未欲解也，栀子豉汤主之。

注：心中即心窝。

（15）伤寒下后，心烦腹满、卧起不安者，栀子厚朴汤主之。

注：虚烦兼腹满，下伤中气，上有热，故心烦，不安；中气不运而有滞，故腹满。

栀子十四个，炒厚朴四两，炒枳实四枚。

上三味，以水三升半，煮取一升半，去滓。分二服，温进一

服，得吐者，止后服。

(16) 伤寒，医以丸药大下之，身热不去，微烦者，栀子干姜汤主之。

注：虚烦兼中寒。

(17) 凡用栀子汤，病人旧微溏者，不可与服之。

注：栀子性寒，病人大便微溏、不成形者，为脾胃虚弱，故不可服。

(18) 伤寒，医下之，续得下利清谷不止，身疼痛者，急当救里；后身疼痛，清便自调者，急当救表。救里宜四逆汤，救表宜桂枝汤。

注：下之伤阳，中下虚寒，故下利清谷不止。中下阳复，则大小便正常，身疼痛者，病在表。

(19) 太阳病，寸缓关浮尺弱，其人发热汗出，复恶寒，不呕，但心下痞者，此以医下之也。如其不下，病人不恶寒而渴者，此转属阳明也。小便数者，大便必硬，不更衣十日，无所苦也。渴欲饮水，少少与之，但以法救之。渴者，宜五苓散。

注：本章有四证，痞、阳明病、脾约、蓄水。脾约者，即便秘之寒证，胃寒肠燥。病在表，复下之，故心下痞。不恶寒者，即无表证；渴者，为土气湿之渴，非土燥阴虚之渴，故宜五苓散。

(20) 伤寒，脉浮，自汗出，小便数，心烦，微恶寒，脚挛急，反与桂枝汤，欲攻其表，此误也。得之便厥，咽中干，烦躁，吐逆者，作甘草干姜汤与之，以复其阳。若厥愈、足温者，更作芍药甘草汤与之，其脚即伸。若胃气不和，谵语者，少与调胃承气汤。若重发汗，复加烧针者，四逆汤主之。

注：本章伤寒夹虚。脉浮、小便数、心烦、微恶寒，此阳虚表不固而自汗出，脚挛急为阴虚。阴阳俱虚，阳虚汗出，阳不摄阴，汗出则阴愈虚，宜先温阳固表以止出汗，再滋阴以润筋脉。重发汗再加烧针则亡阳，宜四逆汤。谵语者，神气烦乱，胡言乱

语也。

甘草干姜汤：炙甘草四两，干姜二两。

芍药甘草汤：芍药、炙甘草各四两。

调胃承气汤：酒大黄四两，炙甘草二两，芒硝半斤。

上三味，以水三升，煮取一升，去滓，内芒硝，更上火微煮，令沸。少少温服之。

四逆汤：炙甘草二两，干姜一两半，附子一枚。

上三味煮服，强人可大附子一枚、干姜三两。

（21）问曰：证象桂枝汤证，按法治之而增剧，厥逆，咽中干，两胫拘急而谵语。师曰：言夜半手足当温，两脚当伸；后如师言，何以知此？答曰：寸口脉浮而大，浮为风，大为虚。风则生微热，虚则两胫挛。病证象桂枝，因加附子参其间，增桂令汗出，附子温经，亡阳故也。厥逆，咽中干，烦躁，阳明内结，谵语、烦乱，更饮甘草干姜汤。夜半阳气还，两足当温，胫尚微拘急，重与芍药甘草汤，尔乃胫伸，以承气汤微溏，则止其谵语，故知病可愈。

注：进一步解释上章，汗出阴阳两虚之治法。

（22）太阳病，当恶寒发热，今自汗出，反不恶寒发热，关上脉细数者，以医吐之过也。一二日吐之者，腹中饥，口不能食；三四日吐之者，不喜糜粥，欲食冷食，朝食暮吐，以医吐之所致也，此为小逆。

注：太阳病误吐则伤胃气，伤中气。吐后胃逆，上有虚热，病有轻有重，宜随证而治。

（23）太阳病吐之，但太阳病，当恶寒，今反不恶寒，不欲近衣，此为吐之内烦也。

注：吐伤胃气，胃气上逆则阳气上越外发，故内烦而不恶寒。

（24）病人脉数，数为热，当消谷引食，而反吐者，此以发汗令阳气微，膈气虚，脉乃数也。数为客热，不能消谷，以胃中

虚冷，故吐也。

注：客热即虚热，膈在胸，肺主气，膈气虚，即肺气虚。

(25) 伤寒，腹满谵语，寸口脉浮而紧，此肝乘脾也，名曰纵，刺期门。

注：腹满谵语，是阳明里实证，有燥热的表现，脉应见沉实有力。今反见浮紧者，是肝克脾，宜泻肝气。

(26) 伤寒发热，啬啬恶寒，大渴欲饮水，其腹必满；自汗出，小便利，其病欲解。此肝乘肺也，名曰横，刺期门。

注：肝反侮肺，肺气不利，故恶寒。欲饮水，且小便不利，故腹满，刺期门以泻肝气，肺气得利，外则汗出，内则小便利，病欲愈。

4. 太阳坏病入少阴厥阴

(1) 太阳病，发汗，遂漏不止，其人恶风，小便难，四肢微急，难以屈伸者，桂枝加附子汤主之。

注：过汗伤阳而表未解。病人虚，发汗伤阳，卫气不敛，汗出过多，伤阴伤阳，阴阳俱虚。

桂枝三两，芍药三两，炙甘草三两，生姜三两，大枣十二枚，炮附子一枚。

(2) 发汗，病不解，反恶寒者，虚故也，芍药甘草附子汤主之。

注：发汗伤阳，木郁阳陷，卫气收敛，身体虚弱，故恶寒。

芍药、炙甘草各三两，炮附子一枚。

(3) 发汗过多，其人叉手自冒心，心下悸，欲得按者，桂枝甘草汤主之。

注：汗亡心液又伤心阳，火泻神虚，心下悸而欲按，或心闷者，为心阳虚、中气弱。

桂枝四两，炙甘草二两。

(4) 未持脉时，病人叉手自冒心，师因教试令咳，而不咳者，此必两耳聋无闻也。所以然者，以重发汗，虚故如此。

注：清阳上升，浊阴下降，七窍空灵，故能闻见。发汗伤中伤阳，肝脾下陷，肾阳不升，故耳聋。

（5）发汗后，其人脐下悸者，欲作奔豚，茯苓桂枝甘草大枣汤主之。

注：发汗伤阳，亡血中温气，肝木失养郁结，脐下振悸，肝气上冲。枝叶不宁，则悸在心胸；根本不安，则悸在脐间；根本动摇，则悸在脐下，欲作奔豚。奔豚者，其气由下往上冲，来势凶猛，像小猪奔跑一样。途经腹、肚、胁、胸、咽喉等，诸病皆作，喘呼闭塞，病势凶恶。

茯苓半斤，桂枝四两，炙甘草二两，大枣十五枚。

（6）太阳病发汗，汗出不解，其人仍发热，心下悸，头眩，身瞤动，振振欲擗地者，真武汤主之。

注：发汗不解，外有发热者，阳气外越，则里阳虚弱，故心慌、心跳，头晕目眩，肌肉掣动。振振即振摇，站立不稳。

（7）脉浮数者，法当汗出而愈。若下之，身重心悸者，不可发汗，当自汗出乃解。所以然者，尺中脉微，此里虚，须表里实，津液自和，便自汗出愈。

注：浮数之脉，当以汗解，设下之，为误治，以致中气虚弱。身重心悸者，阳气虚弱，不可再发汗伤阳。心悸者，心慌心跳。

（8）太阳病，下之后，其气上冲者，可与桂枝汤，方用前法。若不上冲者，不可与之。

注：太阳病，下之为误治。下伤中气，风木郁动，其气上冲，是奔豚发作也。

（9）下之后，复发汗，必振寒，脉微细。所以然者，以内外俱虚故也。

注：下、汗，伤阴伤阳，内外俱虚。振寒即寒冷而振栗。

（10）下之后，复发汗，昼日烦躁不得眠，夜而安静，不呕不渴，无表证，脉沉微，身无大热者，干姜附子汤主之。

注：下之、发汗，则阳亡，故烦躁不得眠，夜晚阴盛阳气下降，故安静。干姜温中焦、附子温下焦。

干姜一两，附子一枚。

(11) 发汗、若下之，病仍不解，烦躁者，茯苓四逆汤主之。

注：发汗、下之，则伤阳。脾胃湿寒，中气不运，则上有虚热。

茯苓四两，党参一两，附子一枚，炙甘草二两，干姜一两半。

(12) 伤寒，若吐、若下后，心下逆满，气上冲胸，起则头眩，脉沉紧，发汗则动经，身为振振摇者，茯苓桂枝白术甘草汤主之。

注：吐伤胃气、下伤脾阳，脾阳虚，胃气上逆，故心下逆满，起则头眩，头眩即头晕。

茯苓四两，桂枝三两，白术，炙甘草各二两。

5. 太阳坏病结胸痞证

(1) 问曰：病有结胸，有脏结，其状何如？答曰：按之痛，寸脉浮，关脉沉，名曰结胸也。何为脏结？答曰：如结胸状，饮食如故，时时下利，寸脉浮，关脉细小沉紧，名曰脏结。舌上白胎滑者，难治。

注：结胸：为实证、热证，舌苔黄燥，或黄润。病在胸、胸膈痞塞、心窝硬、满痛、按之痛，或不按也痛，食欲差。脏结：为虚证、寒证，舌苔白滑，或色灰、湿润。病在脏，胸腹痞塞、疼痛、饮食如故，阳气虚弱，故时时下利。脏结不能一味攻下，宜寒热药并用缓下之。

(2) 脏结无阳证，不往来寒热，其人反静，舌上胎滑者，不可攻也。

注：无阳即无太阳证，不往来寒热即无少阳证，其人反静即无阳明热证。脏结之证，阴胜则寒，阳复则热，无三阳之热证，

则为阴证里寒，故不可攻。

（3）病发于阳，而反下之，热入，因作结胸；病发于阴，而反下之，因作痞也。所以成结胸者，以下之太早故也。

注：本章是结胸痞证之来路。病发于阳即太阳病，病发于阴即病在里之虚寒证。表证宜汗解之，今胃腑未热而下之，则热内陷，中气受伤，胆胃上逆，热结于胸。病虽在里，胃腑未热也不可下，下之则心下痞。结胸为实，按之硬痛，有实质的水、痰与热结；心痞为虚，按之软，不硬痛，多为气滞、气塞。大结胸硬痛处面积大，从心至腹，不按也痛；小结胸硬痛处面积小，正在心下，不按不痛，按之痛。心下即胃脘、心窝处。

（4）太阳病，脉浮而动数，浮则为风，数则为热，动则为痛，数则为虚，头痛发热，微盗汗出，而反恶寒者，表未解也。医反下之，动数变迟，膈内拒痛，胃中空虚，客气动膈，短气躁烦，心中懊侬，阳气内陷，心下因硬，则为结胸，大陷胸汤主之。若不结胸，但头汗出，余处无汗，剂颈而还，小便不利，身必发黄也。

注：病在表，内尚未实，故曰虚。反下之，则脏腑阴寒，中气不运，胆胃俱逆，热结于胸。苦寒泻其脾阳，小便不利，湿气内郁，湿热熏蒸，故身发黄。

大陷胸汤：大黄六两，芒硝一升，甘遂一钱匕。

上三味，以水六升，先煮大黄，取二升，去滓，内芒硝，煮一两沸，内甘遂末。温服一升，得快利，止后服。

（5）伤寒六七日，结胸热实，脉沉而紧，心下痛，按之石硬者，大陷胸汤主之。

注：未经误下，结胸实证，脉沉紧，心窝痛、上腹部压痛、肌肉拘急、按之僵硬。

（6）太阳病，重发汗，而复下之，不大便五六日，舌上燥而渴，日晡所小有潮热。从心下至少腹，硬满而痛不可近者，大陷胸汤主之。

注：发汗、下之伤阴，结胸兼胃腑热燥，不喜按之为实证。虽实证，但未达到用承气汤的程度。日晡即下午三至五点。潮热即潮汛一样，准时发热。

(7) 结胸者，项亦强，如柔痉状，下之则和，宜大陷胸丸。

注：胸膈痞塞，湿热熏蒸，项拘紧，常反折，宜大陷胸丸慢下。

大黄半斤，葶苈子半升，芒硝半升，杏仁半升。

上四味，捣筛二味，内杏仁、芒硝，合研如脂，和散。取如弹丸一枚，另捣甘遂末一钱匕，白蜜二合，水二升，煮取一升。温顿服之，一宿乃下，如不下，更服，取下为效。

(8) 小结胸病，正在心下，按之则痛，脉浮滑者，小陷胸汤主之。

注：按之痛为实证，脉浮滑为里有热。大结胸证为不按也痛。

黄连一两，半夏半升，栝楼实大者一个。

(9) 太阳病，二三日，不能卧，但欲起，心下必结，脉微弱者，此本有寒分也。反下之，若利止，必作结胸；未止者，四日复下之，此作协热利也。

注：躺下则心下凝结，胀满难受，站立则结微，不难受。太阳病本应脉浮，今脉微弱者为平素内寒。反下之，利止必做结胸。协热利为肝陷生热，脾胃虚寒。

(10) 太阳病，下之，其脉浮，不结胸者，此为欲解也。脉促者，必结胸；脉细数者，必咽痛；脉弦者，必两胁拘急；脉紧者，头痛未止；脉沉紧者，必欲呕；脉沉滑者，协热利；脉滑数者，必下血。

注：病在表，不可下，下之为误治。下之脉浮，不结胸者，必阳气外发，汗出而解。下之阳虚不能外达，故脉见促，必结胸。

(11) 结胸证，其脉浮大者，不可下，下之则死。

注：结胸证脉象为寸浮关沉，寸浮则胸有热，关沉则中寒。上热甚而中寒不甚，故可下。若其脉浮大，绝无沉意，则中寒之极，下之则更伤中气，病更重。结胸可以下者，必中下焦阳气未至虚弱。

（12）结胸证悉具，烦躁者亦死。

注：结胸兼极为烦躁者，是上热甚，中下则阳气极为虚弱。

（13）病胁下素有痞，连在脐旁，痛引少腹，入阴筋者，此名脏结，死。

注：肝胆之经行于两胁，胁下素有痞者，肝气郁结，肝主筋，自小腹而络阴茎。

（14）太阳病，外证未解而数下之，遂协热而利。利下不止，心下痞硬，表里不解者，桂枝人参汤主之。

注：寒痞，下之则伤中气寒脾胃。表不解，肝胆内郁而生热，故协热利。桂枝人参汤温中升阳解表，中气恢复，则利自止。

桂枝四两，炙甘草四两，白术三两，人参三两，干姜三两。

（15）伤寒，大下后，复发汗，心下痞，恶寒者，表未解也，不可攻痞，当先解表，表解方可攻痞。解表宜桂枝汤，攻痞宜大黄黄连泻心汤。

注：热痞兼表未解之治法。大下、发汗伤阳伤中，解表不宜用麻黄汤发散卫气，否则汗出更伤中气，宜桂枝汤调和营卫。大黄黄连泻心汤用开水浸泡，取其药效低，不致过寒，有缓泻之意，不伤脾胃。

（16）脉浮而紧，而复下之，紧反入里，则作痞。按之自濡，但气痞耳。心下痞，按之濡，其脉关上浮者，大黄黄连泻心汤主之。心下痞，而复恶寒汗出者，附子泻心汤主之。

注：病在表应以汗解，下之为逆则作痞证。按之软，无湿、无痰、无血者，为气痞。脉关上浮者，脾胃阳盛有热，故用大黄黄连泻心汤。恶寒汗出者，下寒已动，阳气虚弱，故加附子。

(17) 伤寒中风，医反下之，其人下利，日数十行，谷不化，腹中雷鸣，心下痞硬而满，干呕，心烦不得安。医见心下痞，谓病不尽，复下之，其痞益甚，此非结热，但以胃中虚，客气上逆，故使硬也，甘草泻心汤主之。

注：病在表，应以汗解，下之则伤阳伤中，中下虚寒，中气运化力弱，胆胃上逆，则生上热而心痞。

炙甘草四两，黄芩三两，干姜三两，半夏半升，大枣十二枚，黄连一两。

(18) 伤寒汗出解之后，胃中不和，心下痞硬，干噫食臭，胁下有水气，腹中雷鸣下利者，生姜泻心汤主之。

注：汗出，胃气不和中气受伤，上有逆热而中下有寒。干噫即嗳气。

生姜四两，炙甘草三两，人参三两，干姜一两，黄芩三两，半夏半升，黄连一两，大枣十二枚。

(19) 本以下之，故心下痞，与泻心汤；痞不解，其人渴而口燥烦，小便不利者，五苓散主之。

注：本章水痞，大黄黄连泻心汤为火痞。小便不利，内有湿，五苓散去土湿则中气旋转，痞硬自消。

(20) 太阳中风，下利，呕逆，表解者，乃可攻之。其人漐漐汗出，发作有时，头痛，心下痞，硬满，引胁下痛，干呕，短气，汗出不恶寒者，此表解里未和也，十枣汤主之。

注：咳嗽、大声讲话、翻身、走动等牵引到胁则痛，此胁下悬饮。影响中气运转，在下则下利，在上则呕逆、短气，在表则营卫不和。表解后，再攻水湿。漐漐汗出者，有汗出，但汗出不多。

芫花（熬）甘遂，大戟上三味等分，各别捣为散。以水一升半，先煮大枣肥者十枚，取八合，去滓，内药末。强人服一钱匕，瘦弱者服半钱，温服之，平旦服。若下之病不除者，明日更服，加半钱。得快下利后，糜粥自养。

（21）伤寒服汤药，下利不止，心下痞硬，服泻心汤已，复以他药下之，利不止；医以理中与之，利益甚。理中者，理中焦，此利在下焦，赤石脂禹余粮汤主之。复不止者，当利其小便。

注：理中汤止中焦之下利；赤石脂禹余粮汤止下焦滑脱之下利；五苓散治土气郁湿之下利。治利宜对证而治。

赤石脂一斤，禹余粮一斤。

（22）伤寒发汗，若吐，若下，解后，心下痞硬，噫气不除者，旋覆花代赭石汤主之。

注：土气衰败，胃气上逆。此方降力甚大，病好止服，若过用，升气不足则病下陷。

旋覆花三两，半夏半升，代赭石一两，人参二两，生姜五两，炙甘草三两，大枣十二枚。

（23）太阳病，医发汗，遂发热恶寒，因复下之，心下痞。表里俱虚，阴阳气并竭，无阳则阴独，复加烧针，因胸烦，面色青黄，肤瞤者，难治。今色微黄，手足温者，易愈。

注：发汗、下之、再加烧针，大伤阳气。若面色青黄，肌肉掣动者，为元气大伤，故难治。色微黄，无杂色，手足温者，中气不败，故易愈。

（24）伤寒吐下后，发汗，虚烦，脉甚微，八九日，心下痞硬，胁下痛，气上冲咽喉，眩冒，经脉动惕者，久而成痿。

注：吐下又发汗，伤阳伤中而生虚烦。眩冒即眩晕，痿即肌肉萎缩，手脚不利索。

（25）病如桂枝证，头不痛，项不强，寸脉微浮，胸中痞硬，气上冲咽喉，不得息者，此为胸有寒也，当吐之，宜瓜蒂散。诸亡血家，不可与。

注：胸有痰，用吐法。香豉行滞，瓜蒂涌吐寒痰，赤小豆去湿。瓜蒂即甜瓜蒂，如吐不止者，用大葱瓣熬汤，喝下去就止住了。

瓜蒂一分（炒黄），赤小豆一分，香豉一合。

瓜蒂、赤小豆研末，取一钱匕。以香豉一合，用热汤七合，煮作稀糜，去滓。取汁和散，温顿服之。不吐者，少少加，得快吐乃止。诸亡血虚家，不可与瓜蒂散。

6. 太阳火劫烧针坏病

汉代有用烧针、火疗之法发汗，如把瓦烧热，再用布包好后，贴在后背皮肤，人体很快就会出汗，叫“瓦慰”。现代也有一些类似的出汗方法，如艾灸、汗蒸等，都与“瓦慰”有同样的效果。凡是过于发汗不是伤阴，就是伤阳，故对于各种各样的中医外治法，也要辨证选择，不合适的就不要用，千万不能盲目使用而加重疾病。

（1）太阳病二日，反躁，反熨其背，而大汗出。火热入胃，胃中水竭，躁烦，必发谵语；十余日，振栗，自下利者，此为欲解也。故其汗，从腰以下不得汗，欲小便不得，反呕，欲失溲，足下恶风，大便硬，小便当数而反不数，及大便已，头卓然而痛，其人足心必热，谷气下流故也。

注：胃阳素盛，经病二日已入阳明，火热入胃，故躁。内热盛，再加火疗之外热，则大汗出，此为劫汗。津液消亡，故躁烦谵语。经十余日之饮食将养，津液得以恢复，战栗下利者，则病欲愈。此病在表，则汗解，病在里，则利解也。下利则下寒，上热下寒，故腰以下无汗。若小便不利者，则呕。下寒则失溲，故足下恶风，脚底怕冷。失溲者，即大便、小便不禁。大便硬者，小便当数，今反不数者，津液恢复之中。谷气下流即胃气下降，阳气下达，足心变热，人体暂时不适应，故有暂时性的头痛。

（2）太阳病中风，以火劫发汗，邪风被火热，血气流溢，失其常度。两阳相熏灼，其身发黄。阳盛则欲衄，阴虚则小便难，阴阳俱虚竭，身体则枯燥。但头汗出，剂颈而还，腹满微喘，口干咽烂，或不大便，久则谵语，甚者至哕，手足躁扰，捻衣摸床；小便利者，其人可治。

注：本章阴阳俱虚。中风本有汗出，反加火劫发汗者，为误治。两阳者，风阳与火阳，也即外劫之热与内郁之热。上之阳盛则流鼻血，下之阴虚则小便难。阳气上灼，热无泄路，则有诸证。小便利者，则阴气未竭，故其人可治。

（3）伤寒脉浮，医以火迫劫之，亡阳，必惊狂，起卧不安者，桂枝去芍药加蜀漆龙骨牡蛎救逆汤主之。

注：表未解而用火迫劫之，则汗出而亡心阳，故必惊狂。阳虚则君相二火不降，上有虚热而生痰，痰迷心窍。蜀漆祛痰，龙骨牡蛎降逆敛神魂，桂枝降气，生姜温中调中，甘草大枣补脾。

桂枝三两，炙甘草二两，生姜三两，大枣十二枚，牡蛎五两，蜀漆三两，龙骨四两。

上七味，以水一斗二升，先煮蜀漆，减二升，内诸药，煮取三升，去滓。温服一升。

（4）太阳伤寒者，加温针，必惊也。

注：其义与上章同。伤寒宜发汗解表，加烧针为误治。温针即烧针。

（5）形作伤寒，其脉不弦紧而弱。弱者必渴，被火者必谵语。弱者，发热脉浮，解之当汗出，愈。

注：伤寒脉当弦紧，即脉浮而恶寒。不弦紧而弱者，为阴虚血虚，故渴。解之宜桂枝二越婢一汤。

（6）太阳病，以火熏之，不得汗，其人必躁，到经不解，必清血，名为火邪。

注：以火熏而不得汗者，此热郁于里，热不往外走而往下行，故大便下血。

（7）脉浮热甚，而反灸之，此为实。实以虚治，因火而动，必咽燥吐血。

注：本章热往上走。灸法增热，实证而用灸法，此实其实之治。

（8）脉浮，宜以汗解之，用火灸之，邪无从出，因火而盛，病从腰以下必重而痹，名火逆也。

注：火逆于上，下则虚寒，上热下寒，故腰以下必重而痹。痹者，肢体疼痛，酸麻。

（9）微数之脉，慎不可灸，因火为邪，则为烦逆。追虚逐实，血散脉中，火气虽微，内攻有力，焦骨伤筋，血难复也。

注：微数之脉，正气虚弱，营血虚亏，阴虚有热，不可灸而动阳伤阴。同时也应慎用燥热之药，如附子、肉桂、干姜等。追虚逐实，即虚的更使其虚，实的更使其实。

（10）烧针令其汗，针处被寒，核起而赤者，必发奔豚。气从少腹上冲心者，灸其核上各一壮，与桂枝加桂汤，即桂枝汤更加二两桂枝。

注：烧针即把针烧红后，刺入肌肉，以使汗出。汗后则阳虚脾陷，再加针处因寒而红肿，木气不舒，风木更郁，故发奔豚。现代的说法是针处被细菌感染。灸其核上各一壮者，散其寒邪，现代之说法是有消炎、杀菌的作用。

（11）火逆，下之，因烧针，烦躁者，桂枝甘草龙骨牡蛎汤主之。

注：火劫发汗、再下之，则伤阳伤中气，再烧针，则阳气更伤，故烦躁。

桂枝一两，炙甘草二两，龙骨二两，牡蛎二两。

七、阳明腑病篇

阳明燥金，阳明者，胃之经；胃者，阳明之腑。阳明经之病实际上是太阳阳明并病，故阳明经证各章在太阳阳明合病篇。病在太阳经，若里之阴阳调和，胃阳非旺，脏阴非盛，则六日经尽汗出而解，病不入胃。若胃阳素旺，阴虚阳盛，则病入于胃。若经证未罢，宜先解外而后下。虽说胃病是太阳外感而起，实则是阳明本气自病，处方用药须认定阳明本气自病。胃家实证，潮热痛满，但用承气汤攻下，自当病愈。然早攻则阳去而太阴自病，慢攻则津液消亡，土焦水涸。故承气之法，妙在不早不晚。

1. 阳明提纲

（1）阳明之为病，胃家实是也。

注：阳明燥金，胃为足阳明之腑，胃腑以通为顺，胃家，指胃、大小肠。实指实证，燥热，燥结。

（2）伤寒三日，阳明脉大。

注：太阳脉浮，阳明脉大，少阳脉弦细。

2. 阳明外证

（1）问曰：阳明病，外证云何？答曰：身热，汗自出，不恶寒，反恶热也。

注：里热外发，则身热，汗自出，不恶寒。身热者，热气腾腾，蒸蒸而热，用手摸时间越长越觉热。

（2）问曰：病有得之一日，不发热而恶寒者，何也？答曰：虽得之一日，恶寒将自罢，即自汗出而恶热也。

注：得之一日，病尚在表，故恶寒。一日后，平素胃阳旺盛者，则胃热甚盛，汗出而不恶寒。

（3）问曰：恶寒何故自罢？答曰：阳明居中，土也，万物所归，无所复传。始虽恶寒，二日自止，此为阳明病也。

注：入脏则病寒，入腑则病热，阳明属土，万物所归，阳明之气最为旺盛，故恶寒自止。

（4）伤寒，发热无汗，呕不能食，而反汗出濈濈然者，是转属阳明也。

注：呕为胆逆，本应出现少阳证，今无少阳证之胸胁苦满、寒热往来、心烦喜呕等。而反汗出连绵不断、一阵接一阵者，病在阳明。只有阳明病才能导致连绵不断之出汗。少阳出汗多为目合出汗，为盗汗。

（5）伤寒脉浮而缓，手足自温者，是为系在太阴。太阴者，身当发黄；若小便自利者，不能发黄；至七八日，大便硬者，为阳明病也。伤寒转系阳明者，其人濈然微汗出也。

注：脾主四肢，手脚热而身不热，病在太阴脾脏。太阳伤寒，平素阳旺则先传阳明，平素阴旺则先传太阴。传大阴则身当发黄，传阳明则大便硬，汗出连绵不断，一阵接一阵。

3. 阳明病之来路

（1）问曰：病有太阳阳明，有正阳阳明，有少阳阳明，何谓也？答曰：太阳阳明者，脾约是也；正阳阳明者，胃家实是也；少阳阳明者，发汗利小便已，胃中燥烦热，大便难是也。

注：阳明病之来路一。阳明之病，或为太阳引起，或为少阳引起，或为本经自入，看似多个原因，实则皆是阳明自病。太阳阳明者，寒水之枯；正阳阳明者，金气燥盛；少阳阳明者，相火之旺。

（2）问曰：何缘得阳明病？答曰：太阳病，若发汗，若下，若利小便，此亡津液，胃中干燥，因转属阳明。不更衣，内实，大便难者，此名阳明也。

注：阳明病之来路二。不更衣即不上厕所。

（3）本太阳，初得病时，发其汗，汗先出不彻，因转属阳明也。

注：汗先出不彻者，汗出而病未除，伤其津液，则生内热，阳明自病。

（4）二阳并病，太阳初得病时，发其汗，汗先出不彻，因转属阳明，续自微汗出，不恶寒。若太阳病证不罢者，不可下，下之为逆，如此可小发汗。设面色缘缘正赤者，阳气怫郁在表，当解之熏之；若发汗不彻，不足言，阳气怫郁不得越，当汗不汗，其人躁烦，不知痛处，乍在腹中，乍在四肢，按之不可得，其人短气，但坐以汗出不彻故也，更发汗则愈。何以知汗出不彻？以脉涩故知也。

注：表证未罢，里证已现，故称二阳并病。表证未罢则腑热不实，故不可下，可先小发汗解表。发汗而表不解，卫气束迫，

则痛无定处。涩脉为阳气郁闭。

4. 阳明病汗下总纲

病人烦热，汗出则解，又如疟状，日晡时发热者，属阳明也。脉实者，宜下之；脉浮虚者，宜发汗。下之与大承气汤，发汗宜桂枝汤。

注：阳明病有腑病，经病。脉浮虚者，为阳明经病，宜发汗；脉实者，热结在里，胃家实证，故可下。

5. 阳明实证腑病

（1）阳明病，本自汗出，医更重发汗，病已差，尚微烦不了了者，此必大便硬故也。以亡津液，胃中干燥，故令大便硬。当问其小便日几行，若本小便日三四行，今日再行，故知大便不久出；今为小便数少，以津液当还入胃中，故知不久必大便也。

注：过发汗则伤阴亡津液，若之前小便次数多而今次数少者，以津液恢复故也。

（2）阳明病，汗出多而渴者，不可与猪苓汤；以汗多胃中燥，猪苓汤复利其小便故也。

注：忌猪苓汤证，汗出多而渴者，宜白虎人参汤。

（3）阳明病，不吐，不下，心烦者，可与调胃承气汤。

注：不吐不下，中气不伤，胃有热可与调胃承气汤清热。

（4）太阳病三日，发汗不解，蒸蒸发热者，属胃也，调胃承气汤主之。

注：蒸蒸发热者，手按皮肤，觉越来越热。阳明发热最甚，故病在胃。如初按觉热，久按不觉热，则不是蒸蒸发热。

（5）伤寒吐后，腹胀满者，与调胃承气汤。

注：吐伤胃气，伤胃液，腹胀满，但无燥屎、疼痛等实证，故与谓胃承气汤。

（6）伤寒十三日，过经谵语者，以有热也，当以汤下之。若小便利者，大便当硬，而反下利，脉调和者，知医以丸药下之，非其治也。若自下利者，脉当微厥，今反和者，此为内实

也，调胃承气汤主之。

注：十三日，已过传经之期。谵语即神气烦乱，胡言乱语。

(7) 阳明病，其人多汗，以津液外出，胃中燥，大便必硬，硬则谵语，小承气汤主之。若一服，谵语止者，更莫复服

注：汗多，津液外出，胃中干燥，大便硬，阳明实证。

(8) 太阳病，若吐，若下，若发汗，微烦，小便数，大便因硬者，与小承气汤和之愈。

注：吐、下、发汗，伤其津液，小便数，故大便硬。

(9) 阳明病，脉迟，虽汗出，不恶寒者，其身必重，短气，腹满而喘，有潮热者，此外欲解，可攻里也。手足濈然汗出者，此大便已硬也，大承气汤主之；若汗多，微发热恶寒者，外未解也，其热不潮，未可与承气汤；若腹大满不通者，可与小承气汤，微和胃气，勿令大泄下。

注：不恶寒者，表证已解，里热未成；阳热壅盛，气机壅塞，故身重，短气，腹满而喘。脉迟为寒，阳明病而见脉迟者，是湿气旺盛，必须有潮热者，才可攻里。手足连绵不断汗出，大便硬者，大承气汤主之。表证未解，无潮热者，不可与承气汤。

小承气汤：大黄四两，炒厚朴二两，炒枳实三枚。

分温二服，若大便下者，勿再服。

(10) 阳明病，潮热，大便微硬者，可与大承气汤；不硬者，不可与之。若不大便六七日，恐有燥屎，欲知之法，少与小承气汤，汤入腹中，转矢气者，此有燥屎也，乃可攻之；若不转矢气者，此但初头硬，后必溏，不可攻之，攻之必胀满不能食也。欲饮水者，与水则哕。其后发热者，必大便复硬而少也，以小承气汤和之。不转矢气者，慎不可攻也。

注：用大承气汤之前可先与小承气汤，有屁者，则内有燥屎，可下之。无屁者，不可下，下之伤阳，故腹胀满不能食，饮水则哕。其后发热，则阳气转旺，可用小承气汤和之。

(11) 阳明病，谵语，发潮热，脉滑而疾者，小承气汤主

之。因与承气汤一升，腹中转矢气者，更服一升；若不转矢气者，勿更与之。明日不大便，脉反微涩者，里虚也，为难治，不可更与承气汤也。

注：阳明病脉本应沉实有力，今反脉滑而疾者，证与脉不相符，不可与大承气汤，宜先小承气汤。有屁者，可更服大承气汤。脉反微涩者，阴阳两虚，故难治。

（12）得病二三日，脉弱，无太阳、柴胡证，烦躁，心下硬，至四五日，虽能食，以小承气汤，少少与，微和之，令小安。至六日，与承气汤一升。若不大便六七日，小便少者，虽不能食，但初头硬，后必溏，未定成硬，攻之必溏；须小便利，屎定硬，乃可攻之，宜大承气汤。

注：无太阳、少阳证，则病在阳明，烦躁为热、心下硬为胃脘结积，故少与小承气汤。小便少者则内有湿寒，初头硬，后必溏，不可攻；小便利则屎转硬，故可攻。

（13）伤寒，若吐若下后不解，不大便五六日，上至十余日，日晡所发潮热，不恶寒，独语如见鬼状。若剧者，发则不识人，循衣摸床，惕而不安。微喘直视，脉弦者生，涩者死。微者，但发热谵语。大承气汤主之，若一服利，止后服。

注：吐下伤阴，阳明热盛，日晡发热，自言自语，讲胡话，不恶寒，表已解。此阳明实证已俱而不下之，则病更加严重，不识人，躁动不安。燥热伤阴，肝木失养，肺胃俱逆，故微喘直视。弦为肝脉，木气犹存，故生；涩则营血已竭，故死。直视即目直，眼球不能转动。

（14）阳明病，谵语，有潮热，反不能食者，胃中必有燥屎五六枚也，宜大承气汤下之。若能食者，但硬耳。

注：胃寒则不能食，胃热则能食。今胃热反不能食者，是胃有燥屎，阻碍胃气下行。

（15）汗出谵语者，以有燥屎在胃中，此为风也，须下者，过经乃可下之。下之若早，语言必乱，以表虚里实故也。下之愈，宜大承气汤。

注：经表有风邪则汗出，津液伤则胃有燥屎，故讲胡话。须待表邪过经，里热实方可下之。

（16）伤寒四五日，脉沉而喘满，沉为在里，而反发其汗，津液越出，大便为难，表虚里实，久则谵语。

注：脉沉，热在里，胃气壅塞，肺气郁闭则喘。热在里反发汗，发汗则泻表阳而伤津，津液更耗，胃肠干燥，表阳虚而里热实，故谵语。

（17）二阳并病，太阳证罢，但发潮热，手足漐漐汗出，大便难而谵语者，下之则愈，宜大承气汤。

注：漐漐汗出者，微细且连绵不断之出汗。胃燥热极，宜大承气汤泻胃热。

大承气汤方：酒大黄四两，炒厚朴半斤，炒枳实五枚，芒硝三合。

上四味，以水一斗，先煮二物，取五升，去滓，内大黄，更煮取二升，去滓，内芒硝，更上微火一两沸。分温再服，得下，余勿服。

（18）阳明病，下之，心中懊侬而烦；胃中有燥屎者，可攻；腹微满，初头硬，后必溏，不可攻之。若有燥屎者，宜大承气汤。

注：本章心中懊侬而烦者，为实烦。心中懊侬者，心胸烦热，闷乱不宁。

（19）病人不大便五六日，绕脐痛、烦躁，发作有时者，此有燥屎，故使不大便也。

注：绕脐痛、烦躁，有燥屎，阳明实证。

（20）大下后，六七日不大便，烦不解，腹满痛者，此有燥屎也。所以然者，本有宿食故也，宜大承气汤。

注：腹满痛者，按之痛增，为实痛。

（21）病人小便不利，大便乍难乍易，时有微热，喘冒不能卧者，有燥屎也，宜大承气汤。

注：本章小便不利，是阴虚津液少的不利，而不是津液还于胃中的小便不利。胃热盛，燥热逼迫津液旁流，从肛门下，故大便有时难，有时易。肺胃上逆，故喘冒而不能卧。喘冒者，眩晕。

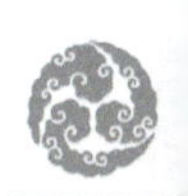

(22) 伤寒六七日，目中不了了，睛不和，无表里证，大便难，身微热者，此为实也，急下之，宜大承气汤。

注：肝开窍于目，胃火燥热伤及肝阴，血亡木枯，故眼睛直视、不能转动。无表里证，只身微热者，则热在内，为实证。

(23) 阳明病，发热汗多者，急下之，宜大承气汤。

注：阳明外证，发热汗多者，伤阴，宜急下之以救阴。

(24) 发汗不解，腹满痛者，急下之，宜大承气汤。

注：腹满痛者，脾胃为实，故宜下。

(25) 腹满不减，减不足言，当下之，宜大承气汤。

注：肚子一直胀满而不减轻。

(26) 阳明少阳合病，必下利，其脉不负者，为顺也；负者，失也，互相克贼，名为负也。脉滑而数者有宿食也，当下之，宜大承气汤。

注：少阳胆木克阳明胃土，必下利，此为热利。胃土未败，则脉为顺，土气衰败，则脉为负。

(27) 阳明病，自汗出，若发汗，小便自利者，此为津液内竭，没有腹满疼痛、拒按、潮热、谵语等症，虽硬不可攻之。当须自欲大便，宜蜜煎导而通之。若土瓜根及大猪胆汁，皆可为导。

注：本章津液内竭，非胃热土燥之证，故不可攻之。有便意而便不出者，为大肠干燥，故用蜜煎导通之，或用猪胆汁调温水灌入大肠。

(28) 脉阳微而汗出少者，为自和也；汗出多者，为太过。阳脉实，因发其汗，多出者，亦为太过。太过为阳绝于里，亡津液，大便因硬也。

注：寸脉浮而出汗少者，津液未耗，故自和。汗出多者，阳亢而津伤，为太过。保胃气，存津液，津液亡则胃阳独盛，故大便硬。

(29) 脉浮而芤，浮为阳，芤为阴，浮芤相搏，胃气生热，其阳则绝。

注：芤脉为阴虚，脉浮为阳盛，阴虚血虚，故阳气独盛而生热。

(30) 趺阳脉浮而涩，浮则胃气强，涩则小便数，浮涩相抟，大便则难，其脾为约，麻子仁丸主之。

注：趺阳脉者，属足阳明胃经，位在足背胫前动脉搏动处。浮为胃阳强盛，涩为阴虚血虚，津液不足，脾不运化而大便难，故称脾约。约即缺乏之意。麻仁、杏仁、润燥滑肠，芍药滋阴养木、大黄泻热、厚朴、枳实行滞开结。

麻子仁二升，芍药半斤，炒枳实半斤，大黄一斤，炒厚朴一尺，杏仁一升。

上六味，蜜和丸如梧桐子大。饮服十丸，日三服，渐加，以知为度。

(31) 三阳合病，脉浮大，上关上，但欲眠睡，目合则汗。

注：足阳明胃、足少阳胆，病则上逆，胆热则胆木克胃土，中气困乏，故欲眠睡。阳入于阴则睡，今关脉浮大，胆胃上逆，则阳气不内敛，阳不入阴，太阳经热，故盗汗。

(32) 三阳合病，腹满身重，难以转侧，口不仁而面垢，谵语，遗尿，发汗则谵语，下之则额上生汗，手足逆冷。若自汗出者，白虎汤主之。

注：身重属太阳有热，腹满、口不仁、面垢，属阳明有热，难以转侧属少阳有热。热极则遗尿、谵语。若自汗出者，病在阳明，故宜白虎汤。口不仁即不能辨五味，面垢即面色深沉，似有尘垢、污垢。

(33) 阳明证，其人喜忘者，必有蓄血。所以然者，本有久瘀血，故令喜忘。屎虽硬，大便反易，其色必黑者，宜抵当汤下之。

注：蓄血者，必善忘。血入大肠，屎色黑且润，故屎虽硬，大便反易。

水蛭（熬），虻虫（去翅足）各三十个，酒大黄三两，桃仁二十个（去皮尖）。

上四味，以水五升，煮取三升，去滓。温服一升，不下更服。

(34) 病人无表里证，发热七八日，虽脉浮数者，可下之。假令已下，脉数不解，合热则消谷善饥。至六七日不大便者，有瘀血也，宜抵当汤。若脉数不解，而下利不止，必协热而便脓血也。

注：无表证之恶寒，无里证之腹痛，发热七八日，必有里热，故可下。表里同热，则消谷善饥，饮食多，必大便；今至六七日不大便，则非胃热，是内有瘀血也。脉数为里有热，下利不解者，此热在下焦。

(35) 阳明病，下血、谵语者，此为热入血室；但头汗出者，刺期门，随其实而泻之，濈然汗出则愈。

注：下血、谵语者，此血分有热。期门为肝脉之穴，刺之以泻血热，汗出则愈。

(36) 阳明病欲解时，从申至戌上。

6. 阳明虚证

脾阴胃阳，胜负之机，关乎中气，若泻下、发汗、吐、烧针等，伤阳伤中，胃阳衰弱，则太阴湿土主令，此为阳明病之虚证，名为阳明，实则为太阴脾病。

(1) 阳明中风，口苦咽干，腹满微喘，发热恶寒，脉浮而紧；若下之，则腹满、小便难也。

注：脉浮而紧为太阳证，口苦、发热恶寒，为少阳证，病尚

在经，胃腑未实，故不可下。下之伤其阳气，中气虚弱，则腹满、小便难。

（2）阳明病，若能食，名中风；不能食，名中寒。

注：以能食不能食分辨中焦之寒热，能食者，是风中于表而胃热，不能食者，是伤于寒而胃寒。

（3）阳明病，若中寒，不能食，小便不利，手足濈然汗出，此欲作固瘕，必大便初硬后溏。所以然者，以胃中冷，水谷不别故也。

注：中气虚寒，故不能食且小便不利。手足汗出连绵不断者，阳泄于外，内更加虚寒，汗出为阳虚不固之汗、凉汗。寒性凝结，故欲作固瘕。固瘕者，阴气结聚，硬块。

（4）阳明病，初欲食，小便反不利，大便自调，其人骨节疼，翕翕如有热状，奄然发狂，濈然汗出而解者，此水不胜谷气，与汗共并，脉紧则愈。

注：欲食，是胃之阳气尚旺。小便不利，大便自调，骨节疼者，是土湿而水停。水气胜则汗不出，胃阳气胜则汗出而解。谷气即胃之阳气。

（5）阳明病，不能食，攻其热必哕，所以然者，胃中虚冷故也。以其人本虚，攻其热必哕。

注：不能食者，中寒，故再攻其热必哕。

（6）阳明病，脉迟，食难用饱，饱则微烦头眩，必小便难，此欲作谷疸。虽下之，腹满如故，所以然者，脉迟故也。

注：阴盛则脉迟，阳虚胃逆，故难以食饱。饱则脾不运化，中气虚弱，浊气不降，故腹满而心烦头眩。脉迟为寒，寒性之腹满不可下，下之必如故。小便难则湿停于内，故发黄。谷疸即消化不良，水湿停于内，为湿寒黄疸；头眩即头晕目眩。

（7）阳明病，法多汗，反无汗，其身如虫行皮中状者，此以久虚故也。

注：久虚，阳气不能透发，故无汗。太阳病汗出的为虚证，

无汗的为实证；阳明病汗出的为实证，无汗的为虚证。

（8）阳明病，反无汗而小便利，二三日，呕而咳，手足厥者，必苦头痛；若不咳，不呕，手足不厥者，头不痛。

注：阳明病，本汗出，无汗则胃阳虚弱，小便利则里无湿。四肢寒冷，中气虚寒，气机上逆则呕而咳，头痛。饮寒上逆必动水，阳热上亢必动风。寒邪上逆，就有一点儿水饮，故又呕又咳。

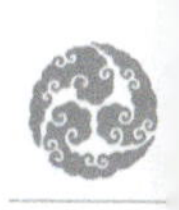

（9）阳明病，但头眩，不恶寒，故能食而咳，其人咽必痛；若不咳者，咽不痛。

注：胃气上逆，阳气浮越无根，故头眩。表解，故不恶寒，胃阳未败，故能食。火热上逆，故咳而咽痛。

（10）夫实则谵语，虚则郑声。郑声者，重语也。

注：实者，胃家实，虚者，胃中虚冷。谵语者，讲胡话；郑声者，重语，口吃，声音较小。

（11）阳明病，下之，其外有热，手足温，不结胸，心中懊侬，饥不能食，但头汗出者，栀子豉汤主之。

注：下之伤中气，阳浮于表，故外热而手足温。胃中空虚，本当结胸，今不结胸。头部汗出者，是热在上焦，宜栀子豉汤吐浊而清烦热。心中懊侬即心胸烦热，闷乱不宁。

（12）阳明病，脉浮而紧者，必潮热，发作有时。但浮者，必盗汗出。

注：脉浮而紧为太阳之脉，本章脉浮而紧即脉浮有力，发潮热为阳明证，若浮而不紧者，则外无表寒而内无里热。潮热即每天下午三至五点钟发热。盗汗多为经热，睡眠时，卫气不入阴分，皮毛失敛，故汗出。凡盗汗之家，皆阳不入于阴也。

（13）阳明病，被火，额上微汗出，小便不利者，必发黄。

注：阳明病用火疗则热加，仅额上微汗出者，是热不外越而郁于内，出汗少且小便不利者，是湿无出路，湿热相蒸，故发黄。阳明病大便难、干燥，周身汗出者，多为胃燥热；小便不

利，但头汗出者，多从湿化，或湿寒，或湿热。

(14) 阳明病，无汗，小便不利，心中懊憹者，身必发黄。

注：本章为湿热发黄。无汗为热郁于里，无汗且小便不利为水停于里，土气病湿，故发黄。

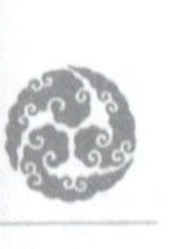

(15) 阳明病，面合赤色，不可攻之。必发热，色黄者，小便不利也。

注：腑热则毛孔开泄而汗出。若满面赤色，是经热而非腑热，故不可攻。攻之必阳败而湿作，阳气外泄而发热，小便不利，湿热互结，故身黄。赤色即面色比红色还要深。

(16) 阳明病，发热汗出者，此为热越，不能发黄也。但头汗出，身无汗，剂颈而还，小便不利，渴饮水浆者，此为瘀热在里，身必发黄，茵陈蒿汤主之。

注：渴欲饮水而小便不利，身无汗者，此水停于内，湿热相蒸，故身黄。

茵陈蒿六两，栀子十四枚，大黄二两。

上三味，以水一斗二升，先煮茵陈，减六升；内二味，煮取三升，去滓。分三服。小便当利，尿如皂荚汁状，色正赤，一宿腹减，黄从小便去也。

(17) 阳明病，心下硬满者，不可攻之。攻之，利遂不止者死，利止者愈。

注：心下硬满者，即心下痞，病在上。太阴脾脏阴寒之证，故不可攻。太阴病，腹满而吐，自利益甚，下之胸下结硬是也。

(18) 阳明病，发潮热，大便溏，小便自可，胸胁满不去者，小柴胡汤主之。

注：潮热为阳明证，大便不硬，胃腑未实，不可下之。胸胁满，为少阳胆经郁结；胆木克胃土，故发潮热，宜治少阳，小柴胡汤主之。

(19) 阳明病，胁下硬满，不大便而呕，舌上白胎者，可与小柴胡汤，上焦得通，津液得下，胃气因和，身濈然汗出而解。

注：少阳胆经郁结而克胃土，胃逆而津液不降，郁结于上焦之肺，故舌上白苔。舌上白苔非黄苔者，即邪气未入阳明，尚在少阳。小柴胡汤和解胃气，中气运转，故上焦津液得下而呕停。

（20）阳明病，脉浮而紧，咽燥口苦，腹满而喘，发热汗出，不恶寒，反恶热，身重。若发汗，则燥，心愦愦，反谵语。若加烧针，必怵惕烦躁，不得眠。若下之，则胃中空虚，客气动膈，心中懊侬，舌上苔者，栀子豉汤主之。若渴欲饮水，口干舌燥者，白虎加人参汤主之。若脉浮，发热，渴欲饮水，小便不利者，猪苓汤主之。

注：脉浮而紧为太阳证，咽燥口苦为少阳证，腹满为太阴证。发热汗出，不恶寒，反恶热，则胃热外发。热发于外，则内之腹满愈重。太阴湿重，故身重。湿盛阳虚，汗、下、烧针，俱不可加。若发汗则亡阳而躁烦，心神不宁，故谵语。若加烧针则阳亡，烦躁、心神不宁，故不得眠卧。若下之则阳亡土败，胃气上逆于膈下，故心胸烦热，闷乱不宁。

（21）伤寒呕多，虽有阳明证，不可攻之。

注：呕多伤阳伤中，不能攻之，以致中气更虚。

（22）食谷欲呕者，属阳明也，吴茱萸汤主之。得汤反剧者，属上焦也。

注：食谷欲呕者，胃寒。吴茱萸汤温中补中，得汤反剧者，病不在中焦之胃寒，病在上焦之虚热。

（23）脉浮而迟，表热里寒，下利清谷者，四逆汤主之。若胃中虚冷，不能食者，饮水则哕。

注：表热里寒，当先温里。下利清谷，虽脉浮，不可发汗。不能消化食物，更加不能运化水湿，故饮水则哕。

（24）伤寒，大吐大下之，极虚，复极汗者，以其人外气怫郁，复与之水，以发其汗，因得哕。所以然者，胃中寒冷故也。

注：大吐大下伤中气，胃阳虚弱，复发汗者，伤其阳气，中气更虚，胃中更寒，不能运化水湿，故哕。

（25）伤寒，哕而腹满，视其前后，知何部不利，利之即愈。

注：哕即呃逆。小便不利，利其水道，大便不利，利其谷道。腹满之病，不过气水停郁而已。

（26）直视、谵语、喘满者死，下利者亦死。

注：肝肾阴绝则直视，阳亡则谵语。阳亡而神败，如兼喘满者，阳越于上，死。兼下利者，阴液下脱，阴绝于下，亦死。

（27）发汗多，若重发汗者，亡其阳，谵语，脉短者死；脉自和者不死。

注：过汗亡阳，则谵语，如脉短者，则阳绝而死。

八、少阳病篇

足少阳胆经甲木相火，经在二阳、三阴之间，阴阳交争，则见寒热，阳旺则但热无寒而入阳明，阴盛则但寒无热而入太阴。小柴胡汤清半表之热而防入阳明，温半里之寒而防入太阴，阴阳平衡，解于本经，是胃和解。少阳之经自头走足，下行则相火藏于肾水而暖腰膝，上逆则相火郁于上焦而烧灼头胸。相火升炎，耗损津血，而增胃热，胆木克土，故少阳之病，多传阳明。

1. 少阳提纲

少阳之为病，口苦，咽干，目眩也。

注：足少阳病自头走足，病则胆经之气不降，气郁于上焦而生热，故口苦、咽干，目眩。

2. 少阳经病

（1）伤寒五六日，中风，往来寒热，胸胁苦满，默默不欲饮食，心烦喜呕，或心中烦而不呕，或渴，或腹中痛，或胁下痞硬，或心下悸、小便不利，或不渴、身有微热，或咳者，小柴胡汤主之。

注：先得伤寒，后中于风，胆经行身之侧，经胸胁、入腹而

下，胆木克胃府；太阳经行身之背，阳明经行身之腹，少阳经行身之侧。少阳胆经半表半里，从阳则化气而为热，从阴则化气而为寒，阳旺则热，阴旺则寒，故有以上诸证。默默即静默。

柴胡半斤，半夏半升、黄芩、生姜、人参各三两，炙甘草、大枣十二枚。

上七味，以水一斗二升，煮取六升，去滓，再煎取三升。温服一升，日三服。

柴胡升手少阳三焦经，降足少阳胆经，黄芩清上热，人参、炙甘草、大枣补中生津，生姜、半夏降胃逆，胃降则胆也降，故呕止。

加减法：若胸中烦而不呕，去半夏、人参，加栝楼实一枚；若渴，去半夏，加人参合前成四两半，加栝楼根四两；若腹中痛者，去黄芩，加芍药三两；若胁下痞硬，去大枣，加牡蛎四两；若心下悸、小便不利者，去黄芩，加茯苓四两；若不渴，外有微热者，去人参，加桂枝三两，温覆微汗愈；若咳者，去人参、大枣、生姜，加五味子半升、干姜二两。

（2）血弱气尽，腠里开，邪气因入，与正气相搏，结于胁下。正邪纷争，往来寒热，休作有时，默默不欲饮食。脏腑相连，其痛必下，邪高痛下，故使呕也。小柴胡汤主之。

注：邪高痛下者，足少阳胆经之邪旺而克胃腑，胃气上逆，故呕。

（3）伤寒四五日，身热恶寒，颈项强，胁下满，手足温而渴者，小柴胡汤主之。

注：三阳合病。身热恶寒，颈项强，为太阳经证；手足温而渴，为阳明经证；胁下满，为少阳经证。

少阳主枢，半表半里，三阳合病，发散太阳表邪则碍少阳，清阳明之热则碍太阳，故独治少阳。枢即枢机、关键之意。凡是阳经的病，只要是出现了少阳证了，就得以治疗少阳为主。

（4）伤寒，中风，有柴胡证，但见一证便是，不必悉具。

注：少阳经证，脉弦，往来寒热，胸胁苦满，心烦喜呕，口苦，咽干，目眩，眼干等证，但见一、二证，便可与小柴胡汤。

（5）呕而发热者，小柴胡汤主之。

注：前章但见一、二证便是。

（6）服柴胡汤已，渴者，属阳明，以法治之。

注：服柴胡汤已，半表之热已清，应当不渴，今渴者，属阳明。

（7）太阳病，十日以去，脉浮细而嗜卧者，外已解也。设胸满胁痛者，与小柴胡汤。脉但浮者，与麻黄汤。

注：胆热善眠，足少阳经行胸胁，故与小柴胡汤。

（8）伤寒，阳脉涩，阴脉弦，法当腹中急痛，先用小建中汤，不差者，小柴胡汤主之。呕家，不可用建中汤，以甜故也。

注：少阳夹虚。胆经甲木之气不降，则寸脉涩；肝乙木之气不升，则尺脉弦。肝木克脾土，应当腹痛；胆木克胃土，应当胸胁痛。腹中急痛即腹肌拘急、抽搐。脾虚宜先用小建中汤，不愈，再用小柴胡汤和解少阳，以治胸胁痛。桂枝升肝、芍药降胆，饴糖、炙甘草、大枣补中，生姜温中降胃。

小建中汤方：桂枝三两，炙甘草二两，大枣十二枚，芍药六两，生姜三两，胶饴一升。

（9）伤寒六七日，发热，微恶寒，肢节烦疼，微呕，心下支结，外证未去者，柴胡桂枝汤主之。

注：太阳少阳并病。发热、恶寒者，太阳证未去；微呕，少阳证；土主四肢，肢节烦疼、心窝支结者，胆木克胃土。微恶寒，则发热也微，发低热。恶寒微，故不用麻黄汤加柴胡黄芩半夏。若肢节烦疼是伤寒所致，则恶寒严重。

柴胡四两，半夏二合半，黄芩、人参、桂枝、芍药各一两半，生姜、炙甘草各一两，大枣六枚。

（10）太阳与少阳合病，自下利者，与黄芩汤；若呕者，黄芩加半夏生姜汤主之。

注：自下利即未经过泻下而下利。少阳经气郁而生热，胆木克胃土，故下利。黄芩、芍药清热降胆，炙甘草、大枣补中。

黄芩汤：黄芩三两，芍药二两，炙甘草二两，大枣十二枚。

黄芩加半夏生姜汤：黄芩三两，芍药二两，炙甘草二两，大枣十二枚，半夏半升，生姜一两半。

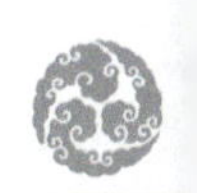

（11）伤寒发热，汗出不解，心中痞硬，呕吐而下利者，大柴胡汤主之。

注：少阳兼阳明里实证治。伤寒表证发热，汗出当解，今汗出而续发热者，是内有阳明热证。少阳胆木克胃土，中气虚弱，滞结于胃脘。泻心汤类的痞硬多不发热，下利为热利。柴胡升手少阳三焦经，黄芩、芍药清热降胆，半夏、生姜降胃温中，枳实、大黄去滞下积，大枣补中。

大柴胡汤：柴胡半斤，黄芩三两，大黄二两，半夏半升，炒枳实四枚，芍药三两，生姜五两，大枣十二枚。

（12）伤寒五六日，头汗出，微恶寒，手足冷，心下满，口不欲食，大便硬，脉细者，此为阳微结，必有表，复有里也。脉沉，亦在里也。汗出为阳微，假令纯阴结，不得复有外证，悉入在里，此为半在里半在表也。脉虽沉紧，不得为少阴病。所以然者，阴不得有汗，今头汗出，故知非少阴也，可与小柴胡汤。设不了了者，得屎而解。

注：辨证阳微结与纯阴结，阳微结必有表证与里证，纯阴结则无表证，只有里证。足少阳经气不降，则热郁于上，阳气虚弱，故仅头汗出。微恶寒者，为表证，手足冷、心下满，不欲食，大便硬，脉细者为里证。假如是纯内寒的结聚，则无汗出之外证，病在半表半里，宜小柴胡汤。

（13）太阳病，过经十余日，心下温温欲吐，而胸中痛，大便反溏，腹微满，郁郁微烦，先此时自极吐下者，与调胃承气汤。若不尔者，不可与。但欲呕，胸中痛，微溏者，此非柴胡汤证，以呕故知极吐下也。

注：过经十余日，温温欲吐，胸中痛大便反溏，腹微满，微烦者，此为足阳明胃经上逆。若先前有过吐下者，伤阴则内燥，与谓胃承气汤。若先前无吐下者，便是太阴证，不可与承气汤。所以知之前吐者，因今之欲呕与便溏，是少阳之余证也。

3. 少阳传经

（1）伤寒三日，少阳脉小者，欲已也。

注：少阳病则脉弦，日传一经，伤寒三日，不见阳明之脉大，但见少阳之脉小者则不传腑，故病欲解。

（2）伤寒三日，三阳为尽，三阴当受邪。其人反能食不呕，此为三阴不受邪也。

注：日传一经，三日三阳经尽，当入三阴，阴病不能食，今反能食不呕，即三阴不病，再过三日，三阴经尽，汗出而解。

（3）伤寒六七日，无大热，其人躁烦者，此为阳去入阴故也。

注：阳虚阴旺而脏寒，脏寒则中气虚弱，故烦躁。

（4）少阳病欲解时，从寅至辰上。

4. 热入血室

（1）妇人中风，发热恶寒，经水适来，得之七八日，热除而脉迟、身凉，胸胁下满，如结胸状，谵语者，此为热入血室。当刺期门，随其实而泻之。

注：热除、脉迟、身凉，表证已解。胸胁下满者，肝胆经郁，热入血分。期门，肝经之穴，刺之泻热。血分热则肝木生风，风动疏泄，故经水适来。血室者，有观点认为是指妇人的子宫，个人认为理解为血分更加恰当。男人也可得，当然男人得之就不是表现为月经，而是表现为大便下血，或小便下血。

（2）妇人中风，七八日，续得寒热，发作有时，经水适断者，此为热入血室，其血必结，故使如疟状，发作有时，小柴胡汤主之。

注：发寒热，少阳经证。少阳经郁则生血热，燥热伤阴，故

其血结，而经水断也。热去则肝木疏泄正常，故血自下。

（3）妇人伤寒，发热，经水适来，昼日明了，暮则谵语，如见鬼状者，此为热入血室，无犯胃气及上二焦，必自愈。

注：夜则阳气潜入血分，血热发作，故谵语。不伤中气及上焦阳气，必自愈。

5. 少阳坏病提纲

本太阳病不解，转入少阳者，胁下硬满，干呕，不能食，往来寒热，尚未吐下，脉沉紧者，与小柴胡汤。若已吐、已下、发汗、温针，谵语，柴胡汤证罢，此为坏病。知犯何逆，以法治之。

注：少阳证服小柴胡汤为对证而治，若经吐、下、汗、温针，则柴胡证罢，转而现谵语等症状者，此为坏病，随证而治。

6. 少阳坏病入阳明胃腑

（1）太阳病，过经十余日，反二三下之，后四五日，柴胡证仍在者，先与小柴胡汤。呕不止，心下急，郁郁微烦者，为未解也，大柴胡汤下之则愈。

注：下之胃气不伤，病尚在少阳，柴胡证仍在者，故与小柴胡汤。心下急，郁郁微烦者，热已入腑而郁结，大柴胡汤清腑热而解表郁，表里双解之剂。心下急，即胃脘闷胀得很厉害。

（2）伤寒十三日不解，胸胁满而呕，日晡所发潮热，已而微利。此本柴胡证，下之而不利，今反利者，知医以丸药下之，此非其治也。潮热者，实也。先宜小柴胡汤以解外，后以柴胡加芒硝汤主之。

注：胸胁满而呕者，少阳证；日晡所发潮热者，阳明腑证。少阳兼阳明证，腑病当大便硬，本是大柴胡汤证，服之当清腑热而不利，今反利者，知医以丸药下之。表里俱实，宜柴胡汤加芒硝表里双解。

柴胡加芒硝汤：柴胡二两十六铢，黄芩、人参、炙甘草、生姜各一两，半夏二十铢，大枣四枚，芒硝二两。

上八味，以水四升，煮取二升，去滓，内芒硝，更煮微沸。分温再服，不解更作。

（3）伤寒八九日，下之，胸满烦惊，小便不利，谵语，一身尽重，不可转侧者，柴胡加龙骨牡蛎汤主之。

注：本章讲惊，桃核承气汤主狂，胆病则惊，肝病则怒。下伤中气，胃逆而胸满，胆经不降，而为烦惊。心神扰乱、胃腑燥热而为谵语。土气湿寒、木气郁结、膀胱气化不良，故小便不利。柴胡升手少阳而降足少阳，桂枝达木助疏泄，大黄泻火，大枣、党参、茯苓补土泻湿，生姜、半夏降胃逆，龙骨、牡蛎、生铁落，敛神降逆。

柴胡加龙骨牡蛎汤：柴胡四两，黄芩、龙骨、生姜、生铁落、人参、桂枝、茯苓各一两半，半夏二合半，大黄二两，牡蛎一两半，大枣六枚。

上先煮十一味，以水八升，煮取四升，再入大黄，更煮一二沸，去滓。温服一升。

（4）凡柴胡汤病证而下之，若柴胡证不罢者，复与柴胡汤，必蒸蒸而振，却发热汗出而解。

注：柴胡证本不宜下，下之为误治，若柴胡证仍在，则不入脏腑，再服柴胡汤，必汗出而解。

（5）伤寒脉结代，心动悸，炙甘草汤主之。

注：脉结代者，阴虚；心动悸者，阳虚。炙甘草、人参、大枣补中，生姜、桂枝补阳，生地、阿胶、麻仁滋阴，麦冬清肺降肺。本方虽有补中温阳药，但还是偏于滋阴，不可过服。阳虚的人过服则出现腿脸发肿，大便不成形。

炙甘草汤：炙甘草四两，生姜三两，人参二两，生地黄一斤，桂枝三两，阿胶二两，麦冬半升，麻仁半升，大枣三十枚。

上九味，以清酒七升，水八升，先煮八味，取三升，去滓，内胶烊化。温服一升，日三服。一名复脉汤。

（6）少阳中风，两耳无所闻，目赤，胸中满而烦者，不可吐下，吐下则悸而惊。

注：太阳中风传少阳，故曰少阳中风。无所闻即耳聋，胆经不降则上有浊阴郁而生热，中、下则为虚寒，吐下则阴阳两伤，中气虚弱而惊悸，故不可吐下。三叉神经痛，有时连牙痛，也是属于少阳经郁。

（7）伤寒，脉弦细，头痛发热者，属少阳。少阳不可发汗，发汗则谵语，此属胃。胃和则愈，胃不和则烦而悸。

注：脉弦细属少阳，病在半表半里，故不可汗；发汗则伤阴，阴伤内燥，故谵语。胃不和即中气弱，故烦而悸。少阳禁汗，禁吐，禁下。

7. 少阳坏病入太阴脾脏

（1）伤寒二三日，心中悸而烦者，小建中汤主之。

注：伤寒夹虚证。伤寒二三日，传少阳经，上有虚热，中气虚弱，故心慌、心跳、心烦。

（2）伤寒五六日，已发汗而复下之，胸胁满，微结，小便不利，渴而不呕，但头汗出，往来寒热，心烦者，此为未解也，柴胡桂枝干姜汤主之。

注：发汗复下，伤其中气，脾湿则小便不利。胸胁满、往来寒热，为少阳证。胆经上逆故心烦，火郁于上，故口渴、头汗出。渴而不呕为脾寒，津液虚之渴；渴而饮水欲呕为停水之渴。柴胡、桂枝，解郁达木，黄芩清肝胆热，栝蒌根润肺止渴，牡蛎除满消结，干姜、炙甘草温中补中。

柴胡桂枝干姜汤：柴胡半斤、黄芩三两、栝楼根四两、牡蛎二两、桂枝三两、干姜二两、炙甘草二两。

（3）得病六七日，脉迟浮弱，恶风寒，手足温。医二三下之，不能食而胁下满痛，面目及身黄，颈项强，小便难者，与柴胡汤。后必下重，本渴而饮水呕者，柴胡汤不中与也。食谷者哕。

注：本章忌柴胡汤证。脉迟浮弱而恶风寒，是太阳中风之

证，手足温则土气未败，下之，伤其中气，胆胃俱逆，故不能食而胁下满痛；脾湿肝郁，故身发黄而小便不利。小柴胡之黄芩寒中，肝脾郁陷，后必下重。渴而饮水呕者，为土气湿寒，不能运化水气，既不能运化水湿，也不能消化食物，故哕。

8. 少阳坏病结胸痞证

（1）伤寒十余日，热结在里，复往来寒热者，与大柴胡汤。但结胸无大热者，此为水结在胸胁也，但头微汗出者，大陷胸汤主之。

注：往来寒热者，表未解；热结在里者，阳明实证；表里同病，宜大柴胡汤清内热而兼解表。但结胸无大热者，有里证而无表证，宜大陷胸汤。

（2）伤寒五六日，呕而发热者，柴胡汤证具，而以他药下之，柴胡证仍在者，复与柴胡汤。此虽已下之，不为逆，必蒸蒸而振，却发热汗出而解。若心下满而硬痛者，此为结胸也，大陷胸汤主之。但满而不痛者，此为痞，柴胡汤不中与之，宜半夏泻心汤。

注：呕而发热，少阳之证，下之为误治。蒸蒸者，形容正气由里向外抗邪；而振者，打哆嗦，战汗而解。

半夏泻心汤：半夏半升，黄芩、干姜、人参各三两，黄连一两，大枣十二枚，炙甘草三两。

（3）太阳少阳并病，而反下之，成结胸，心下硬，下利不止，水浆不下，其人心烦。

注：病不在里而下之，则中气受伤，在上而成结胸，在下而利不止。

（4）太阳与少阳并病，头项强痛，或眩冒，时如结胸，心下痞硬者，当刺大椎第一间、肺俞、肝俞。慎不可发汗，发汗则谵语，脉弦。五六日，谵语不止，当刺期门。

注：大椎穴，手足三阳及督脉之会。刺大椎、肺俞泻太阳之郁，刺肝俞泻少阳之郁，刺期门泻肝胆之热，以救阳明。若发

汗，则伤阴而内热更甚，故不可汗。

（5）太阳少阳并病，心下硬，颈项强而眩者，当刺大椎、肺俞、肝俞，慎勿下之。

注：颈项强，太阳之证，心下硬、目眩，少阳之证，病不在里，故不可下。

九、太阴病篇

太阴脾与阳明胃同居中宫，共主土气。阳明燥金，太阴湿土，阳明胜则土气燥，太阴胜则土气湿。土燥则克水，土湿则反被水侮。太阴脾病湿，则寒水反侮湿土，故脾脏病湿、病寒。脾脏湿寒，则中气虚弱，肾脏、肝脏皆病起，故太阴病也附于少阴、厥阴两篇。

1. 太阴提纲

（1）太阴之为病，腹满而吐，食不下，自利益甚，时腹自痛。若下之，必胸下结硬。

注：脾主升清，胃主降浊，脾病累胃，胃气上逆，故吐，食不下；脾陷则下利，脾胃虚寒不可下之。

2. 太阴脏病

（1）自利不渴者，属太阴，以其脏有寒故也。当温之，宜服四逆辈。

注：三阳之利，津亡里燥，多见渴证。肾阳有气化津液的作用，故下利而渴者，也有属少阴；自利而不渴者，为脏寒，属太阴。太阴寒湿重，或时间长，伤及肾阳，又会造成少阴之下利。

（2）病发热头痛，脉反沉，若不差，身体疼痛，当救温其里，宜四逆汤。

注：发热头痛，为太阳表证，脉本应浮，今反沉者，为里有寒，表热里寒，当先温其里，里寒得温，则表证自和。

（3）下利清谷，不可攻表，汗出必胀满。

注：下利清谷，脾寒不能磨化水谷，此病在里，不可攻表发汗，汗出更加伤阳，故胀满。

（4）下利，腹胀满，身体疼痛者，先温其里，乃攻其表。温里宜四逆汤，攻表宜桂枝汤。

注：身体疼痛为太阳表证，下利腹胀满为太阴里证。虚寒下利兼表证，如先攻表强发汗，会造成亡阳虚脱的严重后果。

（5）伤寒，胸中有热，胃中有邪气，腹中痛，欲呕吐者，黄连汤主之。

注：上热下寒证。呕吐，胸有热即上热；呕吐者，胆胃俱逆，胆木克胃土；肝木克脾土，故腹中痛，为太阴证。黄连清上热，桂枝疏肝达木，干姜温中，炙甘草、大枣、党参补中气，半夏降胃逆。

黄连汤：黄连三两，半夏半升，桂枝三两，干姜三两，人参二两，炙甘草三两，大枣十二枚。

（6）本太阳病，医反下之，因而腹满时痛者，属太阴也，桂枝加芍药汤主之；大实痛者，桂枝加大黄汤主之。

注：阴阳气血不和之证。太阳病，本应解表，下之为误治，脾败肝郁，故腹满时痛。下后伤阴大于伤阳，时痛时止为虚，痛不停为实。

桂枝加芍药汤：桂枝三两，芍药六两，生姜三两，炙甘草二两，大枣十二枚。

桂枝加大黄汤：桂枝三两，芍药六两，生姜三两，炙甘草二两，大枣十二枚，大黄二两。

（7）太阴为病脉弱，其人续自便利，设当行大黄、芍药者，宜减之，以其人胃气弱，易动故也。

注：脉弱，续自便利者，胃气虚弱，故宜减量，慎用寒凉药。

（8）伤寒发汗已，身目为黄，所以然者，以寒湿在里不解故也。以为不可下也，当于寒湿中求之。

注：发汗则热泄，身目黄者，为湿寒，非湿热。黄疸分阴黄与阳黄，阴黄湿寒，阳黄湿热；阳黄颜色鲜黄，阴黄颜色暗黄。

(9) 伤寒七八日，身黄如橘子色，小便不利，腹微满者，茵陈蒿汤主之。

注：表解而里有湿热，肠胃积滞，湿热瘀蒸，故身黄。茵陈利水除湿，栀子、大黄泻热而去瘀积。

(10) 伤寒，身黄发热，栀子柏皮汤主之。

注：湿热在表里之间，肠胃无积滞；栀子、柏皮泻湿而清热，炙甘草补中。

肥栀子十五个，生甘草一两，黄柏二两。

上三味，以水四升，煮取一升半，去滓。分温再服。

(11) 伤寒，瘀热在里，身必发黄，麻黄连轺赤小豆汤主之。

注：伤寒表郁而生里热，无汗且小便不利，湿热相蒸，必发黄，当发汗解表兼利小便去湿气。湿热在表之发黄用麻黄连轺赤小豆汤，湿热在里之发黄用茵陈蒿汤。

麻黄二两，连翘二两，杏仁四十个，赤小豆一升，大枣十二枚，生梓白皮，生姜二两，炙甘草二两。

上八味，以水一斗，先煮麻黄至沸，去上沫，内诸药，煮取三升，去滓。分温三分，半日服尽。

(12) 伤寒，脉浮而缓，手足自温者，系在太阴。太阴身当发黄，若小便自利者，不能发黄。至七八日，虽暴烦下利，日十余行，必自止，以脾家实，腐秽当去故也。

注：脾胃同主四肢，中焦阳旺则手脚发热。太阴湿土，湿不去则湿热相蒸，当发黄，小便利则湿去，故不发黄。脾家实即中气旺盛，腐秽之物不能存留于肠胃。

(13) 太阴中风，四肢烦疼，阳微阴涩而长者，为欲愈。

注：阳即寸，阴即尺，寸微则阳不外格，阴涩则阴不下盛，阴阳调和，脾阳续复，脉渐舒长，是为欲愈也。

（14）太阴病欲解时，从亥至丑上。

十、少阴病篇

脾升胃降，中气旺盛，则足少阴肾经癸水上升，手少阴心经丁火下降，心肾相交，水火互济，故上不病热，下不病寒。中气虚弱，病则水火分离，上病热而下病寒。少阴病多见下寒少见上热者，缘于水克火，病则水胜而火负。

1. 少阴提纲

（1）少阴之为病，脉微细，但欲寐也。

注：脉微细，为阴盛而寒，阴主静，故欲眠睡。但寐者，想睡觉却无法进入深度睡眠，比如老年人经常打瞌睡，稍有响动即醒。

2. 少阴经病

（1）少阴中风，脉阳微阴浮，为欲愈。

注：寸微尺浮者，是沉紧已去，阴退阳复之象，故欲愈。

（2）少阴病欲解时，从子时至寅时。

3. 少阴寒湿

（1）少阴病，欲吐不吐，心烦，但欲寐，五六日，自利而渴者，属少阴也，虚故引水自救。若小便色白者，少阴病形悉具。小便白者，以下焦虚有寒，不能制水，故令色白也。

注：下寒而上有虚热，水火不济。心火逆盛则生上烦，肾水下旺故欲眠睡。下焦阳虚则腹泻下利而津液亡，故渴欲饮水。少阴阳虚，水中无火以蒸化津液，水气不能上升，故口渴；太阴之下利则口不渴；小便清白者多为少阴虚寒。

（2）少阴病，始得之，反发热，脉沉者，麻黄细辛附子汤主之。

注：少阴脉沉，始得反发热而脉沉者，是肾脏病寒而表未解，宜温里发表。麻黄发散卫气，附子温肾阳，细辛降阴邪

寒水。

麻黄二两，细辛二两，炮附子一枚。

（3）少阴病，得之二三日，麻黄附子甘草汤微发汗。以二三日无里证，故微发汗也。

注：二、三日，无少阴里证，故可微汗。

麻黄二两，炙甘草二两，炮附子一枚。

（4）少阴病，吐利，手足逆冷，烦躁欲死者，吴茱萸汤主之。

注：阳气虚弱，里阴寒盛，中气大败。党参、大枣补中，吴茱萸、生姜温中回阳。烦躁欲死即烦躁很严重。阳主烦，阴主躁，阳虚阴盛则躁大于烦，以躁为主。手足逆冷者，手冷过肘，足冷过膝。

吴茱萸一升，党参二两，生姜六两，大枣十二枚。

（5）少阴病，脉沉者，急温之，宜四逆汤。

注：火性浮而水性沉，脉沉则无关太阳、阳明、少阳三阳经证，脏阴主令，脉沉则阳虚寒盛，当温。

（6）少阴病，饮食入口则吐，心中温温欲吐，复不能吐。始得之，手足寒，脉弦迟者，此胸中实，不可下也，当吐之。若膈上有寒饮，干呕者，不可吐也，当温之，宜四逆汤。

注：手足寒，脾阳虚，阳郁于上而痰实者，不可下，宜吐。阳气极为虚弱，胸膈有寒饮、干呕者，宜温。干呕者，胃逆已甚，不可更吐。温温即愠愠，不舒服、恶心、难受、心里闹腾。

（7）少阴病，下利清谷，里寒外热，手足厥逆，脉微欲绝，身反不恶寒，其人面色赤，或腹痛，或干呕，或咽痛，或利止脉不出者，通脉四逆汤主之，即于四逆汤内倍加干姜、附子。

注：里寒外热，阴旺阳虚，设见恶寒者，则阳败而病重。今反不恶寒，是阳弱尚不至于阳绝的程度。呕、咽痛、面色赤者，为热郁于上；腹痛、下利者为下寒。上之阳气与下之阴寒互相格逆，水火不济。干姜、炙甘草温中补中，附子温肾水，阳回脉出

则愈。

炙甘草二两，附子大者一枚，干姜三两。

上三味，以水三升，煮取一升二合，去滓，分温再服。其脉即出者愈。

面色赤者，加葱九茎；腹中痛者，去葱，加芍药二两；呕者，加生姜二两；咽痛者，去芍药，加桔梗一两；利止脉不出者，去桔梗，加人参二两。

(8) 少阴病，得之一二日，口中和，其背恶寒者，当灸之，附子汤主之。

注：口中和，即无渴、燥、咽干等热证，背恶寒者，太阳经阳气衰弱。足太阳与足少阴互为表里，灸之，温表，附子汤温里。热郁于里之背微恶寒者，则口干而渴，如白虎加人参汤证之背微恶寒。灸之，可以灸关元、涌泉等穴。

(9) 少阴病，身体痛，手足寒，骨节痛，脉沉者，附子汤主之。

注：脾主四肢，少阴水旺，土败则水反侮土，故手足寒。水旺湿盛，故骨节痛。附子温水，芍药制附子之窜而熄风，茯苓、人参、白术补土补中而泻土湿。

附子汤：炮附子二枚，芍药三两，茯苓三两，人参二两，白术四两。

(10) 少阴病，二三日不已，至四五日，腹痛，小便不利，四肢沉重疼痛，自下利者，此为有水气。其人或咳，或小便利，或下利，或呕者，真武汤主之。

注：水旺，土湿木郁，寒水泛滥，肝木克脾，故腹痛。土湿而木不能疏泄，故小便不利。湿流关节，故四肢沉重疼痛。芍药降胆熄风，附子温肾水，茯苓、白术、泻水燥土，生姜降逆止呕，调中气。

茯苓三两，芍药三两，白术二两，生姜三两，炮附子一枚。

若咳者，加五味子半斤、细辛一两、干姜一两；若小便利者，去茯苓；若下利者，去芍药，加干姜二两；若呕者，去附子，加生姜，足前为半斤。

（11）少阴病，下利六七日，咳而呕渴，心烦，不得眠，猪苓汤主之。

注：脾陷则利，胃逆则呕，肺逆则咳，火不降则热郁于上而为烦渴，种种诸证，实为土气郁湿所致，猪苓、茯苓、泽泻去湿燥土，滑石清热利水，阿胶滋肝木而熄风。

猪苓，茯苓，阿胶，泽泻，滑石各一两。

上五味，以水四升，先煮四物，取二升，去滓，内阿胶烊化。温服七合，日三服。

（12）少阴病，下利，白通汤主之。

注：阴盛阳虚，气虚阳陷则下利，姜附回阳，葱白破阴通经去郁，阳回气达则脉出。

葱白四茎，干姜一两，附子一枚。

（13）少阴病，下利，脉微者，与白通汤；利不止，厥逆无脉，干呕烦者，白通加猪胆汁汤主之。服汤，脉暴出者死，微续者生。

注：阴盛极则格阳，姜、附不得下达，故利不止；上热愈增则干呕且烦，猪胆汁寒凉引姜、附下行以回下焦阳气，兼有补阴生津的作用。脉暴出者，阳绝于上，脉微续者，阳未绝而渐复。

葱白四茎，干姜一两，附子一枚，猪胆汁一合。

原方有人尿，或可用粗海盐代替。

（14）少阴病，二三日至四五日，腹痛，小便不利，下利不止，便脓血者，桃花汤主之。

注：水寒土湿，下利为脾陷，小便不利、腹痛为肝木郁结，则大便先便后血。粳米补中泻湿，干姜温中而驱寒，赤石脂敛肠而固脱。里急后重，便脓血，有黏液者，则为肝胆热盛，白头翁汤证。

赤石脂一斤，干姜一两，粳米一升。

上三味，以水七升，煮米令熟，去滓。温服七合，内赤石脂末，方寸匕，日三服。若一服愈，余勿服。

（15）少阴病，下利便脓血者，桃花汤主之。

注：同（14），先下利而后便血。

（16）少阴病，下利，脉微涩，呕而汗出，必数更衣；反少者，当温其上，灸之。

注：脾陷则下利，下利伤阴，是以脉微涩。胆胃俱逆则呕，阳气升泄，是以汗出。阳气愈升，则下焦愈寒而利愈多。利少者，是脾阳恢复而胃阳欲脱，当温灸之，以回胃阳，可灸厉兑穴、足三里穴等，引胃气下降。

4. 少阴忌汗忌下证

（1）少阴病，咳而下利，谵语者，被火气劫故也，小便必难，以强责少阴汗也。

注：少阴病在里，不可用火劫发汗，汗出，则阴阳两伤，中气虚弱，气机上逆，则咳。下陷则大便利，阴阳俱虚则小便难，阳随汗泄则神昏，故谵语。

（2）少阴病，脉细沉数，病为在里，不可发汗。

注：少阴病发热脉沉，犹可汗，此脉细沉数，病在里，不可汗。

（3）少阴病，脉微，不可发汗，亡阳故也。阳已虚，尺脉弱涩者，复不可下之。

注：脉微为阳虚，发汗则伤阴伤阳，故不可汗。尺脉弱涩者为阴虚，泻下则伤阳伤阴，故不可下。

（4）病人脉阴阳俱紧，反汗出者，亡阳也，此属少阴，法当咽痛而复吐利。

注：紧脉为收敛，本不出汗，反汗出者，阳气虚弱，卫气不充也。此脉紧为里寒阴盛，非表寒之外束。水旺于下，火盛于上，故咽痛。中气虚弱，故上吐而下利。

（5）少阴病，但厥无汗，而强发之，必动其血。未知从何道出，或从口鼻，或从目出者，是名下厥上竭，为难治。

注：少阴病在里，不可发汗。强发其汗，泻其阳根，伤其中气，卫虚不敛，营血失统，故上走七窍。血之不上溢者，气机之收敛。

5. 少阴热证

（1）少阴负趺阳者，为顺也。

注：少阴，肾脉也，趺阳，胃脉、胃气也。胃脉胜于肾脉，土本克水，故土胜水，为顺。换个说法，就是胃气旺盛，为顺。脾胃后天之本，无胃气则死，

（2）少阴病，得之二三日以上，心中烦，不得卧，黄连阿胶汤主之。

注：阴虚而有上热。心烦为火气不降，上有郁热，黄连、黄芩清上热而降心火，芍药、阿胶，滋阴降胆而熄风，鸡子黄升肾水，水火相济，则病愈。

黄连四两，黄芩二两，芍药二两，鸡子黄二枚，阿胶三两。

上五味，以水六升，先煮三物，取二升，去滓，内胶烊化，内鸡子黄，搅令相得。温服七合，日三服。

（3）少阴病，下利，咽痛，胸满，心烦，猪肤汤主之。

注：阴虚咽痛证。阴虚，中气虚弱，胆胃俱逆，则上有虚热而下利，猪肤、白蜜滋阴降火，加炒米粉以止下利。阴虚的咽喉痛颜色暗淡、不鲜红，充血不严重；下有阴寒，上有严重郁热的咽喉痛，则颜色比较鲜红。

（4）少阴病，二三日，咽痛者，可与甘草汤；不差，与桔梗汤。

注：火逆于上者，多中气虚弱，甘草补中清热。加桔梗降逆而开结滞。

甘草汤：生甘草二两。

桔梗汤：桔梗一两，甘草二两。

（5）少阴病，咽中痛，半夏散及汤主之。

注：中气弱则气机上逆，热盛于上，半夏降逆去痰，桂枝降冲气，炙甘草补中。

半夏，桂枝，炙甘草。

上三味，等分，各别捣散已，合治之。白饮和服方寸匕，日三服。

若不能服散者，以水一升，煎七沸，内散两方寸匕，更煮三沸，下火令小冷，少少咽之。

(6) 少阴病，咽中伤，生疮，不能语言，声不出者，苦酒汤主之。

注：上热盛则咽伤生疮，半夏降逆，鸡子白滋阴清肺，苦酒散结消肿。苦酒即醋，鸡子白即鸡蛋清。

半夏，鸡蛋清一枚。

上二味，先煮半夏，后加入醋，一沸后，取汤冲入鸡蛋清。少少含咽之，不差，更作三剂。

(7) 少阴病，八九日，一身手足尽热者，以热在膀胱，必便血也。

注：足少阴肾与足太阳膀胱互为表里，正气恢复，阳气外发，太阳膀胱腑病热，故小便有血。有认为是大便有血，实则两者皆可发生，随证而发。

(8) 少阴病，下利便脓血者，可刺。

注：《灵枢·脉度》：盛者泻之，虚者补之。下利便脓血有虚有实，有寒有热，实热者可刺经穴以泻热，如刺幽门穴泻热。

(9) 少阴病，四逆，其人或咳，或悸，或小便不利，或腹中痛，或泄利下重者，四逆散主之。

注：肝木郁滞，阳气内郁之四肢厥逆属热厥，没有下利清谷，脉微欲绝等寒的特点，也没有烦渴、大便秘结、腹满疼痛等热的特点，病人不自觉手足冷，旁人可觉其手足冷。本病多由过用寒凉药，把阳气冰伏于内，或由发怒生气而致，心闷，嘴唇直哆嗦，说不出话。四逆散之炙甘草补中培土，枳实去滞，柴胡、

芍药疏肝达木。

四逆散：炙甘草，炒枳实，柴胡，芍药。

上四味，各十分，捣筛，白饮和服方寸匕，日三服。

咳者，加五味子、干姜各五分，并主下利；悸者，加桂枝五分；小便不利者，加茯苓五分；腹中痛者，加附子一枚，炮令坼；泄利下重者，先以水五升，煮薤白三升，煮取三升，去滓，以散三方寸匕，内汤中，煮取一升半。分温再服。

(10) 少阴病，得之二三日，口燥咽干者，急下之，宜大承气汤。

注：阳明胃属土，土本克水，克之太过，则肾水涸竭，口燥咽干，宜下阳明之燥热，以保肾水。

(11) 少阴病，自利清水，色纯青，心下必痛，口干燥者，急下之，宜大承气汤。

注：土燥克水，肝阴虚则风动，肝主疏泄，故见下利，肝风动则耗阴伤津，故口干燥，宜下阳明之燥热，以保肾水。

(12) 少阴病，六七日，腹胀，不大便者，急下之，宜大承气汤。

注：脾病则陷，陷则脐以下胀；胃病则逆，逆则脐以上胀。太阴之腹胀，则湿盛而大便利，阳明之腹胀，则燥盛而大便结，腹胀而不大便，是阳明燥盛而伤脾阴，故宜下之以救阴液。

6. 少阴阳回生证

(1) 少阴病，脉紧，至七八日，自下利，脉暴微，手足反温，脉紧反去者，为欲解也。虽烦，下利必自愈。

注：手足温，阳气复。

(2) 少阴病，下利，若利自止，恶寒而踡卧，手足温者，可治。

注：手足温，阳气复。

(3) 少阴病，恶寒而踡，时自烦，欲去衣被者，可治。

注：烦则阳升，欲去衣被则阳复。

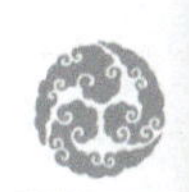

(4) 少阴病，吐利，手足不逆冷，反发热者，不死。脉不至者，灸少阴七壮。

注：手足不逆冷，反发热者，为阳气欲复，中气未绝。如手足逆冷而发热者，则为阴盛亡阳之证。七为阳数，故灸少阴穴七壮，如足内踝之太溪穴、足心之涌泉穴。

7. 少阴阳亡死证

(1) 少阴病，恶寒，身蜷而利，手足逆冷者，不治。

注：阴盛极而阳绝。

(2) 少阴病，吐利躁烦，四逆者，死。

注：吐、烦、躁，阳越于上；下利，阴绝于下，如四肢温暖，则阳回犹有生望，四肢寒冷，则阳亡而死。

(3) 少阴病，下利止而头眩，时时自冒者，死。

注：阳根上脱，故头晕目眩。

(4) 少阴病，四逆，恶寒而身蜷，脉不至，不烦而躁者，死。

注：阴盛极，脉又不至，则阳气已绝。阳复则烦，阳脱则躁，故死。

(5) 少阴病六七日，息高者，死。

注：息高者，有心肺之呼出，而无肾肝之吸入，有出无入，故死。

(6) 少阴病，脉微沉细，但欲卧，汗出不烦，自欲吐，至五六日，自利，复烦躁不得卧寐者，死。

注：大便下利则阴绝于下，上生烦躁则阳绝于上。

十一、厥阴病篇

厥阴风木，水生木，木生火，水胜则病寒，火胜则病热。木生于水而长于土，水暖土燥，中气旋转，则木气条达顺遂而不化风，水寒土湿则木气郁结化而为风。风木郁动，耗水动血，其气上冲，上则病热，下则病寒。足厥阴肝经乙木之气主升，足少阳胆经甲木之气主降，上有郁热则责在胆经之不降，下有郁热则责在肝木之下陷。

1. 厥阴提纲

（1）厥阴之为病，消渴，气上撞心，心中疼热，饥而不欲食，食则吐蛔，下之利不止。

注：脾胃虚寒，则风动火郁，耗水动血，其气上冲。中寒，故饥而不欲食；蛔虫喜热，顺热而上，故食则吐蛔。

2. 厥阴经病

（1）厥阴中风，脉微浮为欲愈；不浮为未愈。

注：厥阴病在里，脉应沉，如脉微浮者，则是阳气恢复，故愈。

（2）厥阴病欲解时，从丑至卯上。

3. 厥阴寒湿证

（1）凡厥者，阴阳气不相顺接，便为厥。厥者，手足逆冷者是也。诸四逆厥者，不可下之，虚家亦然。

注：平人经脉升降有序，阴阳相交，两相顺接，乃不厥冷。四逆厥者，皆中气虚弱，故不可下，下之伤脾胃中气。

（2）伤寒厥四日，热反三日，复厥五日，其病为进。寒多热少，阳气退，故为进也。

注：厥即四肢厥冷，热即发热。

（3）伤寒，先厥，后发热而利者，必自止，见厥复利。

注：厥而下利为阴盛，若先厥利，后见发热者，为阳气恢复，阴寒退却，故下利自止。厥冷与下利同属阴寒，故一见厥冷，必然下利。

（4）病人手足厥冷，言我不结胸，小腹满，按之痛者，此冷结在膀胱关元也。

注：病在下焦。没有结胸的症状，小腹满，按之痛，但是没有蓄水、蓄血等证者，为膀胱关元冷结。宜当归四逆汤治疗。

(5) 伤寒五六日，不结胸，腹濡，脉虚，复厥者，不可下，此亡血，下之死。

注：血虚致厥证。无结胸，腹濡而不满，此内无冷结。腹濡即肚子软而不硬。

(6) 发热而厥，七日下利者，为难治。

注：先发热而厥者，阳退阴进，经过几天，不见阳复而见下利者，为阴寒邪盛，故难治。

(7) 伤寒脉促，手足厥逆，可灸之。

注：脉促即脉数，多为热；脉数而手足冷者，则为寒。阴盛阳虚，灸之以助阳气而胜阴寒。可灸太冲、气海、关元等穴以救亡阳之危险。

(8) 伤寒脉微而厥，至七八日，肤冷，其人躁无暂安时者，此为脏厥，非蛔厥也。蛔厥者，其人当吐蛔。令病者静，而复时烦者，此为脏寒。蛔上入其膈，故烦，须臾复止，得食而呕，又烦者，蛔闻食臭出，其人当自吐蛔。蛔厥者，乌梅丸主之，又主久利。

注：脏厥者，脏阴寒盛，皮肤发冷，中气虚弱，阳根欲脱，故躁动而无安静之时。蛔厥者，躁动时静时止，脏寒不能安蛔，气逆作呕，冲动蛔虫，上入其膈，故吐蛔。呕烦为上热。乌梅、当归补肝暖血，蜀椒杀蛔，细辛、桂枝降逆，党参补中气，干姜温中，黄连、黄柏清热。寒温并用，虽有黄连、黄柏大寒之药，仍以热药温水寒为主。

乌梅三百枚，细辛六两，干姜十两，黄连十六两，当归四两，炮附子六两，蜀椒四两，桂枝六两，党参六两，黄柏六两。

现代用四味药，乌梅、黄连、川椒、甘草，治胆道蛔虫，效果很好。

(9) 病人手足厥冷，脉乍紧者，邪结在胸中，心下满而烦，饥不能食者，病在胸中，当须吐之，宜瓜蒂散。

注：胸中痰实致厥之证。内寒，中气虚弱，胃气上逆，浊阴

不降，故心下胀满而烦闷，饥不能食。

（10）伤寒，本自寒下，医复吐下，寒格，更逆吐下；若食入即吐者，干姜黄芩黄连人参汤主之。

注：阴盛格阳。食入即吐者，为上有郁热而中寒；饮水即吐者，为土湿水停；食入过一段时间再吐，且下利清谷者为寒吐。黄芩、黄连清上热，干姜温中，人参补气生津。

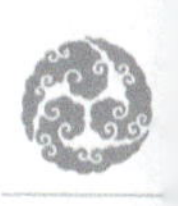

干姜，黄芩，黄连，党参各三两。

（11）大汗出，热不去，内拘急，四肢疼，又下利厥逆而恶寒者，四逆汤主之。

注：阳虚之出汗。伤寒，表寒闭其内热，大汗既出则热退，今大汗出而热不去，非伤寒之病在表，为阳亡而不归里。阳亡于外，内则寒盛，寒性收引，故内拘急，四肢疼。内拘急即腹部等肌肉抽搐、疼痛。

（12）大汗，若大下，利而厥冷者，四逆汤主之。

注：大汗，大下，伤其中气，亡其阳气，故下利而厥冷。四逆汤温中补中，温肾水。

（13）下利清谷，里寒外热，汗出而厥者，通脉四逆汤主之。即四逆汤内倍加干姜、附子。

注：脾阳虚弱，不能消谷，故下利清谷，外有大热则里为阴寒，宜温中下焦。

（14）下利脉大者，虚也，以其强下之故也。设脉浮革，因而肠鸣者，属当归四逆汤。

注：内寒。下利而脉大者，此中气虚弱，若是自利，不致如此之虚，当是强泻下之故。

（15）手足厥寒，脉细欲绝者，当归四逆汤主之。若其人内有久寒者，宜当归四逆加吴茱萸生姜汤主之。

注：肝司营血，营血寒而不能暖肢节，故手足厥寒；营血虚，故脉细欲绝。当归、桂枝温肝血，芍药滋肝阴，细辛降逆，通草通经络，炙甘草补中。有久寒者，加吴茱萸、生姜温中。

当归四逆汤：当归、桂枝、芍药、细辛各三两，炙甘草二两，通草二两，大枣二十五枚。

吴茱萸生姜汤：当归三两，芍药三两，炙甘草二两，通草二两，桂枝三两，细辛三两，生姜半斤，吴茱萸二升，大枣二十五枚。

(16) 伤寒，厥而心下悸者，宜先治水，当服茯苓甘草汤，却治其厥，不尔，水渍入胃，必作利也。

注：水停心下而致厥证，内寒而有水气停留，水气相搏，故心悸。心下悸即胃脘口悸动，厥而停水，宜先治水。

茯苓二两，炙甘草一两，生姜三两，桂枝二两。

(17) 伤寒六七日，大下后，寸脉沉而迟，手足厥逆，下部脉不至，咽喉不利，吐脓血，泄利不止者，为难治，麻黄升麻汤主之。

注：下伤中气，升降失序，脾肝下陷，故寸脉沉迟，手足厥逆，泄利不止。胃胆上逆，故咽喉不利，吐脓血。干姜、茯苓、炙甘草、白术，温中燥土，知母、黄芩、石膏、天冬、玉竹，清肺金而降逆，当归、桂枝、芍药，调肝胆升降，升麻升下陷，麻黄发散卫气以助升陷。

麻黄二两半，升麻一两一分，当归一两一分，知母十八铢，黄芩十八铢，玉竹十八铢或菖蒲，芍药六铢，天冬六铢，桂枝六铢，茯苓六铢，炙甘草六铢，石膏六铢，白术六铢，干姜六铢。

(18) 伤寒四五日，腹中痛，若转气下趋少腹者，此欲自利也。

注：寒利之前驱证候。肝木郁结，克伐脾土，故腹痛；转气下趋少腹者，中气下陷；风动疏泄，故欲自利。

(19) 干呕，吐涎沫，头痛者，吴茱萸汤主之。

注：脾胃虚寒，胃阴上逆，故吐涎沫且落地即化。头痛指头顶痛，有时还有点头晕。脏寒容易生水，脏热容易动风。

(20) 呕家有痈脓者，不可治呕，脓尽自愈。

注：内有痈脓而呕者，呕是痈脓所致，痈脓为本，呕为标，当先治痈脓，则标病自止。

（21）呕而脉弱，小便复利，身有微热，见厥者，难治，四逆汤主之。

注：呕而脉弱者，病在里。先身有微热，而后厥逆者，为阴盛阳虚，阴进阳退，故难治。

4. 厥阴热证

（1）伤寒，一二日至四五日而厥者，必发热。前热者后必厥，厥深者热亦深，厥微者热亦微。厥应下之，而反发汗者，必口伤烂赤。

注：本段讲厥与热之关系。阴阳之气不相顺接，阳郁于内，阴盛而阳气不能到达四肢则厥，阳复则热，阴越盛则阳越旺。阳胜而热则病退，但是热不可太过，故厥将终而热将作时，当下之。因寒而致四肢厥冷者，本不可下，本章可下者，因阳复而发热也。发汗则增热，热邪上攻，则口伤烂赤。

（2）伤寒厥五日，热亦五日，设六日当复厥，不厥者自愈。厥终不过五日，以热五日，故知自愈。

注：热多寒少，阳胜则病退。

（3）伤寒，热少，微厥，指头寒，默默不欲食，烦躁数日，小便利，色白者，此热除也，欲得食，其病为愈；若厥而呕，胸胁烦满者，其后必便血。

注：热少者，阳将退。厥微，指头寒而手掌不寒者，阴欲复。默默不欲饮食而烦躁者，阳未全退，阴未全复。至数日，小便利色清者，是阳退阴复热除也。热除而欲食者，脾胃阳气尚可，故病为愈。若厥呕，胸胁烦满者，则热未除而风动，胆热而肝木疏泄过甚则便脓血。

（4）伤寒发热四日，厥反三日，复热四日，厥少热多者，其病当愈。四日至七日，热不除者，必便脓血。

注：热不除者，热盛伤阴，肝木枯燥则生风，疏泄过甚则便

脓血。

（5）伤寒，始发热六日，厥反九日而利。凡厥利者，当不能食，今反能食者，恐为除中。食以索饼，不发热者，知胃气尚在，必愈，恐暴热来出而复去也。后三日脉之，其热续在者，期之旦日夜半愈。所以然者，本发热六日，厥反九日，复发热三日，并前六日，亦为九日，与厥相应，故期之旦日夜半愈。后三日脉之，而脉数，其热不罢者，此为热气有余，必发痈脓也。

注：厥而下利者，为内寒，当不能食，今反能食者，恐为中气败亡。饮食入胃，阳气入内化其食物，故不发热，知胃气尚在；若突然发热，又突然热去者，则阳气将亡。若寒热相等者，则期之愈；若热气有余者，必蒸血肉，而发痈脓。除中者，即回光返照，人临死之前，中气将亡的时候，都会想吃食物。

（6）伤寒先厥后发热，下利必自止，而反汗出，咽中痛者，其喉为痹。

注：先厥后发热者，阳气恢复，寒邪退却，故下利必止。热太过，热气上蒸皮毛，则反汗出，热气上冲，则咽喉疼痛而肿。喉痹即咽喉肿大。

（7）发热无汗，而利必自止，若不止，必便脓血，便脓血者，其喉不痹。

注：发热无汗，阳气内藏，里气温暖，故寒利自止；若不止，则为热利，风木疏泄，故便脓血。上章热往上冲，本章则热往下走，故其喉不痹。

（8）厥阴病，渴欲饮水者，少少与之，愈。

注：渴欲饮水者，阳气恢复，此白头翁汤之轻者。

（9）热利下重者，白头翁汤主之。

注：热利。脾肝下陷，郁而生热，里急后重。清肝热，则肝脾俱升，木气条达，不致疏泄太过，故利止。

白头翁二两，黄柏、黄连、秦皮各三两。

（10）下利，欲饮水者，以有热故也，白头翁汤主之。

注：肝热，风动耗水，故欲饮水。

(11) 下利，谵语者，有燥屎也，宜小承气汤。

注：燥热伤阴，热结旁流，则下利。

(12) 下利后更烦，按之心下濡者，为虚烦也，宜栀子豉汤。

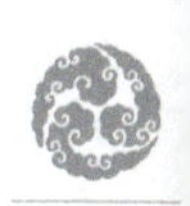

注：按之心下濡者，无实结也，虚烦为上有热。濡者，软也。

(13) 下利，脉数而渴者，令自愈；设不差，必清脓血，以有热故也。

注：脉数而渴者，阳胜，阳复太过，必大便脓血。

(14) 下利，寸脉反浮数，尺中自涩者，必清脓血。

注：寸脉浮数，阳复太过，必大便脓血。

5. 厥阴阳回生证

(1) 下利，有微热而渴，脉弱者，令自愈。

注：微热而渴者，阳气来复。脉弱者，则阳气不致恢复太过。阴阳调和，故自愈。

(2) 下利，脉数有微热汗出，令自愈。设复紧，为未解。

注：脉数微热汗出者，为阳气外达，故自愈。脉紧者，为阴邪外闭，阳陷不升，故未解。

(3) 下利，脉沉弦者，下重也；脉大者，为未止；脉微弱数者，为欲自止，虽发热，不死。

注：脉沉弦者，为肝脉，肝木疏泄不复利，故下重。下重即肛门下坠难受，大便解而未尽。脉大则邪热盛。脉微弱者，为阴阳调和。

(4) 下利，脉沉而迟，其人面少赤，身有微热，下利清谷者，必郁冒汗出而解，病人必微厥。所以然者，其面戴阳，下虚故也。

注：脉沉而迟，下利清谷者，为中下虚寒；面色少赤者，即面色有少许红色，称戴阳，即上有热，郁冒汗出则阳复而解。郁

冒即头目眩晕。

6. 厥阴阳绝死证

(1) 伤寒脉迟六七日，而反与黄芩汤彻其热，脉迟为寒，今与黄芩汤复除其热，腹中应冷，当不能食；今反能食，此名除中，必死。

注：内寒，必不欲食。除中，即回光返照。

(2) 伤寒六七日，脉微，手足厥冷，烦躁，灸厥阴。厥不还者，死。

注：手足厥冷，是寒；烦躁是阳气上脱，灸之以助厥去而阳复。厥不去阳不复者，死。可以灸太冲、气海等穴。

(3) 伤寒发热，下利，厥逆，躁不得卧者，死。

注：下利则阴亡于下；厥逆，躁不得卧者，则阳亡于上。阳气上越外泄，故躁不得卧。

(4) 伤寒发热，下利至甚，厥不止者，死。

注：寒利，厥不止则阳不复，故死。

(5) 伤寒六七日，不利，便发热而利，其人汗出不止者，死。有阴无阳故也。

注：发热而利，发热者，为阳气外泄；利者，为内寒。寒利伤脏之阳，汗出伤血中温气，阳亡，故死。临死之时，有出汗者，阳亡于外；有大便者，气陷于下；有喘者，阳气上越。

(6) 下利，手足厥冷，无脉者，灸之不温，若脉不还，反微喘者，死。

注：反微喘者，元气上脱，故死。

(7) 下利后脉绝，手足厥冷，晬时脉还，手足温者生，脉不还者死。

注：手足温者，阳气恢复，故生。

(8) 伤寒，下利日十余行，脉反实者，死。

注：下利为虚证，应该脉沉微、微弱，今反脉实者，邪气旺盛，故死。

十二、痉　　病

（1）病身热足寒，颈项强急，恶寒，时头热，面赤，目赤，独头摇，卒口噤，背反张者，痉病也。

注：痉病者，颈、项、背强急，腰背反折，状如拉开的弓弦，四肢抽搐，头摇眼歪，牙关紧急，不能张开，面色红赤。

（2）太阳病，发热汗出，不恶寒者，名曰柔痉。

注：风伤卫而营病，风性柔，故曰柔痉。

（3）太阳病，发热无汗，反恶寒者，名曰刚痉。

注：寒伤营而卫病，寒性刚，故曰刚痉。

（4）阳病，发汗多，因致痉。

注：汗多伤阴，筋脉失养，故成痉。

（5）太阳病，发热，脉沉而细者，名曰痉。

注：营虚发热，卫虚脉沉细，发热而脉沉细者，为阴虚，故曰痉。

十三、湿　　病

湿有内外之别，外感则入经络而流关节，内伤则由脏腑而归脾肾。土气居中，火盛则为湿热，水盛则为湿寒。

（1）太阳病，关节疼痛而烦，脉沉而细者，此名湿痹。湿痹之候，其人小便不利，大便反快，但当利其小便。

注：膀胱者，津液之腑，气化则出，湿则气不化水，小便不利，湿气后行，故大便反快。

（2）湿家之为病，一身尽疼，发热，身色如熏黄也。

注：阳郁故发热，土郁故色黄，为湿热黄疸。

（3）湿家，其人但头汗出，背强，欲得被覆向火。若下之早，则哕，胸满，小便不利，舌上如胎者，以丹田有热，胸中有寒，渴欲得水，而不能饮，则口燥烦也。

注：头汗出，阳郁于上焦，欲得被覆向火者，内虚寒。中焦未实，若下之早，则伤阳气。脾胃与胸俱寒，中气不运，故胸满、哕。中气虚寒，阳气郁结于丹田与头上，故不能饮而燥烦。

（4）湿家下之，额上汗出，微喘，小便利者，死。若下利不止者，亦死。

注：额上汗出，微喘者，阳脱于上；下利不止者，阴脱于下。

（5）湿家病，身上疼痛，发热，面黄而喘，头痛鼻塞而烦，其脉大，自能饮食，腹中和无病，病在头中寒湿，故鼻塞，内药鼻中则愈。

注：寒湿在头，不关中焦，故能饮食。

（6）问曰：风湿相搏，一身尽疼痛，法当汗出而解，值天阴雨不止，医云此可发汗，汗之病不愈者，何也。答曰：发其汗，汗大出者，但风气去，湿气在，是故不愈也。若治风湿者，发其汗，但微微似欲汗出者，风湿俱去也。

注：发汗当以微汗出为准，如服桂枝汤、麻黄汤等皆如此。

（7）病者一身尽疼，发热，日晡所剧者，名曰风湿。此病伤于汗出当风，或久伤取冷所致也。

注：午后湿土旺，故日晡时剧。

（8）伤寒八九日，风湿相搏，身体疼烦，不能自转侧，不呕不渴，脉浮虚而涩者，桂枝附子汤主之。若其人大便硬。小便自利者，去桂枝加白术汤主之。

注：脉浮而涩者，内外皆湿，桂枝和中解表，附子温下焦通经络、生姜温中利水，大枣补脾、补津液。去桂枝加白术者，湿在中焦，不在表也。

桂枝附子汤：桂枝四两，炮附子三枚，生姜三两，大枣十二枚，炙甘草二两。

去桂枝加白术汤：炮附子三枚，白术四两，生姜三两，炙甘草二两，大枣十二枚。

(9) 风湿相搏，骨节疼烦，掣痛，不得屈伸，近之则痛剧，汗出短气，小便不利，恶风不欲去衣，或身微肿者，甘草附子汤主之。

注：内湿表郁，小便不利，炙甘草补中，白术补土生津去湿，附子温阳通经络，桂枝实表阳。

炙甘草二两，炮附子二枚，白术二两，桂枝四两。

上四味，以水六升，煮取三升，去滓。温服一升，日三服，初服得微汗则解。

十四、暍　病

暍者，夏季感受风寒，郁其表热。

(1) 太阳中暍者，发热恶寒，身重而疼痛，其脉弦细芤迟，小便已，洒洒然毛耸，手足逆冷，小有劳，身即热，口开，前板齿燥。若发汗，则恶寒甚，加温针，则发热甚，数下之，则淋甚。

注：脉弦细芤迟、手足逆冷为阴阳两虚，故小劳而身热。热气郁于胸肺，故口开、前板齿燥。若发汗则伤阳，故恶寒更甚；若加温针，则热增；若下之，木气疏泄，则出现尿频、尿急、排尿、涩痛等症。

(2) 太阳中热者，暍是也，其人汗出恶寒，身热而渴也。

注：夏季感冒而中暑热，汗出伤阴伤阳，故恶寒、身热而渴。

(3) 太阳中暍，身热疼重，而脉微弱，此以夏月伤冷水，水行皮中所致也。

注：冷水洗浴，汗孔未闭，水入经络而皮毛闭塞，经热不泄。

十五、霍　乱

食寒饮冷，水谷不消，外感风寒，则病霍乱。水谷不消，在胃上脘者，则胃逆而为吐，在胃下脘者，则脾陷而为利。或吐或利，不一定同时发作。脾陷胃逆，皆是中气虚弱，忽然紊乱，故名霍乱。

（1）问曰：病有霍乱者何？答曰：呕吐而利，此名霍乱。

（2）问曰：病发热头痛，身疼，恶寒，吐利者，此属何病？答曰：此名霍乱，自吐下，利止，复更发热也。

注：表不和且吐利者，为霍乱；无吐利而表不和者，为伤寒。

（3）伤寒，其脉微涩者，本是霍乱，今是伤寒，却四五日至阴经上，转入阴，必利。本呕下利者，不可治也。欲似大便，而反失气，仍不利者，此属阳明也，便必硬，十三日愈，所以然者，经尽故也。

注：进一步辨证伤寒与霍乱。伤寒开头没有吐利，脉浮；霍乱则开头就有吐利。

（4）下利后，当便硬，硬则能食者愈；今反不能食，到后经中，颇能食，复过一经，能食，过之一日当愈。不愈者，不属阳明也。

注：下利伤津，故当大便硬。大便硬的原因属胃气旺者，则能食。

（5）霍乱，头痛，发热，身疼痛，热多欲饮水者，五苓散主之；寒多不饮水者，理中丸主之。

注：欲饮水者，为里湿；不饮水者，为里寒。

理中汤（丸）：人参、干姜、炙甘草、白术各三两。

加减法：若脐上筑者，肾气动也，去术加桂四两；吐多者，去术，加生姜三两；下多者，还用术；悸者，加茯苓二两；渴欲得水者，加术，足前成四两半；腹中痛者，加人参，足前成四两半；寒者，加干姜，足前成四两半；腹满者，去术，加附子一枚。服汤后如食顷，饮热粥一升许，微自温，勿发揭衣被。

（6）吐利汗出，发热恶寒，四肢拘急，手足厥冷者，四逆汤主之。

注：吐利汗出，伤阴则四肢拘急，伤阳则手足厥冷，先温阳，再补阴。

（7）既吐且利，小便复利，而大汗出，下利清谷，内寒外热，脉微欲绝者，四逆汤主之。

注：若吐利汗出而致阴虚者，宜温中兼滋阴。

（8）吐已下断，汗出而厥，四肢拘急不解，脉微欲绝者，通脉四逆加猪胆汤主之。

注：吐已下断者，即没有什么可吐可下，吐下自止。阴阳两亡，猪胆汁补液，引温药下行阳气归元。

炙甘草二两，干姜三两，附子大者一枚，猪胆汁半合。

上四味，以水三升，煮取一升二合，去滓，内猪胆汁。分温再服，其脉即来。无猪胆，以羊胆代之。

（9）恶寒脉微而复和，利止，亡血也，四逆加人参汤主之。

注：炙甘草二两，附子一枚，干姜一两半，人参一两。

（10）吐利止，而身痛不休者，当考虑和解其外，宜桂枝汤小和之。

（11）吐利发汗，脉平，小烦者，以新虚不胜胃气故也。

十六、差后劳复

（1）大病差后，喜唾，久不了了，胃上有寒，当以丸药温之，宜理中丸。

注：脾胃虚寒，津液凝聚而为痰，故喜唾。

（2）伤寒解后，虚羸少气，气逆欲吐，竹叶石膏汤主之。

注：身体虚瘦，呼吸弱而短促者，此肺胃因热不降。

竹叶二把，石膏一斤，半夏半升，麦门冬一升（去心），党参二两，炙甘草二两，粳米半升。

上七味，以水一斗，煮取六升，去滓，内粳米，煮米熟汤成，去米。温服一升，日三服。

（3）大病差后，从腰以下有水气者，牡蛎泽泻散主之。

注：牡蛎、泽泻、蜀漆、葶苈子、商陆根、海藻、栝楼根各等分。

上七味，研末筛为散，温水调服，服方寸匕，日三服。小便利，止后服。

（4）伤寒差已后，更发热，小柴胡汤主之。脉浮者，以汗解之；脉沉实者，以下解之。

（5）大病差后，劳复者，枳实栀子汤主之。若有宿食者，内大黄如博棋子五六枚，服之愈。

注：劳复即病后过早劳动，导致疾病复发。

炒枳实三枚，栀子十四个，豆豉一升。

（6）病人脉已解，而日暮微烦，以病新差，人强与谷，脾胃气尚弱，不能消谷，故令微烦，损谷则愈。

注：大病之后，宜食易消化的食物、或少食，慢慢增加。

十七、温　病

太阳病，发热而渴，不恶寒者，为温病。若发汗已，身灼热者，名曰风温。风温为病，脉阴阳俱浮，自汗出，身重，多眠睡，鼻息必鼾，语言难出。若被下者，小便不利，直视失溲。若被火者，微发黄色，剧则如惊痫，时瘛疭；若火熏之，一逆尚引日，再逆促命期。

注：温病者，中气虚弱，或原有内伤，若遇天气异常，如冬天，气温暖和，或响雷，则外感而内应，阳气不藏，向外疏泄而

病温。温病其气从内向外疏泄，其热从内至外，虽内外皆热，也为虚证。温病之人原本多是阴虚，今遇热则更加耗伤津血，津枯肺燥，最忌汗、下、火劫。否则，伤中气、伤阳根、伤阴液，故有以上诸证。惊痫者，睡眠不安，惊惕上窜，但不发抽搐。瘛疭者，手脚抽搐、口歪眼斜，也称“抽风”。

温病与温疫不同，温病从里到外，原于内伤而发于外感，外感而内应，原有里热，热在脏腑，自里达表。温疫从外入里，原于外感疫气，或只传经络而病外热，或入脏腑而病内热，视人之里气寒热虚盛，各有不同。

温病与伤寒又有不同。伤寒起于营卫，终于脏腑，营热卫寒，腑热脏寒，腑病则实，脏病则虚，病人精神不昏。温病外有所感，而内有所应，肺金失敛，木火外泄，自内而发，外发则虚，气血皆热，精神昏晦。

初起之纯温病宜乌梅白糖，或三豆饮，黄豆、黑豆、绿豆，兼恶寒者，宜加薄荷，或用葱豉汤以发散卫气。小便长者忌乌梅，小便短者，宜加白饭豆，或赤小豆，以利小便。伤寒内不虚，故桂枝汤用白芍药收敛木火，温病内虚，故忌芍药之苦寒，用乌梅酸补，敛中有补，木气充足而不外泄；或用黑豆以代芍药滋养肝木。温病表里俱热，故不用桂枝以增表热，炙甘草、大枣以增内热。温病肺气热者，宜枳实银菊饮，其证，发热咳嗽、恶寒身痛、大渴欲饮、舌苔粉白。温病肠胃热结积滞者，宜黄龙汤加柴胡、白芍。温病血分热者，宜黄连阿胶汤加生地、龟板、鳖甲、赤芍、丹皮。

温病忌用燥药、升散药、发汗药，忌下，忌温补，宜滋阴养木、敛气收火，清热润肺、莫伤脾胃为要。

第三章　经方时方

一、解表方剂

1. 桂枝汤

方剂组成：桂枝、芍药、炙甘草、生姜、大枣。

桂枝汤为群方之首，太阳中风本病方，桂枝行表调营卫、生姜温中助发表、芍药养营敛疏泄、炙甘草温补中气、大枣补中生津。本方养营和卫、透表解肌，既能治伤寒外感中风汗出，又能调和阴阳气血而治内伤杂病。桂枝汤加减有二十多首组方，治疗多种病证。

桂枝汤加麻黄、杏仁，为桂枝麻黄各半汤、桂枝二麻黄一汤，各半汤治太阳身痒、营卫俱虚，小发汗法，桂枝二麻黄一汤治太阳身痒、营卫俱病，卫气偏弱，小发汗法；桂枝汤加麻黄、生石膏，名桂枝二越婢一汤，治太阳营卫双郁，里有郁热、津液虚少，小发汗法；加葛根名桂枝加葛根汤，治太阳中风入阳明经，恶风汗出而项背拘急；加葛根、麻黄，名葛根汤，治太阳伤寒入阳明经，无汗而项背拘急；加葛根、麻黄、半夏，名葛根加半夏汤，治太阳入阳明，表未解无汗而呕；加芍药生姜一两人参三两，名桂枝新加汤，治发汗伤阴而血虚之疼痛；加厚朴、杏仁，名桂枝加厚朴杏仁汤，治太阳中风，汗出而喘，或旧有喘证；桂枝汤倍加桂枝名桂枝加桂汤，治奔豚、肝气上冲，若汗后阳虚、肝气上冲者宜苓桂甘枣汤；倍加芍药名桂枝加芍药汤，治少阳胆经，腹满时痛；加饴糖名小建中汤，降少阳胆经，治虚劳腹痛、遗精；加瓜蒌名瓜蒌桂枝汤，治太阳恶风、汗出伤阴，而病柔痉；加黄芪名桂枝加黄芪汤，治气虚而腰上黄汗出，腰下无汗；加大黄名桂枝加大黄汤，治足太阴脾之腹满实痛，缓下之法；加龙骨、牡蛎，名桂枝龙骨牡蛎汤，降少阳胆经，治虚劳、遗精、腹急、阴头寒；加附子，名桂枝加附子汤，治阳虚汗出恶风而筋脉拘急；加乌头名乌头桂枝汤，治寒疝腹痛，逆冷身痛；桂枝去芍药汤，治心阳虚、脾脏寒，而脉数胸满；桂枝去芍药加附子汤，治阳虚、微恶寒，而胸痹、风湿疼痛；桂枝去芍药加蜀漆龙骨牡蛎救逆汤，治心阳虚而惊狂有痰、精神病；桂枝汤去桂加茯苓白术汤，治脾脏湿寒，表未解、心下满，或微痛，而小便不利。

2. 麻黄汤

方剂组成：麻黄、桂枝、炙甘草、苦杏仁。

太阳伤寒本病方，麻黄泻卫以和营，桂枝行表调营卫，炙甘草温补中气，杏仁降肺止喘咳。卫气闭郁则内有燥热，也可以加知母清燥热以防病入阳明胃腑，内无燥热者不宜加。

3. 葱豉汤

方剂组成：葱白、豆豉。可代麻黄汤发汗解表。

4. 麻杏石甘汤

方剂组成：麻黄、炙甘草、苦杏仁、生石膏。

伤寒表未解而肺胃燥热，治外感喘咳、肺热喘咳。汗出而喘咳者多为肺热，汗出无喘咳者多为胃热。

5. 葛根黄芩黄连汤

方剂组成：葛根、黄芩、黄连、炙甘草。表未解而热入阳明，表里皆热。

6. 大青龙汤

方剂组成：麻黄、桂枝、炙甘草、苦杏仁、生姜、大枣、生石膏。

伤寒表未解而肺胃燥热，麻黄也可用薄荷代替。既治伤寒外感内有郁热，又治水饮归于四肢之溢饮。生石膏辛散凉润，既能助麻、桂达表，又善清肺胃燥热。

7. 小青龙汤

方剂组成：麻黄、桂枝、炙甘草、芍药、半夏、五味子、干姜、细辛。

营卫双病，表未解而胸、心下有寒水，外散表寒，内消寒饮。善治外感痰喘、又治内伤水饮喘咳。面色青或黑色、下眼睑肿大、脸有对称水斑等皆是水湿之表现。若外感痰喘挟热、气逆喘促且呻吟，或兼呼吸抬肩者，宜减，或去麻黄加杏仁、生石膏；若喘咳如前，身体虚弱、脉象无力者，宜去麻黄加杏仁、生石膏、党参或人参。若服药喘咳止而后复发、者，宜服从龙汤加减，即芍药、龙骨、牡蛎以敛正气，苏子、清半夏降气利痰，山茱萸、山药、党参平补正气。

8. 芍药甘草附子汤

方剂组成：芍药、炙甘草、附子。发汗后表不解反恶寒者为虚，为阴阳双补之剂。

二、少阳方剂

1. 小柴胡汤

方剂组成：柴胡、黄芩、半夏、党参、生姜、炙甘草、大枣。

和解有表里、上下、寒热之别，半夏泻心汤等皆属和解方剂。少阳胆经本病方，病在半表半里，汗吐下皆不可法，宜和解之。小柴胡汤和解表里，调和阴阳，故既治外感热病，也治杂病、如精神抑郁、黄疸等，善于退热。柴胡疏解胆经郁结、黄芩清胆热、生姜半夏降逆止呕、参草枣补中气，柴胡剂量宜参草之二、三倍。柴胡加芒硝汤为少阳阳明并病方，与大柴胡汤类似。

2. 柴胡桂枝汤

方剂组成：柴胡、黄芩、半夏、党参、生姜、炙甘草、大枣、桂枝、芍药。

太阳少阳并病，和解表里，调和气血，既治外感，又治杂病。本方寒热不甚，降胆经以补相火，能治疗很多种疾病，如肝气窜痛，今称神经官能症，阴虚火弱之关节炎、四肢疼痛、浑身疼痛等。

3. 大柴胡汤

方剂组成：柴胡、黄芩、半夏、生姜、大枣、大黄、炒枳实、芍药。

少阳阳明并病，少阳禁汗吐下，本方用大黄是因阳明胃腑燥热，舌苔见黄。此和解少阳兼下阳明胃腑，缓下之法，治疗胃脘胀满疼痛、肚子靠边疼痛、胃溃疡出血、急性胆囊炎、急性阑尾炎、急性胰腺炎等。加上活血化瘀，如与桃核承气汤合用效果会更好。

4. 柴胡加龙骨牡蛎汤

方剂组成：柴胡、黄芩、半夏、党参、生姜、大枣、桂枝、茯苓、大黄、龙骨、牡蛎、生铁落。

太阳少阳阳明并病，少阳主枢。本方主少阳胆经不降而烦惊，治癫痫病、精神分裂症，小儿惊吓、多动症等。桂枝去芍药加蜀漆龙骨牡蛎救逆汤，火劫发汗而伤阳，治手少阴心阳虚而惊狂有痰、精神分裂症等。

5. 柴胡桂枝干姜汤

方剂组成：柴胡、黄芩、桂枝、干姜、炙甘草、天花粉、牡蛎。

少阳太阴并病，少阳胆经郁结而脾寒、胆热、肺津伤。治少阳证兼脾虚寒之下利、腹胀，如肝炎病肝胆郁热导致的大便不调，下腹胀满，肝区疼痛，肩后背痛；治上热肝热而中寒，如兼少阳证的糖尿病；治寒疟，发冷发热，定时发作。

6. 四逆散

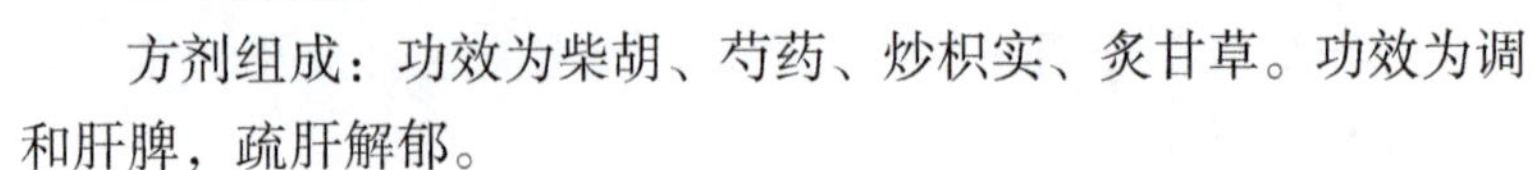

方剂组成：功效为柴胡、芍药、炒枳实、炙甘草。功效为调和肝脾，疏肝解郁。

阳气闭郁不能达于四肢之厥冷，既非用四逆汤类之寒厥，也非用白虎、承气类之热厥。精神受刺激，生气也会导致四肢厥逆。也可调治气机闭郁之男性阳痿，女性性冷淡。

7. 柴胡疏肝散

方剂组成：柴胡、芍药、枳壳、炙甘草、陈皮、川芎、香附。功效为疏肝理气，治肝气郁结，如胁痛、胸骨痛。

8. 逍遥散

柴胡、芍药、当归、茯苓、白术、炙甘草。加牡丹皮、栀子，名丹栀逍遥散，皆疏肝理气。

9. 黄芩汤

方剂组成：黄芩、芍药、炙甘草、大枣。功效为清肝胆和脾胃。

10. 黄芩加半夏生姜汤

方剂组成：黄芩、芍药、炙甘草、大枣、半夏、生姜。功效为清肝胆和脾胃，降逆止呕、止下利。

11. 酸枣仁汤

方剂组成：酸枣仁、知母、川芎、炙甘草、茯苓。胆经因寒不降，升肝而降胆，治虚烦失眠。

三、心烦痞证

1. 栀子豉汤

方剂组成：栀子、香豉。

足阳明胃经上逆郁结化热，则胸膈气机阻滞、手少阴心经不降，故心胸烦热，闷乱不宁，虚烦而不得眠。栀子清降胸膈虚热，淡豆豉调中气、宣滞结。呼吸弱者，加炙甘草名栀子甘草豉汤；呕者，加生姜名栀子生姜豉汤；虚烦兼腹满者，宜栀子、炒厚朴、炒枳实，名栀子厚朴汤；虚烦而大便溏者，宜栀子干姜汤，脾胃虚寒者，少用或不用栀子。

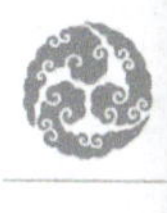

2. 大黄黄连泻心汤

方剂组成：大黄、黄连。清降上焦虚热。

火热郁于心窝而痞、软痞、无实物凝结之痞，或胃脘痛。也治热性吐血、衄血、牙痛、心烦、失眠。加上黄芩名三黄泻心汤，治心火不降、肝有郁热之月经不调。水阻中气之痞宜用五苓散。

3. 附子泻心汤

方剂组成：大黄、黄连、黄芩、附子。治上热下寒、心胃热而肾寒之痞，交通心肾。

4. 半夏泻心汤

方剂组成：半夏、黄芩、黄连、干姜、炙甘草、党参、大枣。

5. 甘草泻心汤

方剂组成：药味与半夏泻心汤同，增加炙甘草剂量。

6. 生姜泻心汤

方剂组成：半夏、黄芩、黄连、干姜、炙甘草、党参、大枣、生姜。

半夏泻心汤、甘草泻心汤、生姜泻心汤皆是升脾降胃、中气旋转而交通上下之和解法，皆治热郁于胃脘而痞、痰气痞。半夏泻心汤主证是呕痞兼大便溏，但未腹泻；甘草泻心汤其证是心烦、呕痞兼腹泻，故增加炙甘草以补中止利；生姜泻心汤是嗳气、呕而下利、兼有水湿之痞，故加生姜以降胃逆、利水湿。这三个泻心汤皆治胃病、包括急、慢性胃炎，胃溃疡，胃气不和，胃痛，口臭、口腔溃疡等。

7. 桔枳生姜汤

方剂组成：桔梗、枳实、生姜。治诸痞逆，胃脘疼痛。

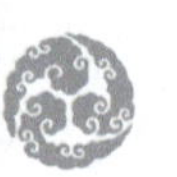

四、结胸胸痹

1. 小陷胸汤

方剂组成：黄连、半夏、栝楼实。

2. 大陷胸汤

方剂组成：大黄、芒硝、甘遂。

3. 大陷胸丸

方剂组成：大黄、芒硝、葶苈子、杏仁。

小陷胸汤为热与痰结，病位正在心下、即胃脘，按压心窝疼痛，不按不痛，或痛减。大陷胸汤为热与水结，病位在心窝至小腹之间，范围比小陷胸汤广，也比大承气汤证之“绕脐痛”的范围要广。不按也痛，腹部肌肉拘急僵硬，现代说是“板状腹”，类似急性腹膜炎。今人健身锻炼腹肌而出现抽筋拘急者，多为汗出伤阴，电解质流失。大陷胸丸为热与水凝结在高位，即胃脘以上的胸部、甚至胸胁、项颈皆硬满疼痛。病位在上，泻下而不可急，故用丸而不用汤剂。

4. 瓜蒌薤白白酒汤

方剂组成：瓜蒌、薤白、白酒。治胸痹、疼痛、喘息、短气。

瓜蒌性凉，薤白性温，合用则平，降浊妙品，白酒温升，升降复原则病愈。胃逆甚者，加半夏降胃逆，名瓜蒌薤白白酒半夏汤。

5. 枳实薤白桂枝汤

方剂组成：瓜蒌、薤白、枳实、厚朴、桂枝。治胁下气冲胃脘者，加桂枝达肝木而降逆，加枳实、厚朴消痞去积。

6. 薏苡附子散

方剂组成：薏苡仁、附子。治胸痹缓急、时痛时减者，此土湿而阳虚。

7. 十枣汤

方剂组成：甘遂、芫花、大戟、大枣。

胁下悬饮，咳嗽、大声讲话、翻身、走动等牵引到胁则痛，善治胸腔积液之病，如胸膜炎等。

五、肺脏病方

1. 麦门冬汤

方剂组成：麦冬、半夏、党参、炙甘草、粳米、大枣。

中气虚弱，肺燥火逆，无痰干咳，咽喉痛痒之方。麦冬润肺燥、开肺结，半夏降肺胃之逆，党参、炙甘草、粳米、大枣补气生津液。

2. 竹叶石膏汤

方剂组成：麦冬、半夏、党参、炙甘草、粳米、竹叶、石膏。

为治肺金燥热，肺气不降，气津两伤之方。其证舌苔满白，身热多汗，心胸烦躁，虚烦不眠。

3. 甘麦大枣汤

方剂组成：炙甘草、小麦、大枣。治妇人肺气不降而悲伤欲哭。

4. 茯苓杏仁甘草汤

方剂组成：茯苓、杏仁、生甘草。治肺湿不降而胸痞。

5. 橘皮竹茹汤

方剂组成：橘皮、竹茹、党参、生姜、生甘草、大枣。治肺胃不降，上焦郁热，干呕哕逆。攻效为温补中气，清热降肺。

6. 厚朴麻黄汤

方剂组成：麻黄、半夏、干姜、细辛、五味子、厚朴、杏仁、生石膏、小麦。

7. 射干麻黄汤

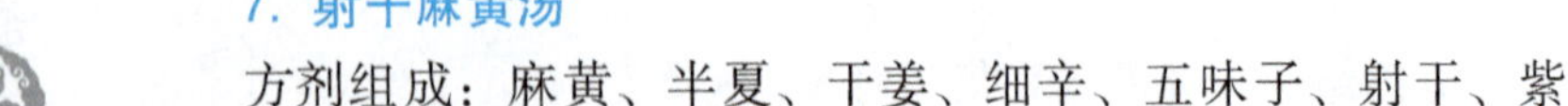

方剂组成：麻黄、半夏、干姜、细辛、五味子、射干、紫菀、款冬花、大枣。

厚朴麻黄汤、射干麻黄汤二方皆治脾肾虚寒，水饮上逆而喘咳。

8. 枳实银菊饮

方剂组成：甘菊花、桔梗、知母、薄荷、金银花、天花粉、麦冬、川贝母、竹叶、玉竹、枳实。治肺气热，津液伤，下则热利而泻黄水，上则气逆而喘咳。

9. 桑菊饮

方剂组成：连翘、薄荷、桔梗、桑叶、杏仁、甘菊花、知母、石膏、芦根、甘草。治肺气燥结，胃、膀胱郁热。

10. 银翘散

方剂组成：连翘、薄荷、荆芥穗、牛蒡子、淡豆豉、苦桔梗、金银花、竹叶、生甘草。功效为发汗解表，降散肺气，清热润肺。

11. 补肺阿胶散

方剂组成：牛蒡子、阿胶、糯米、百合、炙甘草。原方百合用马兜铃。

12. 泻白散

方剂组成：桑白皮、地骨皮、甘草、粳米。功效为泻肺清热，平喘止咳。

13. 排脓汤

方剂组成：桔梗、生姜、炙甘草、大枣。

14. 排脓散

方剂组成：枳实、芍药、桔梗、鸡子黄。汤、散皆治、肺、咽喉、外伤疮痈化脓。

15. 柏叶汤

方剂组成：柏叶、艾叶、干姜、粗海盐。治肺热收敛失令，中气虚寒之吐血不止，原方粗海盐用马尿。

六、心经病方

1. 桂枝甘草汤

方剂组成：桂枝、炙甘草。治心阳虚而心悸。

2. 桂枝甘草龙骨牡蛎汤

方剂组成：桂枝、炙甘草、龙骨、牡蛎。治心阳虚而烦躁。

3. 炙甘草汤

方剂组成：桂枝、炙甘草、生姜、大枣、党参、生地黄、阿胶、麦冬、麻仁。

又名复脉汤，滋阴补血，阴阳双调。治脉结代、阴虚之心悸、心律不齐。本方偏于滋阴，久服会导致水肿。

七、胃腑病方

1. 麻子仁丸

方剂组成：麻子仁、杏仁、芍药、炒枳实、大黄、炒厚朴。

治脾约病，胃有热而脾阴虚，大肠燥结便秘，养阴润肠清胃热。做成丸服用，缓下之法。

2. 白虎汤

方剂组成：知母、生石膏、炙甘草、粳米。

3. 白虎人参汤

方剂组成：知母、生石膏、炙甘草、粳米、党参。

4. 黄龙汤

方剂组成：酒大黄、芒硝、厚朴、枳实、当归、党参、甘草。

5. 调胃承气汤

方剂组成：酒大黄、芒硝、炙甘草。

四个清泻胃热之方，均于泻热药之中加上补中之品，以防损伤胃气。白虎汤治胃腑热而未实；白虎人参汤加党参益胃气、生津液以治腑热兼烦躁；黄龙汤治热已实而肠胃未实，气血耗损；调胃承气汤治燥热在胃而不在肠，主证是不吐不下、心烦、蒸蒸发热。

6. 小承气汤

方剂组成：酒大黄、炒厚朴、炒枳实。

7. 大承气汤

方剂组成：大黄、炒厚朴、炒枳实、芒硝。

大、小承气汤热实、肠胃皆实，故不加补中之药。大承气汤证不能确认时，可先服小承气汤，若打屁臭者，为肠胃有燥屎，宜服大承气汤；无臭屁者，不可服大承气汤。大承气汤的主证是舌苔燥黄、起刺、潮热、汗出、腹满、绕脐痛、按之痛、不恶寒。寒积者，宜大黄附子汤，大黄、附子、细辛，此缓下之法。

8. 旋覆花代赭石汤

方剂组成：旋覆花、半夏、代赭石、党参、生姜、炙甘草、大枣。功效为降胃逆，补中气。

9. 藿香正气散

方剂组成：白芷、桔梗、紫苏、半夏、陈皮、白术、茯苓、大腹皮、厚朴、藿香。功效为解表化湿，降胃和脾，治山岚瘴气。

10. 三物香薷饮

方剂组成：香薷、白扁豆，姜厚朴。功效为发汗解表，化湿和中，治夏月暑湿感冒。

11. 瓜蒂散

方剂组成：炒瓜蒂、赤小豆、香豉。

胃脘、胸部有痰，宜吐法。服后吐不止者，用大葱瓣熬汤饮。

八、脾虚寒湿

1. 小建中汤

方剂组成：桂枝、芍药、炙甘草、大枣、生姜、饴糖。

少阳经病兼脾虚，清降少阳胆经，胆经相火得降，则中下阳虚得补，治虚劳腹痛、腹部肌肉拘急，遗精，四肢疼痛，咽干口燥，五心烦热，流鼻血，疗小便自利之黄疸等。加黄芪名黄芪建中汤，治脾虚兼气虚之证。

2. 厚朴生姜半夏甘草人参汤

方剂组成：炒厚朴、生姜、甘草、半夏、党参。治脾虚气滞，不能运化水湿而腹胀满。

为消补之剂，消大于补，厚姜量大、草参量少。

3. 厚朴七物汤

方剂组成：厚朴、枳实、大黄、桂枝、炙甘草、大枣、生姜。治腹满痛而饮食如故。小承气汤为腹满而饮食不如故、不大便，两者可兹区别。

4. 平胃散

方剂组成：姜厚朴、苍术、陈皮、炙甘草。攻效为调理脾胃，燥湿利水。

5. 保和丸

方剂组成：山楂、神曲、半夏、茯苓、陈皮、连翘、炒莱菔子。功效为健脾消食。

6. 健脾丸

方剂组成：党参、白术、陈皮、炒麦芽、山楂、炒枳实。功效为健脾消食。

7. 四君子汤

方剂组成：茯苓、白术、党参、炙甘草。功效为平补中气。有痰者，加陈皮、半夏，名六君子汤。

8. 理中汤丸

方剂组成：党参、白术、干姜、炙甘草。

中气虚弱，则上中下皆病。理中者，调理中土，中气旋转以升降四象，则上中下之病皆愈。本方治脾胃虚寒之证。加附子，名附子理中丸，温补脾肾之阳；加桂枝，名桂枝人参汤，治表未解而脾脏寒。

9. 吴茱萸汤

方剂组成：吴茱萸、党参、生姜、大枣。功效为脾胃虚寒而食谷欲呕，或肾阳虚极而躁烦，以躁为主。

九、肾脏寒湿

1. 干姜附子汤

方剂组成：干姜、附子。

阳气暴虚，宜回阳救逆，不用甘草之恋缓，不加葱白之破阴。

2. 四逆汤

方剂组成：炙甘草、干姜、附子。四逆汤功效为回阳救逆补元阳，治少阴寒湿。

四逆汤加党参，倍加干姜、附子，名通脉四逆汤，党参补气生津，阴虚血虚者宜；再加猪胆汁，名通脉四逆加猪胆汁汤，猪胆汁苦寒，引阳入阴，治阴盛格阳之证。

3. 白通汤

方剂组成：葱白、干姜、附子。攻效为补阳祛寒，白通汤补阳破阴四逆汤。

阴寒极盛而阳郁者，不受热药，葱白通阳破阴之功，阴虚者加猪胆汁，粗海盐、原方用人尿，猪胆汁苦寒而不伤阳气，补阴极佳。

4. 麻黄附子细辛汤

方剂组成：麻黄、细辛、附子。

少阴病始得者，宜麻黄附子细辛汤；几天后阳虚而无下利清谷者，宜麻黄附子甘草汤；下利清谷者宜四逆汤；下焦虚寒，中焦胃脘停水，或痞硬者，宜桂甘姜枣麻附细辛汤。少阴刚病不久者，可用发散药，病久者不宜用。麻黄附子细辛类剂，皆治水病。

5. 真武汤

方剂组成：茯苓、芍药、生姜、白术、附子。少阴阳虚水停，小便不利，四肢沉重疼痛，肩背酸痛。芍药降胆养阴，防止燥药伤阴。

6. 附子汤

方剂组成：茯苓、芍药、党参、白术、附子。治肾阳虚而恶寒，四肢身体疼痛。

7. 桂附地黄丸

方剂组成：山药、熟地黄、牡丹皮、山茱萸、茯苓、泽泻、附子、肉桂。攻效为肾阴阳双补。

服之咽干口燥者，为阴比阳虚，宜去桂附，或加多滋阴之品。桂附地黄丸之肉桂换桂枝，加牛膝、车前子名金匮肾气丸，补阳而兼行气利水。

8. 桃花汤

方剂组成：赤石脂、干姜、粳米。

寒性之下利，下焦用四逆汤，中焦用理中汤。下焦下利带滑脱、收敛不住，或先下利不止而后便脓血者，宜桃花汤。桃花汤之下利为寒性下利，无少阴热性下利、肝胆热利之里急后重，无黏液。赤石脂禹余粮汤也治下焦之下利。皆可磨粉加入粥里一起吃。

十、肾脏热证

1. 甘草汤

方剂组成：生甘草。

2. 桔梗汤

方剂组成：桔梗、生甘草。

3. 半夏散及汤

方剂组成：半夏、桂枝、炙甘草。

4. 苦酒汤

方剂组成：苦酒、半夏、鸡子白。

5. 黄连阿胶汤

方剂组成：黄连、黄芩、芍药、鸡子黄、阿胶。

6. 猪肤汤

方剂组成：猪肤、白蜜、炒米粉。

足少阴肾脏热证主要表现为咽喉疼痛、声哑、声不出、心烦等，治疗以滋阴降逆为主。初始咽痛者，宜甘草汤；无效者宜桔梗甘草汤；疼痛重者，宜半夏汤散下其冲气；咽喉生疮、声不出者，宜苦酒汤；上则咽痛，下则泄利者，宜猪肤汤；心烦，心肾不交者，宜黄连阿胶汤。

十一、水湿痰饮

1. 茯苓甘草汤

方剂组成：茯苓、桂枝、炙甘草、生姜。

2. 五苓散

方剂组成：茯苓、桂枝、猪苓、泽泻、白术。

茯苓甘草汤为表阳虚而脾胃虚寒、胃脘停水，口渴不欲饮而心悸；五苓散为表阳虚而内有水湿，膀胱气化不利、水蓄下焦，口渴欲饮。凡表阳虚，或气逆上冲者，皆可加桂枝以实表阳、降冲逆。前文之大、小青龙汤也治水气上逆。

3. 苓桂术甘汤

方剂组成：茯苓、桂枝、炙甘草、白术。

心脾阳虚，水气上逆，气上冲胸，心悸头眩，胃脘停水、胸胁胀满。善治水气上冲，又治痰饮内留。痰湿盛者，加半夏、橘红；眩晕重者，加泽泻以泻水；心烦者，可加白薇以清上热；血压高者，加牛膝、红花、茜草；喘咳、面目浮肿、小便不利者，加杏仁、薏苡仁；夜晚惊悸不安、失眠者，加龙骨、牡蛎；兼见阳虚而脉结代者，去白术加五味子，名茯苓桂枝五味甘草汤。

4. 茯苓桂枝五味甘草汤

方剂组成：茯苓、桂枝、炙甘草、五味子。治水饮、发汗后阳虚，肝气由小腹上冲胸咽、口燥咽干、头目晕眩、小便难。

若冲气已平而咳嗽胸满者，宜去桂枝，加干姜、细辛，名茯苓甘草五味姜辛汤；若晕眩兼呕者，加半夏，名茯苓甘草五味姜辛半夏汤；若水未全去而肿者，宜加杏仁，名茯苓五味姜辛半夏杏仁汤。

5. 大橘皮汤

方剂组成：茯苓、肉桂、猪苓、泽泻、白术、滑石、甘草、橘皮、广木香、槟榔。

五苓六一散合方加橘香槟，治湿热内盛，心腹胀满，小便不利及水肿等。

6. 二陈汤

方剂组成：半夏、橘红、茯苓、炙甘草。功效为除湿化痰。

十二、黄 疸 方 剂

1. 茵陈蒿汤

方剂组成：茵陈蒿、栀子、大黄。

2. 栀子柏皮汤

方剂组成：栀子、炙甘草、黄柏。

3. 麻黄连翘赤小豆汤

方剂组成：麻黄、连翘、苦杏仁、赤小豆、大枣、生梓白皮/桑皮、生姜、炙甘草。

4. 栀子大黄汤

方剂组成：栀子、香豉、枳实、大黄。茵陈蒿汤治瘀热在脾胃、湿热发黄，热大于湿之黄疸。

栀子柏皮汤治湿热在肝胆、无渴欲饮水之黄疸。麻黄连翘赤小豆汤治表郁而瘀热在里，表里皆病之湿热发黄，宜发表兼清热祛湿；也治里有郁热之皮肤病，如荨麻疹，或皮肤发痒兼小便不利之慢性肾炎等。栀子大黄汤治胃脘热痛、饮酒而起之湿热黄疸。湿寒之黄疸可以加干姜、附子，湿大于热之黄疸可以用五苓散加茵陈。此外，小柴胡汤、小建中汤、桂枝汤加黄芪等皆治黄病。

十三、肝脏寒湿

1. 乌梅白糖汤

方剂组成：乌梅、白糖。达木气、补中气，治中虚、温病等发热。

2. 乌梅丸

方剂组成：当归、乌梅、桂枝、黄连、黄柏、干姜、细辛、附子、蜀椒、党参。寒温并用，补木气、清肝热、温肾水而息肝风，治吐蛔心烦。

3. 当归生姜羊肉汤

方剂组成：当归、生姜、羊肉。温升肝经而降胆经。

4. 当归四逆汤

方剂组成：当归、桂枝、芍药、细辛、通草、炙甘草、大枣。

当归四逆汤主治手足冰冷，脉细欲绝；也治现代之雷诺病，症状为肢端肤色间歇性苍白、发绀和潮红改变，上肢症状较严重；小腹疼痛、疝气等。加吴茱萸、生姜名当归四逆加吴茱萸生姜汤。

5. 干姜黄芩黄连人参汤

方剂组成：干姜、黄芩、黄连、党参。治上热中寒，胃热脾寒。

十四、肝脏热证

1. 白头翁汤

方剂组成：白头翁、黄柏、黄连、秦皮。治肝脏病热之下利，同时有里急后重、有黏液，或便脓血。

2. 一贯煎

方剂组成：北沙参、麦冬、当归、生地黄、川楝子、枸杞子。滋肝肾阴，泻肝热，治肝炎之肝疼痛、胁痛。

十五、肝风内动

1. 奔豚汤

方剂组成：黄芩、甘李根白皮、当归、白芍、川芎，半夏、葛根、炙甘草、生姜。治肝气上冲，苓桂甘枣汤、桂枝加桂汤皆治肝气上冲。

2. 小续命汤

方剂组成：麻黄、桂枝、芍药、川芎、黄芩、杏仁、防己、防风、人参、甘草、生姜、附子。

中风皆是内风自起、非中外风，或虽为外风所感而起，究其根源也为内风。小续命汤治中风半身不遂，筋脉拘急、口眼歪斜、言语不出。中风前兆，如头痛头晕、目眩眼黑、肢体麻木、行动不稳、恶心呕哕、小腹干热、半夜发躁等症状，宜赶紧滋阴养木，敛肺降胆，补中培土，则病不发。

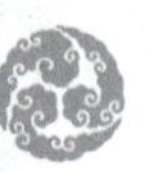

十六、理气方剂

1. 黄芪五物汤

方剂组成：黄芪、桂枝、白芍、生姜、大枣。

气行则血通，补卫气，调营卫，治气虚之血痹。有热加黄芩、栀子；气滞加青皮、枳实；有痰加半夏、天南星；有湿加茯苓、白术；阳虚加干姜、附子；气闭宜速顺气汤。

2. 补中益气汤

方剂组成：黄芪、白术、陈皮、升麻、柴胡、人参、甘草、当归。补中益气，升阳举陷，治中气、宗气下陷。

3. 玉屏风散

方剂组成：白术、防风、黄芪。健脾胃、补卫气。

4. 乌药顺气汤

方剂组成：乌药、橘红、麻黄、川芎、白芷、炒枳壳、桔梗、炮姜、僵蚕、炙甘草。顺气化痰，发表温经。

5. 四磨汤

方剂组成：乌药、枳壳、槟榔、沉香。行气降逆而消积食。

6. 疝气丸

方剂组成：川楝子、炒小茴香、炒六神曲、广木香、吴茱萸，生甘草。

7. 导气丸方

方剂组成：广木香，莱菔子，小茴香，槟榔，牵牛子。

8. 橘核丸

方剂组成：海藻、昆布、海带、炒川楝子、木通、炒橘核、炒枳实、炒延胡索、广木香、炒桃仁、姜厚朴、肉桂。

9. 茴香橘核丸

方剂组成：小茴香、八角茴香、炒橘核、荔枝核、补骨脂、肉桂、川楝子、醋延胡索、醋莪术、木香、醋香附、醋青皮、昆布、槟榔、乳香、桃仁、穿山甲。治颓疝、疝气。

症见小腹肿硬、重坠胀痛，或麻木不知痛痒，或男人阴囊睾丸肿大坚硬、时出黄水、甚则成痈溃烂。男女皆可发病，为肝肾阳虚，肝木郁滞下陷而结于小腹、阴囊所致。气实滞者，宜疝气丸、橘核丸，或茴香橘核丸行气散寒，消肿止痛；气虚滞者，宜用五味子、巴戟天、肉苁蓉等温补阳气而散寒。疝气常发生于腹股沟、腹部、肚脐、阴囊等。身体虚弱者可用公鸡内脏一副加入柚皮或橙皮，隔水炖取汁喝。

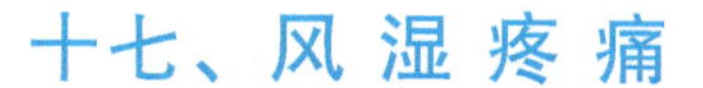

十七、风湿疼痛

1. 桂枝附子汤

方剂组成：桂枝、附子、生姜、炙甘草、大枣。治风湿偏重于表。

2. 桂枝附子去桂加白术

方剂组成：附子、白术、生姜、炙甘草、大枣。治风湿偏重于肌肉。

3. 甘草附子汤

方剂组成：炙甘草、附子、白术、桂枝。治风湿偏重于关节。

4. 桂枝芍药知母汤

方剂组成：麻黄、桂枝、白芍、知母、炙甘草、生姜、防风、白术、附子。

风湿在表，上有逆热，中下阳虚。

5. 乌头汤

方剂组成：乌头、炙甘草、白芍、麻黄、黄芪、白蜜。

6. 麻黄加术汤

方剂组成：麻黄、杏仁、桂枝、炙甘草、白术。

7. 麻黄杏仁薏苡甘草汤

方剂组成：麻黄、杏仁、薏苡、炙甘草。

“十七、风湿疼痛”诸方皆治风湿相搏、肢体疼痛。

十八、滋阴养血

1. 芍药甘草汤

方剂组成：芍药、炙甘草。

2. 四物汤

方剂组成：当归、白芍、川芎、熟地黄。

合四君子汤名八珍汤，土木双调，再加黄芪、肉桂，名十全大补，气血阴阳双调。

3. 六味地黄丸

方剂组成：山药、熟地黄、牡丹皮、山茱萸、茯苓、泽泻。

加五味、麦冬，名麦味地黄丸；加知母、黄柏，名知柏地黄丸；加枸杞子、甘菊花，名杞菊地黄丸；加当归、白芍，名归芍地黄丸；加肉桂附子名桂附地黄丸。

4. 韭菜牛乳饮

方剂组成：韭菜汁、牛乳。

十九、便血肠痛

1. 黄土汤

方剂组成：灶心土、炙甘草、白术、阿胶、地黄、黄芩、附子。治先便后血，赤小豆当归散治先血后便。

2. 大黄牡丹汤

方剂组成：大黄、芒硝、牡丹皮、南瓜子、桃仁。治下焦湿热瘀滞之肠痈，如阑尾炎，按之痛、脓未成者，疗肠梗阻、急性胆道感染、急性盆腔炎、胰腺炎。

3. 薏苡附子败酱散

方剂组成：薏苡仁、附子、苦菜。治肠痈，如阑尾炎按之不痛，或痛微、脓已成者。

二十、下瘀血方

1. 桃核承气汤

方剂组成：桂枝、桃仁、大黄、芒硝、炙甘草。治小腹及肠蓄血如狂、烦躁，热与血结，热重瘀轻，清热为主，空腹服。治热性之闭经、痛经，疗跌打损伤之瘀血。

2. 抵当汤/丸

方剂组成：桃仁、酒大黄、炒水蛭、炒虻虫去翅足。治小腹瘀血发狂、精神病，瘀血导致的黄疸，瘀重热轻，逐血为主。

3. 大黄庶虫丸

方剂组成：桃仁、大黄、黄芩、白芍、地黄、杏仁、干漆、水蛭、虻虫、蛴螬、蟅虫、炙甘草。治内有干血，磨化干血之法，不可急治。

4. 下瘀血汤

方剂组成：大黄、桃仁、㾍虫。治产后瘀血腹痛。

二十一、膀胱湿热

1. 猪苓汤

方剂组成：猪苓、茯苓、泽泻、阿胶、滑石。治土气湿、热结膀胱，小便不利。

2. 六一散

方剂组成：滑石、生甘草。治膀胱湿热，小便不利，石六草一，善清暑湿。

二十二、疟疾方剂

1. 达原饮

方剂组成：知母、黄芩、白芍、常山、陈皮、槟榔、草果、厚朴、甘草。治瘟疫、疟疾邪结膜原。

2. 鳖甲饮子

方剂组成：醋炙鳖甲、川芎、白芍、陈皮、槟榔、草果、厚朴、炒白术、炙甘草、生姜、大枣、炙黄芪。治久疟胁下痞硬结块，慢性疟疾脾肿大等。

二十三、妇人诸病

1. 桂枝茯苓丸

方剂组成：桂枝、茯苓、芍药、桃仁、牡丹皮。治妇女子宫肌瘤而血漏不止，宜治好再怀孕。

2. 胶艾汤

方剂组成：阿胶、艾叶、炙甘草、当归、川芎、干地黄、芍药。治妊娠下血，腹痛。

3. 姜参半夏丸

方剂组成：干姜、党参、半夏。治孕妇呕吐。

4. 当归散

方剂组成：当归、白术、黄芩、白芍、川芎。土木双调，孕妇可服。

5. 白术散

方剂组成：白术、川芎、蜀椒、牡蛎肉。功效为补脾升肝而养胎。

6. 通肝生乳汤

方剂组成：远志、柴胡、白芍、熟地黄、当归、通草、麦冬、生甘草、白术。治肝气郁结，两乳胀满疼痛而乳汁不通。

7. 温经汤

方剂组成：当归、桂枝、川芎、牡丹皮、阿胶、芍药、半夏、麦冬、党参、炙甘草、吴茱萸、生姜。功效为温经止痛调经。

8. 枳实芍药散

方剂组成：枳实、芍药。治产后腹痛。

9. 胶姜汤

方剂组成：阿胶、干姜。治妇人漏黑血。

10. 当归芍药散

方剂组成：当归、芍药、川芎、茯苓、泽泻、白术。治妇人腹痛。

11. 蛇床子散

方剂组成：蛇床子。功效为暖宫燥湿，杀虫止痒。

阴寒纳入，其寒自去。

第四章　幼儿论治

一、导　言

出生至周岁称婴儿，一至三岁称幼儿，零岁至十四岁统称小儿。三岁以下的幼儿或还不会说话，或虽会说话、但表述不清，不能细述症状：如痒说痛，痛说痒，饿说饱，饱说饿，寒说热，热说寒。因此，三岁以下的幼儿疾病，古称哑科。幼儿未能准确说出自觉症状，所以中医的望闻问切四诊只能应用其三。调理幼儿疾病全靠大人、医者之细心观察。三岁以上之小儿随着年龄的增大，语言表达能力越来越强，能准确表述疾病自觉症状，四诊齐全则辨证用药准确而容易。

小儿方书多说小儿为纯阳之体，出疹是胃热，出痘是胎毒。将小儿脆弱之躯的特点归纳为："纯阳、胃热、胎毒"，轻投苦寒克伐之药以治小儿之病，无不服药而病加。

小儿身体本质是气血未充，脏腑娇嫩，易虚易实，易寒易热，并不是所谓"纯阳之体"。故调理小儿疾病，宜用药食同源、药性平和之品，切忌大苦大寒、大辛大热之药。如金石、龙脑、朱砂、雄黄、麝香、蜈蚣、僵蚕、全蝎、蛇等发散搜风镇压，耗伤小儿元气之品，应当禁用。

一些儿科医生见小儿生病不仔细详察辨证，不是说虫病，就是说食积，动不动就以肥儿丸、保和丸之类使小儿常服，却不知肥儿丸以消食、苦寒之品最败脾胃元阳；保和丸以消导之物，极损胃气；即如抱龙丸之类，也不可轻投。须知有病而用对药，则病受之；有病而用不对药，或无病而用药，则正气受之。小儿稚嫩之体经不起无情草木之克伐，当然更加受不了化学药物。

二、小儿脉法

小儿出生，即有脉可诊。因小儿寸口短小，不容三指定寸关尺，且易哭闹，不合作。医生可双手同时握住小儿两手，用大拇指按在关部便可，而不细分寸关尺三部。轻按浮部在皮，中按到肉，重按至骨。

诊小儿脉象，不宜复杂只需诊明“浮”“沉”“迟”“数”四种脉象。浮脉主表病在外，沉脉主里病在内，迟脉主脏寒，数脉主腑热，也有数脉为虚、为寒者。数脉主热，若数而无力则为中虚。轻按浮部脉多，重按中部沉部脉少，也为中虚。右脉比左脉微少为中虚，左脉比右脉有力为肝热。轻按无脉，重按脉实有力为内热。右脉强，左脉细为内热。脉促急，为虚惊；脉沉缓，为伤食；脉乱，即脉暂停而复来、脉率比心率少、脉象来去不规律，为病重。

小儿脉率比成年人要快，一般胎儿 140 ～ 150 次/分；初生婴儿 130 ～ 140 次/分；一个月至 1 岁 110 ～ 130 次/分；2 ～ 3 岁 96 ～ 115 次/分；3 ～ 6 岁 86 ～ 105 次/分；7 ～ 14 岁 76 ～ 90 次/分。测脉率也可直接用手按在小儿左胸口心脏位置，或颈动脉处测得。

婴儿如脉率较快难以计数准确，可以数呼吸次数，即呼吸频率。要在宝宝安静状态下进行，通过观察宝宝胸或腹部的起伏次数，即为呼吸次数。一起一伏为一次呼吸，即一次吸气一次呼气，数 1 分钟。一般情况下，若小于 2 个月的婴儿呼吸次数大于

60 次/分；2～12 个月的宝宝呼吸次数大于 50 次/分；12～5 岁的儿童呼吸次数大于 40 次/分，即为呼吸增快。呼吸频率是否正常，也可以参考婴儿平日无病时的呼吸次数，多记录婴儿健康时的呼吸频率以供参考。

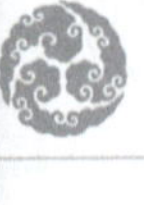

小儿采用腹式呼吸，随着年龄增大，慢慢转为胸式呼吸。腹式呼吸为深度呼吸，能吐出较多停留在肺部的二氧化碳。成年人晚上睡觉也可采用腹式呼吸。关于小儿呼吸胸凹陷，可观察宝宝吸气时胸壁下部，即靠下边的肋骨，当吸气时下胸壁凹陷下去，表示宝宝有胸凹陷。值得注意的是，若仅在小儿哭闹或进食时见到胸凹陷，则不属真正的胸凹陷；或仅有肋间的软组织在吸气时凹陷下去，也不属胸凹陷。胸凹陷应该明确可见且一直存在。

除了脉诊外，三岁以下的小儿还须配合察看小儿三关指纹深浅颜色、面色、舌苔、睡眠、胃口、大便、小便、汗、精神状态、怕风畏寒、手足寒温以及具体症状等合诊辩证。小儿疾病本就简单，用药首选药食同源，次选药性平和无毒，后才考虑他药。力求简单药味少，能少用就不要多用。

关于脉法更多内容，详细请参考基础理论之脉法。

三、三关指纹

三关指纹是指小儿食指掌侧前缘的浅表脉络，即食指静脉血管。是手太阴肺经寸口脉的一个分支，与寸口脉象相应，故望此指纹，察其形色，能辨表里、寒热、虚实。切记望指纹法须与其他诊法互为印证，才能准确辨证。小儿皮肤薄嫩，指纹易于显现，适用于三岁以下小儿。

三关分为风、气、命关，风关者近心端，食指第一节；气关者食指第二节；命关者远心端，食指末节。

方法：令抱小儿对立向光处，医生用左手握小儿食指，以右手大拇指侧面，从命关推下气关、风关。推数次后指纹愈推愈明显，便可进行观察。病重患儿，则络脉显现，不推即可观察。切不可覆指而推，因螺纹有火克制肺金，纹必变色，此意即用力宜适度，不可过重。切不可由风关推出命关，此纹愈推愈出，其纹原先并未透关，今误推而出，则大损肺气。

小儿正常指纹：隐隐现于风关内，不浮不沉，颜色淡红，或淡紫，兼夹黄色。多是斜形，单条指纹，没有分支，粗细适中。皮肤厚者，红黄相兼；皮肤薄者，淡红略紫，都属正常。指纹粗细也与气候寒热有关，热则变粗增长，寒则变细缩短。长短也与年龄有关，一岁以内多长，随年龄增长而缩短。

1. 三关部位歌诀

初起风关证未央，气关纹现急需防。乍临命位诚危急，射甲通关病势彰。

三关辨病情轻重，纹现风关，为初病，正气未虚、体未困，病证轻微，治之诚易。纹现气关，病势渐重，宜速治之。纹现命关，三关通透，则病势严重。如纹透命关直达指甲，此危重急之证。

2. 浮沉分表里歌诀

指纹何故乍然浮，邪在皮肤未足愁，腠理不通名表证，急行疏解汗之投。

此纹与寸口脉相通，寸口脉浮，此纹也浮。浮主病气在表、在皮肤，多见于外感表证。宜速调营卫，营卫和合，则汗出而病去。

忽尔关纹渐渐沉，已知入里病方深，莫投风药轻相试，须向阳明里证寻。

指纹见沉，知病气入里，但纹有深浅之别。指纹半沉，病在半表半里，宜速解之；指纹极沉，病气或入脏，或入腑，随证而治。不可轻投疏风解表之药，徒伤正气。

3. 红紫辨寒热歌诀

身安定见红黄色，红艳多从寒里得，淡红隐隐本虚寒，莫待深红化为热。关纹见紫热之征，青色为风古所称，伤食紫青痰气逆，三关青黑祸难胜。

中气旺盛，不寒不热，眼神清莹，面色充足，面无倦色，精神安定者，则纹色为红黄隐隐。寒气初入皮毛，经络阻滞，血液也滞，则纹色为鲜红。无论内寒外寒，一见纹色鲜红，皆为寒证。凡人中气虚弱，营卫不充，纹必淡红，此为虚寒。深红化热者，纹现鲜红，本为寒得，寒郁闭皮毛，则在内之气无所外泄，郁积于皮毛，故化而为热。此热为身体内部之热，非外受之寒变化为热。

小儿指纹颜色对应之寒热与望诊色诊之寒热有所不同。

紫为热气炽盛，千古定评。营行脉中，卫行脉外。热壅经络，营血阻滞，故纹见紫色。纹见青色者，青为木之色，为肝胆风邪、风热，非惊风也。紫而兼青，伤食之候，积食阻滞脾胃，土气阻滞则木克土，胃气上逆，是以痰气上逆。土气虚弱，则郁遏中焦，风痰食热固结，则三关纹色青而兼黑。

4. 淡滞定虚实歌诀

指纹淡淡亦堪惊，总为先天赋禀轻，脾胃本虚中气弱，切防攻伐损胎婴。关纹涩滞甚因由，邪遏阴荣卫气留，食郁中焦风热炽，不行推荡更何求。

小儿阳虚，皮肤苍白，唇舌无光泽，指纹四时皆淡者，虽有病，也仅淡红，或淡青，或淡紫而已。淡红虚寒，淡青虚风，淡紫虚热。此等体质之小儿，根本不坚，中气虚弱，无论新病久病，总归于虚，一经功伐，虚上加虚，必生变故。指纹增粗，推之全无活泼流畅之象者，为实证、热证；指纹变细，推之色变淡流畅者，为虚证、寒证。指纹直行者，病情较轻；指纹弯曲者，病情较重。

病气郁阻营卫，运行迟滞，升降失调，反以指纹推之转涩，或推不动，全无活泼流畅之象。由饮食郁积，风热相搏，是为实证，急宜推荡，去其郁积，其愈也易。若三关纯黑，推之不动，不治。

5. 纹形主病歌诀

腹痛纹入掌中心，弯内风寒次第侵，纹向外弯痰食热，水形脾肺两伤阴。

掌，心包络所主。纹入掌中表示寒邪已入内脏，中气虚弱，腹部寒冷，故腹痛。纹若弯弓，内外有别，其纹之两头弯向中指，为内为顺证，为外感风寒；其纹弯向拇指，为外为逆证，为内伤饮食。形如水湿，脾肺不足，脾胃积食，中气虚弱，脾不运化故也。

6. 现代关于小儿食指络脉研究

（1）小儿食指络脉延长，与静脉压升高，末梢血管扩张及营养不良等有关。静脉压升高，临床表现为血液瘀滞，流速减慢，末梢循环衰退。血液在静脉内瘀滞，使远心端平时不能看到的小静脉扩张而显现出来，随着病情的加重而向前延伸，病情重的络脉达于命关的比例更高。

（2）络脉颜色的变化与血液质量以及缺氧的程度有关，营养不良及贫血使血液中的血红蛋白下降，红细胞减少，耗氧量减少，血红蛋白及脱氧血红蛋白均减少，此时络脉淡红。

（3）高热则耗氧量增加，同时静脉中的二氧化碳含量及脱氧血红蛋白增加，故血色变深。此时络脉可呈紫色，同样道理，脱水，休克状态下络脉也多呈深色。

（4）在机体缺氧的情况下，血中的脱氧血红蛋白含量升高，血液颜色明显呈暗红状态，络脉多呈青紫或黑色。一般黑色的络脉多提示血有淤滞，末梢循环障碍，故主病多危重。

（5）络脉形状的改变，是由于或寒，或热，或虚，或实等原因，所造成的食指小静脉内血液瘀滞，静脉内压大、增高而导致络脉的形状发生改变。

四、面色舌苔

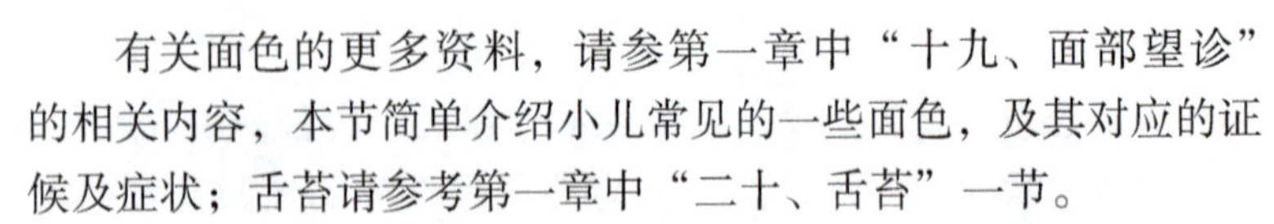

有关面色的更多资料，请参第一章中“十九、面部望诊”的相关内容，本节简单介绍小儿常见的一些面色，及其对应的证候及症状；舌苔请参考第一章中“二十、舌苔”一节。

左脸颊属肝，右脸颊属肺，额头属心火，下巴属肾水，鼻头属脾土，脾也应于嘴唇。面色红为热痰壅盛，面色青为肝风惊悸，面色突然黑如煤为痛，面色黄如橘为伤食，或脾虚吐利，或疸病，面色黄白相间为疳证、苍白为痨病，面色深红者为心火旺盛，面色紫者为热炽盛。左额现青色者难治，左右太阳穴现黑色者不治。鼻梁色红赤而光泽者，多生脓血；山根青黑者，为心火衰弱。双眼黑仁红赤者为肾水热盛，眼白发青者为肝乘肺位。腹痛正当剧盛者，则面青而唇口撮。撮者，即口唇收紧成圆形，状如鱼口。面色又赤又青者为抽风，耳前色黑者为疝气，耳前色青者为肝风。手指抖动者为肝风将发，肝风欲发者，则面红赤而双目直视。囟门凹陷者，为气虚；头发打结黄枯者，为血衰。眼屎多者为肝热，口角流涎、流口水者为脾虚冷。面目虚浮者定腹胀而上喘，频皱眉者，必腹痛而多啼。左、右两颊皆青者为儿见生客而患病，上下眼睑黄者为伤脾。眉梢光滑则吉，昏暗则危。藏头缩手欲人怀抱者，为风寒怕冷。肚大脚小者，脾欲困而成疳。眼睛睁大直视、嘴巴张开者，其势已危。

五、婴儿护理

民间有“要得小儿安，三分饥和寒”之说。

婴儿初生，肌肤未实，穿衣盖被不可过厚，也不可过薄，以后背、手足温暖为度，衣衫当随寒热而加减。若厚盖衣被而过暖，则恐汗出过多而表虚，筋骨软弱，易感风寒，多易致病。比如冬天室内采用加热电器加温过高，或抱于火炉之旁，或紧紧抱在怀里，都会导致过暖而出汗过多。

忍一分饥，胜服调脾之剂，耐一分寒，不须发表之功。故曰：小婴孩儿，食不可过饱而伤脾胃，衣不可太厚而积郁热。此小儿少生病之法，为父母者切宜深省。

哺乳须节制，量要合适，不宜过饱，少吃多哺。节制则调养脾胃，哺乳过饱则败脾而损胃。凡食后不可与乳，乳后不可与食，小儿脾胃怯弱，乳食并进，难于消化，初得成积，久则成癖。

乳为血所化，小儿赖乳以活命成长，与乳母之气相关。是以母食热，子受热；母食寒，子受寒；母食毒，子中毒。乳汁饱含乳母的七情六欲，乳母易怒则乳汁含怒气；乳母忧思则乳汁也含忧思，乳母宜保持好心情。故凡小儿有病，只需乳母忌口，或调理乳母，以使乳汁清和，则儿不药亦能自愈。半岁以内的婴儿，有个小毛小病的不用着急，也不须服药，病重者例外。有乳母乳汁确实不好者，当须停止哺乳，改食奶粉。

冬天久浴则伤寒，夏天久浴则伤热，故洗澡要快，时间要短。洗澡时皮肤毛孔处于打开状态，要注意关闭门窗、关掉风扇、空调，以免风寒乘虚而入。

婴儿胎毒藏于脾胃，口腔常有腻苔，口中多有黏涎。若小儿身面俱红者，可用粗海盐水，不可过咸，以棉布清洗口腔，拭去口中涎沫，每日五六次，则胎毒随涎而去。若小儿面色、嘴唇苍白者，不可用盐水，宜用淡姜汤洗拭。不清洗口腔的话，多数会传变为马牙、鹅口、重舌、木舌等症状。

还不会说话的婴儿啼哭，父母宜仔细观察其啼哭的原因，如有的婴儿是因为没看见喜爱的玩具，或是没看到熟悉的人而啼哭。这时做父母的如果一见婴儿啼哭，就给哺乳或食物是错误的做法，过食则伤其脾胃。

此外，还要适当多晒阳光，但阳光不宜过猛，如夏天宜于清早、黄昏时段多晒阳光，则血气刚强，皮肤致密而少生病。

六、辅食添加

婴儿脏腑娇嫩，易虚易实，消化能力弱。饮食稍有改变不能适应，则粪便之性状也随着改变，特别是刚开始添加辅食的婴儿更是如此。故给婴儿添加辅食，应把握一定的原则：

（1）年龄大于四个月者，便可开始添加辅食，从流质食物开始，如米油等。

（2）容易消化，一次一种，由稀到稠，由细到粗，由少至多，慢慢加量。

（3）宜先添加一种谷类食物，如把粳米碾成碎米，或直接用碎米煮粳米粥至粳米粥上浮有一层米油，先喂喝米油、米汤，待适应后再喂粥。再依次添加一种其他食物，如蛋黄、菜汁、果汁、肉汤、骨头汤等容易消化的食物。适应后才可添加菜泥、水果泥、豆腐、肝泥、鱼泥、肉末等较难消化的食物。

（4）观察婴儿大便性状以判断是否适应，确认能完全消化并隔几天后，再添加另一种辅食。

（5）如发现添加某种食物后，大便变稀，或是夹杂原食消化不良，则停止添加这种食物，过段时间后再少量添加。

（6）要求汤匙、碗等餐具干净卫生，最好用开水烫或煮过。

（7）半岁以内的婴儿不要额外添加食盐，以免加重肾脏负担，因从母乳或牛奶中吸收的盐分已足够身体需要。也不要吃蛋清，因较难消化。一周岁内不宜食用蜂蜜，因肠道益菌群尚未完全建立。三岁以内少饮茶。

小儿病后，脾胃虚弱，只可素食或喝鱼汤，不食鱼肉渣。待一周、半月，脾气已健，始可喝其他肉汤。

七、胎寒胎热

胎寒：婴儿初生五十日内，觉口冷而打哆嗦，身起寒栗，时发战栗，曲足握拳，昼夜啼哭不止，或口噤不开者，为胎寒。其证在胎时，母因腹痛而致。也有产妇喜食肥甘、生冷果蔬，皆致胎寒；或胎前外感风寒暑湿，治以凉药，内伤胎气，则婴儿出生后昏昏多睡，间或吐乳泻白。若不早治，必成慢惊风。

又有手足稍冷，唇色微青，额上汗出，不愿饮乳，至夜多啼，颇似上证，但无口冷寒战者，为脏寒。其疾病症状为夜重日轻，腹痛肠鸣，泄泻青水，间有不泻者。此证也在百日内有之，皆因生产之时，寒气侵逼，或断脐带过短，而又结缚不紧，为寒气所伤。胎寒可用丁香、肉桂捣末，麻油调之，外贴肚脐。

胎热：婴儿初生五十日内，双目微闭而红赤，下眼睑浮肿，常作呻吟，或啼叫不已，时而惊烦，遍体壮热，小便黄色。其证在胎时，母受时气邪毒，或外感风热，误服汤剂，或平素喜食辛辣，致令热蕴于内熏蒸胎气，生下故有此证，名曰胎热。乳母宜服清热之药，婴儿饮乳汁而清热，再以桑叶煮水擦洗婴儿双目。乳母忌服鸡、酒、羊、狗等动阳之物，则婴儿疾病不至于反复。

又有一证如上证，但无大病，而喜弄舌，身热而四肢冷，唇色青，此脾胃不和所致。

有弄舌出于大病后，舌略伸出不长，一动即收，此病较重，为脾胃虚寒。弄舌者，即舌体频频伸出口外，又立即内收，上下左右伸缩不停。

舒舌者，为外感风热，入于心脾。盖脾之脉络系于舌，故时时舒舌，即舌头伸长收缓，或渴或不渴。宜泻脾经之热，但不可以大寒之剂攻之，否则热退寒起，传作它病，切宜谨记。

八、脐风撮口

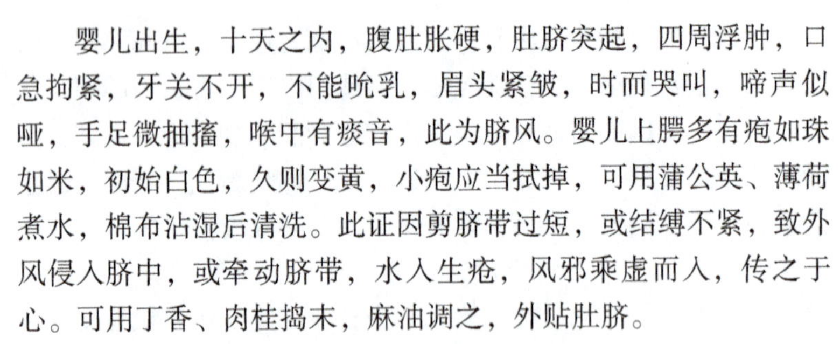

婴儿出生，十天之内，腹肚胀硬，肚脐突起，四周浮肿，口急拘紧，牙关不开，不能吮乳，眉头紧皱，时而哭叫，啼声似哑，手足微抽搐，喉中有痰音，此为脐风。婴儿上腭多有疱如珠如米，初始白色，久则变黄，小疱应当拭掉，可用蒲公英、薄荷煮水，棉布沾湿后清洗。此证因剪脐带过短，或结缚不紧，致外风侵入脐中，或牵动脐带，水入生疮，风邪乘虚而入，传之于心。可用丁香、肉桂捣末，麻油调之，外贴肚脐。

若肚脐突起而肚紧，微有青色，口急拘紧，牙关不开，此肝风盛而克脾土，疾病较重。

又有出生后十天之内，肚脐忽然突起如吹大，捏之则微有声，间或惊悸作啼，哭闹时突大者，此因初生洗浴，系脐不紧，秽水侵入于内，或胎儿早产发育不良。今人称之为小儿肚脐疝气，或痛或不痛，痛则啼哭不止，治之可用炒白芍、茯苓、泽泻、炙甘草、桂枝煮服。

如果宝宝肚脐疝气鼓起的包块在 5 厘米以下，那么家长不用特别担心。肚脐疝气可随宝宝年龄的增长，腹壁肌肉的加强而自然痊愈，一般在两岁前都能痊愈，之后也没有什么不良影响。

凡小儿因各种原因，如痰闭等而突然昏迷者，宜用大指掐其人中穴位，疾病轻者，一掐即啼哭而醒；若不醒，可掐合谷穴位，即大拇指与食指之间，也叫虎口；若再不醒，其病至重，则以艾灸灸中指尖之中冲穴。因中冲一穴，为手厥阴心包经之脉所出，其经与手少阴心经相通。此火一灸，则心中惕然而觉，倘此火全然不知则病至重。

九、简易辨证

小儿初生，欲知有病无病，以手摸小儿头部、腮颊，不出声音者为无病；以奶嘴放进嘴里，虽发声，但从容吮吸者有病也轻；若既发声，不吮吸，面色青红带紫，或牙关紧急，不饮乳汁者，身体必有不舒服之处。

寒热：小儿寒证，手足寒冷，面色苍白，或青色，大便色青，肚腹胀满，腹痛肠鸣，眼珠青色，吐泻无热，睡眠露睛，吐乳泻白，双足双手卷曲难伸，口冷腹胀身战栗，晚上多啼，白天则变轻稍微安静。此皆虚寒，忌用寒凉。

小儿热证，面色红赤，大便秘结，小便黄涩，口渴不止，鼻孔呼气热，手足心热，遍身壮热，眼睛喜闭，眼睑色红，或微浮肿，啼叫呻吟，心生烦躁。此皆实热证，忌温补。伤寒论热，有翕翕发热，有蒸蒸发热，有往来寒热，此为太阳、阳明、少阳之发热。翕者，即如穿衣盖被所生之热，言其热在表，属太阳。蒸者，熏蒸之热，用手越摸，感觉越热，言其热在里，属阳明胃。往来寒热者，半表半里，言其热在少阳。

虚实：小儿虚证，舌体湿润无苔，或舌尖有腻苔、舌中舌根反而无苔，舌苔颜色淡灰，或灰，或黑，或舌现杂色污浊而且湿润者，此为阳气虚弱之证。其证必脉微小，口不渴而不欲饮水，夜晚睡眠则烦躁不安。宜温补脾肾阳气，如理中丸，桂附理中丸，桂附地黄丸等。若小儿全身发热，腹泻不欲饮食，舌无苔而有黑黄等杂色者，此中气大败之证。用手指按其舌中，如舌冷不温者，此为阳气将灭，禁用寒凉药。

小儿实证，舌有干黄苔，渴而能饮，脉沉有力者，为胃有燥热，宜用消食去滞、凉润之药。舌苔黄润者，宜消食去滞兼补中气之药。如加党参、甘草、大枣等温补中气。

五脏病证：肝病实则目赤直视，大叫哭啼，呵欠顿闷，项急；肝病虚则呵欠咬牙。小儿生病时，眼睛直视，视物不能转动，或双目闭合而不开，或双目睁开而不合，或哭有声而无泪，或哭无声而流泪者，都是肝气欲绝。肝经兼证，手足抽搐，口歪眼斜。

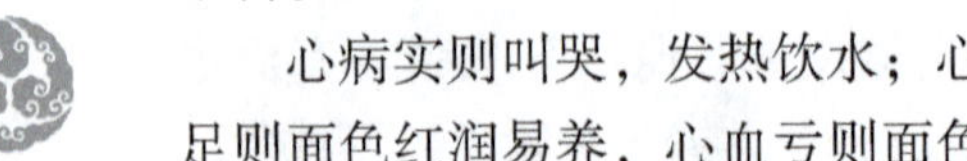

心病实则叫哭，发热饮水；心病虚则困卧，悸动不安。心血足则面色红润易养，心血亏则面色昏暗难养。

脾病实则困睡，身热饮水；脾病虚则吐泻生风。脾病湿则为肿、胀、黄、吐、泻。脾病疳则肚大筋青。脾病热则口气酸臭，口唇生疮，口干饮水。脾病寒则口角流涎。

肾病热则耳中流黄稠脓，咽喉红痛；肾病寒则耳中流清涕，咽喉色不鲜而痛。

肺病实则闷乱喘促欲饮水，也有不饮水者；肺病虚则长出气。寒热伤肺则气逆而为喘咳，肺受风则喷嚏而流清涕，肺受寒则鼻塞而呼吸不通畅。肺受热则鼻干，或为流鼻血。肺成疳则鼻下赤烂。喘不止则面肿，咳不止则胸骨高，燥则渴不止而好饮水。

十、发　　热

1. 概述

现代医学关于发热的原因，认为是由于发热激活物，如细菌、真菌、病毒、疟原虫等作用于机体，又或者诸如肿瘤、炎症之类，都能导致调节体温的中枢神经失控，最终引起发热。如果依据这一原理治疗发热，用药势必以消炎、杀菌、抗病毒为主。这就是现今很多小孩用西药快速退烧后，精神变差、胃口变差、甚者病情恶化为心肌炎的一大原因。

中医认为发热不是疾病，只是疾病的一个症状表现而已。

2. 认识发热

发热对人体有利有弊。发热是正常的身体机理反应，是人体免疫系统在抵抗清除细菌病毒的标志。发热能增强人体免疫力，有利于清除病原体和促进疾病的痊愈。

儿童为纯阳之体，阳气足才会频繁发热。比如小孩一感冒就发热，是因为儿童阳气特别足，拼命拱出热来想把寒邪攻掉。

儿童发热时其免疫力会得到增强。有句老话说“小孩子越发烧越聪明，烧一次聪明一次”，发高烧是人体自我改善的表现。但发热时，温度过高会出现高热惊厥、抽搐、肺炎、脱水、脑水肿、脑炎、脑膜炎、烧聋、嗜睡、说胡话等症状。

中医认为发热本身不是疾病，只是疾病的一个症状，是标不是本。

要正确认识发热之利弊，可以从以下两个角度了解。

（1）发热方式。

发热可分为“主动发热”与“被动发热”。了解不同疾病发热的根本原因，才能正确认识发热之好坏。

主动发热指人体的免疫系统主动清除外源或内源的细菌、病毒，用中医的说法就是正气攻击邪气所导致的发热，称之为主动发热。

被动发热指人体的自我调节机制，原本没有要升高体温，但是由于某方面的病因，阴包藏不住阳，阳气不受控制而外泄导致的发热。用现代医学的话来说，就是所谓“体温调节中枢”并没发出升高体温的指令，体温却不受控制而导致的发热。

如何区分主动发热与被动发热？

主动发热：人体组织器官已经有实质上的病变，或外邪侵入，如各种各样的炎症、咽喉炎、呼吸道感染、外伤感染、瘀血、食积发热、外感温疫以及进食不适当的食物等。

此类型的发热，如果是小病所致，则病好后，人体自然从此对某种细菌、病毒有抵抗力。如果是大病所致，则刚开始发烧时，可能人并不会觉得累，精神还可以。但是随着病程日久，正气虚弱，会觉得困乏、累。有的还会转化成慢性病，比如急性肝

炎转为慢肝。当然，如果是肿瘤等严重疾病导致的发热，则谈不上增强免疫能力，不要着急期望快速消除肿瘤，要有保存胃气，与肿瘤共存的心态，慢慢缩小肿瘤。

被动发热：人体组织器官没有实质上的病变，如中虚发热、失血发热、产后发热、阴虚发热、气虚发热、虚劳发热、外感中风、外感伤寒、以及不明原因的发热等。

此类型的发热，西医的很多检查并不能明确病因。但中医往往能够准确辨证治疗，且治疗效果较好。这种类型的发热除了外感中风伤寒的证型外，其他发热通常是越发热身体越虚弱，必须尽快调治，服用对证的中药以收敛外泄的阳气，不可重用寒凉药退热。中气虚的补中气，阴虚的做到滋阴而不败阳、气虚的补气、失血的补血补肾水以养肝木，适当加点温药、热药，确实辨证不清楚的，可尝试和法用小柴胡汤之类退热。

此类型的发热多属外有大热而内偏虚寒，用对证的中药收回外泄的阳气以退热，越快越好，否则人很快就显得无精打采、精神疲乏、觉得困累，没有胃口，身体素质差的还会出现腹泻，严重的还会出现高热惊厥等症状。高热惊厥产生的原因不是高热，而是流汗过多、腹泻等导致阴虚或阳虚。

（2）自觉症状。

1）病人发热时，伴随各种各样的症状，既有虚证也有实证。

虚证症状：身体困乏，精神不佳，心烦，腹胀，胃口不好，口不渴神色昏晦，甚者神智昏迷，身体疲乏，脉象洪大，重按虚微。

实证症状：烦扰，口渴，潮热，舌苔黄、讲胡话，脉沉细，重按有力。

不管是虚证也好，实证也好，还应尽快找医生对证调治。

2）发低热，症状并不明显，只是觉得有点精神困乏，精力不足，这类型的发热是正气不足的表现，多数发热时间较长，反复发热。最好先用温补中药以增强正气，则发低热转变为发高烧，经过几个小时后自然热退。当然从发低热转变为发高烧，人的精神要比之前发低热时的精神要好，至少不会精神变差。如果是精神变差，并且有其他症状出现，则说明用药不对证，要调整药方。

3）发热但精神却没有明显变差，基本跟平时一样，饮食、大便、小便、睡眠一切都正常，也没有出汗过多等其他症状。这种情形的发热不用担心，如果觉得要喝水，就适当喝点，不要一次喝过多水，通常过几个小时便能退烧，且不会反复。这种发烧的温度高，说明人体正气旺盛，抵抗力好。

大多数的发热，若使用输液、化学药退热，往往会出现各种各样的症状，轻者如腹胀、胃口不好、困乏，反复发热。重者则发热时间延长，或导致腹泻、肺炎、心肌炎、肾炎等。不能不加辨证而用大寒大凉的中药退热。曾有一患儿发热，听信“偏方”，用大黄、牛黄煎服，结果变为低体温，同时流冷汗、精神变差、嗜睡、胃口不好。

3. 退热机理

西药的退热机理，有的是通过免疫抑制作用退热，即减弱人体对疾病的防御能力，免疫力一降低，人体免疫系统便不会对细菌、病毒发动攻击，从而减轻和防止组织对炎症的反应，体温自然而然就降低。结果热虽然退了，但疾病还在，甚至是加重病情。如果长期用药的话，会使人的免疫能力大为降低，导致很容易生病，或生病不易愈的后果。有的是服用抗生素杀灭或抑制细菌、病毒，从而达到退烧。有的是通过扩张外周血管、增加血液流量、使身体出汗而退热，如阿司匹林等。

阿司匹林的退热机理与用中药麻黄等发散药退热的机理类似，都是使人体出汗，汗出则热退。麻黄类经方如麻黄汤之麻黄、桂枝皆为辛温发汗的中药，麻黄主含麻黄碱，具较强发汗作用。

从中医的角度来说，导致人体发热的原因有很多种，对应用于退热的经方就有很多。如太阳中风发热之桂枝汤，太阳伤寒发热之麻黄汤，少阳寒热往来之小柴胡汤，阳明实证发热之白虎汤、大承气汤，少阳阳明合病发热之大柴胡汤等。其他发热原因还有暑病发热、温病发热、疹病发热、湿病发热、瘀血发热、中虚发热、失血发热、产后发热、阴虚发热、气虚发热、虚劳发热等，都需要辨证施治。

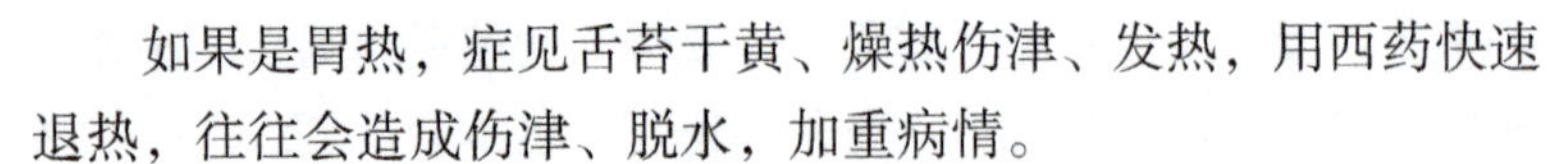

如果是胃热，症见舌苔干黄、燥热伤津、发热，用西药快速退热，往往会造成伤津、脱水，加重病情。

外感风热的发热，用西药快速退热，如同中医中风证用麻黄汤来退热一样，结果反而加重病情。用西药退热后，人往往会变得精神疲乏、无精打采、胃口不好。反复发热，甚者变为更加严重的疾病，如肺炎、肾炎、脑炎等。

少阳经病发热，用西药退热，热虽退但会反复，且精神变得更加差，更加不欲饮食，有的会变为吐、泻，甚者是上吐下泻。

一般引起发热的疾病病情并不是很严重，如外感引起的发热、病在表，选用西药退热并不会马上就表现出很不好的后果，最多就是把表病治成内伤病而已，并且西药服用方便。再者有的人对中医并不了解，认为中药退热慢，或者找不到良医等。基于以上因素，故多数人发烧时会选择西药退烧。只有等到用什么西药都退不了烧的情况，如有的白血病人长期反复发烧，才会考虑寻找中医中药，其实一开始就用中药退烧是很容易的事情。

4. 小孩发热

小孩发热可分四大证：表热，里热，虚热，实热。

表热：营卫外感病所引起的发热。如外感风寒之发热，其证幼儿喜人怀抱，缩颈项而恶风寒，不欲露出头面，面带惨色，不渴，清便自调，吮乳口不热，或鼻塞流涕，或打喷嚏，浑身拘急。此外，还有外感风热之发热等。

里热：脏腑郁热引起的发热，如脾胃积热。其证发热时喜露头面，仰身卧，扬手掷足，揭去衣被，渴欲饮水，吮乳不休，吮乳口热，眼睑浮肿，或口气酸臭，小便黄赤，大便燥结。此外，有潮热，午后三至五点前后发热，有如潮水之应，为胃热实。

虚热：多发于大病之后，元气受伤，中气虚弱、脏腑虚寒，或汗下太过，津液枯焦。其证精神困倦，面色青白，虚汗自出，四肢软弱，不渴，大小便如常。此外，有骨蒸热，身体虚瘦，遇晚而发，有热无寒，醒后渴欲饮水，汗出热退。

实热：脏腑实热，其证面赤腮燥，鼻梁干焦，喜冷饮，睡寒凉地板，或趴着睡，或仰面卧，露出手足，揭去衣被，大渴不休，大小便秘。

此外还有心热者，其证浑身发热，面青目浮，心悸不宁，脉数烦躁，狂叫啼哭；壮热者，一向热而不已，由气血壅实，五脏生热，热蒸于内，睡卧不安，精神恍惚，热蒸于外，表里俱热，躁急喘粗，甚则搐搦；夜热者，夜间作热，清早热退，此血虚；烦热者，躁扰不安，五心烦躁，四肢温壮，小便赤涩；血热者，每日巳午时发热，过夜则凉。

小孩发热的病因，常见的有以下几种：

（1）中气虚。

中气寄于脾胃、小肠之间。中气虚弱，则精神疲乏，胃口不好，甚者腹胀腹泻；中虚则心包经相火与胆经相火不降，阳气外泄，故发热。治疗以补中气为主。

（2）食积。

饮食不当，胃主受纳，脾主磨化。胃实盛而脾虚弱，能食而不能消化，不能消化又导致不能食，终致脾胃虚弱蓄积食物。治疗用药以消食为主，伤津的则养胃阴，食消热则退。

（3）外感。

外感，俗称感冒，指的是病在营卫，或在呼吸道，病情尚未入脏入腑之外感病。小孩外感之调治详见后文。

（4）春温。

《黄帝内经》曰："冬伤于寒，春必病温"，寒可理解为藏，即"冬不藏精 春必病温"。又"春夏养阳，秋冬养阴"。冬伤于寒春必病温，其意就是冬天要养好阴液，阴足则能封藏阳气而阳足，不致阳气外泄而成温病。冬天寒水主令而水旺，阴虚之人暂时还能封藏住阳气，一到春天木气主令，水生木，子气旺则母气弱，水弱则封藏不住阳气，阳气外泄变而为春温。又因小孩属木气，本身肾水不足，生长发育又快，越快则越需要水的滋养。故体弱的小孩春天容易得温病。治疗以滋肝阴补肾水，收回相火为主，切忌用热燥药或寒凉药。

（5）出疹。

疹病多起于营卫，木气疏泄，相火上逆，中气大虚之病。疏泄正常症状为发热甚盛，面色充足，小便清利，大便不泻，疹出成粒，色红粒饱。疏泄不及症状为发热不盛，面色痿弱灰暗，疹出不红，或不成粒，或疹出成片，或一出即回，或疹闷难出，小便短少，甚则昏迷不醒，上吐下泻，四肢厥冷。疹病治疗主要是养木气以平疏泄，有中气、肾气不足者，加平和温补之药即可。至于疹病发烧，不可用寒凉药退烧，只要木气得养，自然疹出烧退。出痘疹发烧不须退烧，可用三豆饮补中养木，木气得养自然热退。出疹时宜注意饮食，不出现大便泻等情形，避免并发症之发生，痘疹发透则烧退而痊愈。

（6）猩红热。

猩红热与温病的原理相同，都是木气疏泄太过之病，详见第四章"十九、痘疹"中"5."相关内容。

（7）炎症。

炎症有外伤引起，也有内伤导致。外伤的如摔倒碰伤等，伤口发炎或是内有瘀血。内伤的如腮腺炎、扁桃体发炎，其实扁桃体发炎的小孩大多都是上有实热而中下虚寒，治疗以清上热，补中下为主。这类小孩都是偏虚弱的体质，如果去医院治疗多数都会被做手术切掉，相当可惜。扁桃体是人体重要的免疫器官，万万不可轻易切掉。腮腺炎多属中气虚而胆经不降所致，也可以用药外敷消肿，以前在家乡时，大人都用燕子窝捣细加米粥汁外涂。

（8）暑病。

伤暑发热，多发于夏季，其证身热自汗，作渴昏睡，手足冷。大量出汗导致伤阴伤津，胃气上逆，肺金失敛，治疗以降胃气降肺气清肺热为主。可用食物如西瓜汁、冬瓜汁、淡盐水等服用。出汗太多，有的还会出现抽筋等症状。

（9）药物引起。

某些药物所引起，如接种疫苗后导致发烧，或者服用某种西药。许多十三四岁的少女，月经初来时，接种麻疹疫苗，或月经来时适逢感冒，因消炎药物伤心肾而导致经来不止，或经血逆行至鼻、齿流血，最后又强行用止血药止血，导致血凝为瘀血。

如反复发热的同时又在服用化学药，建议首先停止服药，观察发烧是否服用化学药引起，否则怎样治疗都无补于事。

（10）其他如小孩长牙齿、穿衣服过多过少等，或者其他脏腑不调都能引起发烧，长牙导致的发热可静待自我恢复。

上面列举了儿童发热的常见病因，需要切记的是：发热本身不是疾病，只是疾病的一个症状，是标不是本。单纯的退热对疾病的好转并没有起何积极的作用，都是热已退病还在，或过段时间又发热，甚者则加重病情。治标不治本，有如扬汤止沸。只有先辨证是何种原因引起发热，再对证用药才有意义，治本不治标，有如釜底抽薪。

另外，发热时要不要用退热药，不能简单以体温来判断，病人精神状态的好坏也是重要的判断标准。

5. 发烧护理

（1）如何喝水。

发热时要不要多喝水，笔者的观点是发热不一定就要多喝水。如果患者觉得口渴，就可以适当多喝水。如果口不渴就没有必要，要相信机体的自我调节功能。不口渴、不想喝，表示身体根本就没有缺水，不须多喝水。

属于体内寒湿或中气虚弱的发烧，喝多水反而会阻碍中气运化，导致有恶心的感觉。

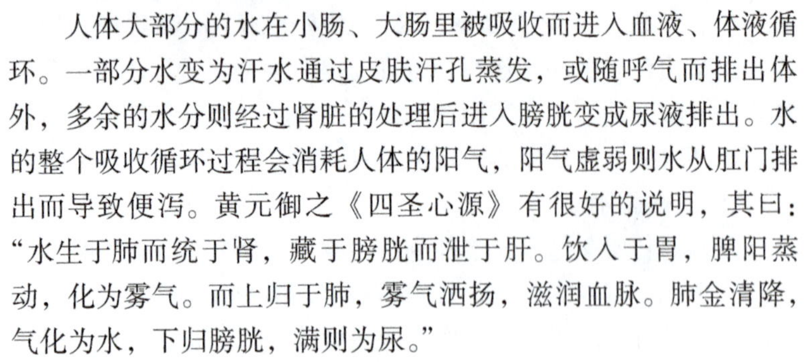

人体大部分的水在小肠、大肠里被吸收而进入血液、体液循环。一部分水变为汗水通过皮肤汗孔蒸发，或随呼气而排出体外，多余的水分则经过肾脏的处理后进入膀胱变成尿液排出。水的整个吸收循环过程会消耗人体的阳气，阳气虚弱则水从肛门排出而导致便泻。黄元御之《四圣心源》有很好的说明，其曰："水生于肺而统于肾，藏于膀胱而泄于肝。饮入于胃，脾阳蒸动，化为雾气。而上归于肺，雾气洒扬，滋润血脉。肺金清降，气化为水，下归膀胱，满则为尿。"

喝水要一小口一小口地喝。避免牛饮，若过多、过快喝水，阳气虚弱的人反而导致胃不舒服、打嗝。一般建议喝温开水为好，凉水、冰冻饮料等相当损耗阳气，试想人的正常体温是37℃，喝冰冻水下去，人体仅为了把喝下的冰水加热成37℃就要耗损很多热量。当然，喜欢喝凉水、冰水的人也可能是因为内有实热。

（2）温水擦身。

用温水擦身退热效果好不好，要看具体情况。

其一，比如伤寒外感引起的发热。伤寒外感，属卫气收敛，皮毛郁闭，则里有郁热，用温水擦身有一点发散卫气的作用，营卫和则汗出而热退，如擦后没作用，也无多大危害。其实对于外感风寒用温水擦身，还不如让小孩大哭一下，汗出则热退。

其二，外感风热引起的发热。外感风热，属营血疏泄偏胜之病，用温水擦身对退热无多大作用，有时会因为温水擦身，外热感动里气营血之疏泄，进而加重里阳外泄。其他如中虚、温病、阴虚、疹病、食积等发热，用温水擦身也达不到退热的效果，阴虚、食积、温病的发热很可能会因为热水擦身，导致出汗，温度暂时虽会下降点，但因为出汗伤阴，导致内热益盛，病情加重，反过来导致发热温度更高。

用温热毛巾热敷，其理与用温水擦身相同。

（3）酒精退热。

虽然酒精挥发能带走部分热量，暂时降低体表温度，但由于用酒精退热会导致皮毛闭敛，体内郁热不能通过皮肤毛孔散发出来，结果反而导致郁热加重。

另外，如小孩较小或者是大面积使用、操作不当，还会导致酒精中毒。

（4）冰袋退热。

用冰袋冰枕退热之法是退热最大的一个误区。

有生活经验的人都懂汗出热退的道理。比如外感风寒的患儿，一看要打针，就拼命挣扎啼哭，还没打针已经是汗出而热退。这也是起到泻卫气的作用，有麻黄汤之效果。而小孩发热，你用冰袋冰枕退热不是反其道而行吗？用湿冷毛巾降温等所谓湿敷法，其理与冰袋、冰枕相同，只不过是没有冰袋、冰枕之法霸道。

任何一种类型的发热都不适合用冰袋冰枕退热。

其一，比如外感风寒引起的发热，伤寒外感属卫气收敛，皮毛郁闭则里有郁热。本身就是卫闭皮毛，毛孔不开的发热，还用冰袋冰枕退热加重毛孔闭敛，有效果吗？这种退热方式有点类似于物理上的热传导作用，退热的效果很差，只能退体表之热。冰袋冰枕的极寒之气会更加重皮毛闭敛之力，其结果是皮肤觉凉而里热更盛。出汗的退热方式有点类似对流，汗从体内流出体外带走热量而退热，故里外之热皆退。

其二，外感风热的发热，外感风热属皮毛打开，营血阳气外泄，营卫偏于疏泄之病。治疗宜补中气，补津液，降胆经甲木收相火，经方如桂枝汤。用冰袋冰枕退烧没有作用，反而会导致病入脏腑，如肺炎、肾炎、脑炎等。

有经验的父母，都懂得在小孩外感风热出汗时，拿毛巾把汗水擦干，以免汗水蒸发带走热量而增内虚，感受风寒而加重病情。

其他如中虚、温病、阴虚、疹病、食积等发热，也不适合用冰袋冰枕退烧。

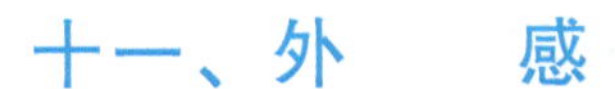

十一、外　　感

1. 感冒概述

外感，俗称感冒，指的是病在营卫，或在呼吸道，病情尚未入脏入腑之外感病。天之六气，风、热、暑、湿、燥、寒，皆能令人得外感，其中又以风、寒二气之外感为多发。同气为感，异气为冒。同气者，即大气疏泄，人身营卫之气也疏泄，大气收敛，人身营卫之气也收敛；异气者，即大气疏泄，人身营卫之气反收敛，大气收敛，人身营卫之气反疏泄。

感冒一年四季皆能得之，春秋两季气温变化幅度大，故以春秋两季多见，冬春之交最频。正常的气候是春天温暖，夏天炎热，秋天凉爽，冬天寒冷。虽然冬天气温比较寒冷，但因穿厚衣服保暖，反而不会被寒气所伤。夏天炎热，但因现今之人不管上班还是睡觉，多数有使用空调降温，甚至会调到十八九度，身体更加容易受寒气所伤，故夏天得感冒的比例甚至比冬春之交还要多。

感冒的原因有三种类型：一是人身感应大气，六淫从皮肤而入，营卫之气不和而感冒。二是从口鼻而入，这一类往往是时行疫气，用现在的话来说就是病毒、细菌、过敏等；其中典型的就是现代的流行性感冒，有比较强的人传人之传染性。三是本身有内伤疾病，或内虚，导致营卫不和而感冒。

中医把感冒细分为：风热型、风寒型、暑热型、暑湿型、燥气感冒、时行感冒、内虚感冒。

其中风热型感冒，即六淫之风、热所感，相当于《伤寒论》营卫病之太阳中风证。风寒型感冒，即六淫之寒所感，相当于《伤寒论》营卫病之太阳伤寒证。暑热型感冒多发于夏季秋初，即老百姓所说的“热伤风”，以相火不能右降，上焦郁热为主。暑湿型感冒同样多发于夏季秋初，以脾胃阳虚土湿为主。燥气感冒多发于秋天，人身营卫被燥气所伤而导致营卫不和。时行感冒即时行疫气所感，即今之病毒细菌侵入呼吸道所致。内虚感冒，由于身体虚弱，或有内伤疾病而导致营卫不和的感冒。

西医则把所有感冒的病因，都归结为病毒细菌。临床区分是病毒、还是细菌所导致，再选择适合的药物，或是抗菌，或是减轻某些症状，如鼻塞、流鼻涕、发热等。病毒性感冒，最多只能用药减轻某些症状；细菌性感冒还可以用抗生素杀死细菌。

2. 病毒感冒

西医之病毒、细菌性感冒，即中医之时行感冒。时行感冒与气候或地区相关，一般南方每年皆有小范围流行。疫气从口鼻而入，人感染之而得的感冒，具有较强的传染性。《诸病源候论》：“因岁时不和，温凉失节，人感乖戾之气而生病者，多相染易”，即指时行病毒之邪。

西医对感冒的解释是呼吸道受感染，认为所有的感冒都是病毒细菌所引起。实际上自然界的病毒细菌无所不在，要检测的话肯定都能检出病毒细菌。病毒之所以能够侵袭人体而引起感冒，除因疫气特别盛之外，总是与人体的正气虚弱，或是肺、呼吸道原本就有旧病相关。即使身体强壮之人，若因生活起居不慎，如疲劳饥饿，或穿厚衣而汗出，或餐凉露宿，栉风沐雨，或气候变化未及时加减衣服等，都能导致感冒。

每个人都有得过流行性感冒，即病毒性感冒，由流感病毒引起的急性呼吸道传染病。病毒存在于病人的呼吸道中，在病人咳嗽、打喷嚏时经飞沫传染给别人。流感的传染性很强，由于这种病毒容易变异，即使是患过流感的人，当下次再遇上流感流行，仍然会感染，所以流感容易引起暴发性流行，打流感疫苗对预防病毒性感冒并无多大作用，该得的还会得。

人因感染病毒、细菌而感冒后，所流的鼻涕颜色为青绿色，咳出来的痰也是青绿色，或黄色，头目觉热，耳朵闷堵。抵抗力好的人，能把病毒或细菌消灭于鼻腔这一环节。鼻腔阻挡不了，则病毒细菌进一步深入，当感觉胸口有点痒，或热时，病毒细菌已进入支气管。进一步发展，则出现咳嗽。甚者，能感觉到支气管抽搐，咳嗽频密而有力。再进一步，则开始出现喘证。

对多数人来说，一年感冒二三次是正常的。能得感冒，证明人体的免疫系统能识别病毒细菌，能抗邪外出。病毒或细菌所导致的感冒，如果人体能发高烧，则证明人体的抵抗力强，能对病毒细菌发动攻击。身体抵抗力差的人，则对病毒细菌发动不了攻击。当然，也不是说每年感冒的次数越多越好，太容易感冒的人身体也不好。

时行疫气，病毒细菌性的感冒，中医的治疗方法并不是跟西医一样采用对抗，杀死细菌的疗法。而是通过辨证施治，恢复增强人体正气，让人体自身免疫系统清除病毒细菌。

3. 伤寒外感

《伤寒论》曰："伤寒传经，一日一经，六日经尽，病不入里，必自愈。"也就是说一般的外感，只要病在营卫，病不入里，则大多数都能在七天之内自愈。不能自愈的原因是本来就身体虚弱，故而导致病情缠绵，虽病未入里，但却是正气抗邪不足，这种情形需要在调营卫的同时兼调脏腑。

营卫外感病主要分为中风、伤寒、风寒两感共三种。

伤寒外感之总纲：脉浮，头项强痛而恶寒。

恶寒发热有出于营卫者、有出于脾胃者、有出于肾家者、有出于少阳胆经者、有出于肺家者。五种恶寒发热，只有恶寒脉紧无汗、身痛项强的麻黄汤证，气入则实之证用发散药外，其余皆气出为虚之证。必恶寒不轻、身体疼痛，符合麻黄汤外证才可用薄荷、麻黄等发散之药以开卫气。如单发热不恶寒，一味黄豆汤养中养营以和营卫而愈。

太阳中风证：发热，汗出，恶风，脉浮缓者，为中风。有的还会存在头痛、项强、流鼻涕，有的不发热，或发热之前先有微恶寒。其中脉浮缓、汗出、恶风为必俱之证，其余诸证，则因人、因地、因时而异。

太阳伤寒证：恶寒，发热，或未发热，无汗，体痛，呕逆，脉浮且阴阳俱紧者，为伤寒。有的还会存在项强，头痛，腰酸痛，骨节疼痛，鼻塞，打喷嚏，流鼻涕，干呕，气喘等症。其中脉浮紧、恶寒甚、无汗为必俱之证，其余诸证，则因人、因地、因时而异。

太阳风寒两感者，营卫双郁，发热恶寒，无汗，项强身痛，八九日乃至更久而表不解。

轻证之风寒也可通过合适之运动，如慢跑，蹲下起立几十次等，则风寒自解。

以上列举这么多的外感症状，其实外感的最主要症状是：汗与发热。汗出则伤阳伤阴，是否出汗，以及流汗是否过多，决定于病情是否入里的一个关键要素。发热，则是普通人最关注的一个指标，一看到发热便心急如焚，恨不得马上降至正常之体温。各种手段都用上，外用之物理降温，如冰袋敷额头、冰袋当枕头、湿毛巾敷额头、温水擦全身、降低环境温度、使用退热帖等，甚者使用酒精，导致酒精中毒；内则服用西药退热，还有不管是否口渴而强迫多喝水等。这些手段都是治标不治本，甚者加重病情，反复发烧，致使疾病由外入里。前文已经说过，发热并不是疾病，而是疾病的一个症状表现，是人体抵抗邪气的一个重要手段，能杀死病毒、细菌，故发热并不可怕。

中于风者，风伤卫气而营病，营病则疏泄太过，故发热、汗出、恶风、脉浮缓。用桂枝汤调和营卫，收敛气机，微汗出热退而恶风解。桂枝汤由桂枝、芍药、炙甘草、生姜、大枣组成。疏泄则气出，体内为虚，故桂枝汤中加炙甘草、生姜、大枣等温中补中药。芍药性味酸，入肝胆营血，收敛气机，以免过多出汗；桂枝性温、味辛，实表阳而调营卫；炙甘草补中气、生姜温助脾胃、大枣补中生津液。服药汤后，再喝热粳米粥补中生津，则中气恢复，营卫调和而病愈。服后无汗出者，宜再服。禁生冷、黏滑、油腻、肉面、酒酪、五辛恶臭之物。

伤于寒者，寒伤营血而卫病，卫病则收敛太过，卫气闭敛，故恶寒、无汗、发热、体痛、脉浮紧。用麻黄汤调和营卫，发散卫气，微汗出热退而恶寒解。麻黄汤由麻黄、桂枝、杏仁、炙甘草组成。收敛则气入，体内为实，故仅用炙甘草以补中气。麻黄性温、味辛、发散卫气而出汗；杏仁味苦，降肺气；桂枝性温、味辛，实表阳而调营卫；炙甘草补中气。服药汤后，中气恢复，营卫调和而病愈。气机收敛，气入为实且无汗，不损耗津液，故不用喝热粳米粥以补中生津。服后无汗出者，宜再服。禁生冷、黏滑、油腻、肉面、酒酪、五辛恶臭之物。

风寒两感者，营卫双郁，双方平衡，中虚较轻。表证发热恶寒，无汗，项强身痛，八九日以至更久而表不解者。宜用桂枝麻黄各半汤双解营卫，芍药、桂枝、炙甘草、生姜、大枣、麻黄、杏仁，此方为轻剂小份量以和解营卫。禁生冷、黏滑、油腻、肉面、酒酪五辛恶臭之物。

桂枝汤，麻黄汤，桂枝麻黄各半汤三方为外感病治法之标准。如对证用药后汗出而不愈者，可考虑原本身体虚弱，须兼调脏腑，如阴虚者，宜用玄参、熟地黄、黄精、石斛等滋补津液。

4. 幼儿外感

幼儿脏腑娇嫩，体气薄弱，用麻黄则怕汗出过多、肺气上逆而成喘证，用芍药则怕过于收敛，用生姜则怕燥肺，故治幼儿之外感感冒，只需遵照仲景之理法，而不必照搬仲景之药方。

治幼儿外感宜选用性味平和，药食同源之品。如伤于寒之卫气闭郁者，可用罗勒叶，带须葱白，紫苏叶、淡豆豉、洋葱、薄荷等以代麻黄之发散卫气；如中于风之营气疏泄者，可用粗海盐腌制的青梅、酸青梅汤、酸菜汤、黑豆、纯粮醋等以代芍药之收敛营气；用黄豆、白糖、饴糖等以代炙甘草之补中气；用青皮鸭蛋、大枣、石斛等以补脾胃之津液；用绿豆、罗汉果、雪梨以清肺热，润肺燥。

若婴儿外感，稍微鼻塞别无它病者，不必服药，可用热性之品如生姜、丁香、肉桂等，粉碎后炒热，用棉布包在婴儿足底凹陷处之涌泉穴提升阳气，减轻鼻寒症状。不可用蒜泥，否则会起泡。

这些性味平和，平时多有食用之品，如加以灵活组合应用，则治小儿之外感病，可说是相当简单。风寒感冒，卫气闭郁者，宜发散卫气，若兼中气虚者，则微补中气，若兼阴虚者，则滋阴补液；风热感冒，营血疏泄者，宜收敛营血，补中气，若兼汗出过多而阴虚者，则加滋阴补液。

举例如下：

(1) 腌制青梅或酸梅汤，加白糖，酸甘化阴，补中气，生津液，青梅酸收；或用三豆饮黄豆、黑豆、绿豆，黄豆补中气，黑豆滋肝降胆，绿豆清热；或单用黄豆补养中气。这些都是小儿可以用来代替桂枝汤，调治太阳中风证之外感病，微汗出则热退。

(2) 葱白连须、淡豆豉组合为葱豉汤。葱白味辛，性温润，发散卫气，发汗解表。豆豉味苦、性寒，解表除烦。小儿可以用葱豉汤代替麻黄汤，调治太阳伤寒之外感病，汗出则热退。最轻剂量为葱白一个，豆豉五十粒。煮后，分两次服，若服一半药汤已汗出，则不必再服。凡卫气闭郁而舌苔黄润者，则可用葱豉汤；舌苔黄燥者，则不可用葱白，或用葱白，但要加上补津液之品。因葱白虽然味辛而润、能消散脾胃滞气，但其性温，也不可小视，能增加胃热。

(3) 罗勒叶（紫苏、薄荷也可）、盐水腌制的青梅酸梅汤、鸭蛋。三者随意组合，调治风热、风寒、风寒两感之感冒，效果不错。

罗勒叶：潮汕地区叫“金不换”，又称“九层塔叶”，也叫“鱼香菜”。味辛、香、温，具解表发汗的作用。中国潮汕、台湾，泰国都有食用的习惯，可炒鸡蛋或用于调香气，去腥味。全株含挥发油。有化湿、消食、解表行气的作用。

青梅：味酸、具收敛营气的作用。青梅富含人体所需的多种氨基酸、维生素及多种无机盐。青梅果实中有机酸含量一般在3.0%～6.5%，远远高于一般水果。具有生津解渴、刺激食欲、消除疲功等功效，腌制的青梅偏凉，烟熏的温。在每年清明前后，青梅出产的时候，用玻璃瓶或陶瓷瓶加水、加盐腌制，最好选用粗粒海盐。过一个多月后便可食用，其汤味酸，夏天可加白糖，酸甘化阴，消暑效果好。

鸭蛋：最好选用青壳鸭蛋。

方义：这三者的组成只要对证加减搭配，治疗小孩感冒的效果相当好。金不换（薄荷紫苏）、发散卫气、青梅酸梅汤收敛营气、鸭蛋滋阴补阳、盐补中气。散、收、补兼备，考虑周全。

用法：若是伤寒的麻黄汤证，则主药用薄荷、薄荷凉，金不换、紫苏皆温，用量适当，不用青梅，鸭蛋或用鸡蛋代替。偏热宜选薄荷，偏寒宜选紫苏、罗勒叶。

若是伤寒之麻黄桂枝各半汤证，则金不换与青梅汤等份，加鸭蛋。

若是伤寒之桂枝汤证，则主药为盐制青梅，或青梅汤，鸭蛋，金不换不用或少用。

煮法：加水先煮青梅及汤至沸，再放进金不换（薄荷紫苏）煮二、三分钟。把鸭蛋打在碗里，用筷子调均，等汤水煮好后，冲进鸭蛋，待温便可服用。

效果：服用效果要达到微微出汗，出汗过多则伤阴，出汗少或无汗则营卫不和而表不解。

5. 暑气感冒

暑热型，夏季秋初，暑热蒸腾，热蒸肌表，侵袭肺卫，耗伤津液。肺气受伤，营卫不和，故有发热，或未发热、微恶风寒、鼻塞、打喷嚏、出汗多、心烦、口渴为等症状。因多发生于盛夏暑热季节，故名曰“暑热”。此类感冒，季节性强，热象突出，一般汗多患者感受暑热发病之初即见一派里热证状，表证轻微。因此证出汗过多而病不愈，故治疗宜以清肺热，滋阴为主，补中为辅，可选适当用：罗汉果、雪梨、黄豆、黑豆、绿豆、石斛、酸梅汤、白糖，口渴重者，可适当选用党参、玄参、生地黄等，辨证合理组合药方。

暑湿型，大暑、立秋、处暑、白露等四个节气前后，暑热蒸腾，多雨季节，人身应之，土气多湿，湿阻营卫，故有发热，或未发热、微恶风寒、头痛胀、鼻塞、口淡无味、不欲饮水、小便短，或欲吐，甚者出现腹痛、腹泻症状。治疗宜清暑去湿为主，解表为辅，如以藿香、扁豆调理脾胃，再少加发散卫气之物，如选用金不换、淡豆豉、薄荷、苏叶等。小便不利者，也可加利小便之物，如红饭豆、薏苡仁等。

天气炎热，忽然身痛恶寒，体温升高，壮热灼手，脉象洪大，重按空虚。此中虚而相火外越，表气闭郁，上焦热盛，中焦土气湿寒之证，宜服淡豆豉、扁豆、黑豆、绿豆。淡豆豉去滞，扁豆补土去湿，黑豆滋阴降胆收相火，绿豆清热。

暑热感冒与暑湿感冒的鉴别点是：其一了解发病的气候条件，久旱酷热时多患暑热感冒；而多雨季节，湿气旺盛者，多病暑湿感冒。其二察其症状，若口渴、心烦、汗多、身热等热象突出者为暑热感冒；口不渴、不欲饮水、头重身困、脘腹胀满、恶心、欲吐、食少、发热与怕冷并见者为暑湿感冒。

夏天人体出汗多，如流鼻涕、鼻塞、汗出，打喷嚏，或咳嗽，也可以滋阴补阳调治，方用巴戟天、肉苁蓉、玄参、炙甘草。

6. 热伤风

热伤风，天气突然变热，气温升高，人身肺金之气受伤，则病热伤风。病名热伤风，实则是伤热风。病在肺家，饮食起卧如常。热伤风病在肺家多发于秋季，其他季节也有病者。其表证：喷嚏连连，鼻鸣清涕，头目觉热，耳朵闷堵，似作寒热，动则汗出。治疗宜清热滋阴为主，补中为辅，可适当选用：罗汉果、黄豆、黑豆、绿豆、石斛、酸梅汤、白糖；口渴重者，可用党参、玄参、生地黄等。

成年人如舌上无苔者用轻剂药方：黄芩、薄荷、白术、炙甘草、党参、当归、白芍、冰糖、红枣，脉重按虚散者，加干姜。如服后病愈，仅头热不减，此肺气已降肝热独冲，用黑豆煮浓汤加盐服下则愈。

热伤风如发于冬春之交，宜服八珍丸。热伤风也可用冰糖糯米粥补中气补肺阴极效，宜多食。或用黄豆、黑豆再加山苍子也效。山苍子也叫山鸡椒、木姜子，是民间常用的一种饮食调料，也用于制作香料，温中去滞的效果要优于生姜，而且不伤肺。

7. 燥气感冒

燥气感冒，秋分以后，阳明燥金气动，恶寒发热，时止时作，胸部似塞，腹部似胀，或头痛或不头痛，脉象弦涩。此病由燥结而阻中气，幼儿可用刮痧法轻刮背心脊骨两旁，营卫气通，似有汗出，或用葱豉汤发表，罗汉果、雪梨润肺，草果仁或山苍子去滞气。

燥病时行之时，如脉象脉象虚小，此属内虚，元气虚弱，中气无根。可用巴戟天、肉苁蓉，玄参、大枣、白糖，滋阴补肾生中气。

内虚感冒，身体虚弱，脏腑气血不足，导致营卫不和之感冒。内虚感冒主要是调治脏腑，使里气平和则营卫表气自和。如冬春之交，忽然微寒微热而脉小弱而急，身体微痛头不疼。此中气虚弱，以致表之营卫不和，类似感冒之证，其根源实为内虚，宜服补中益气丸补中补气或八珍丸去湿补中补气血。

8. 几点体会

外感伤寒与外感风热病在营卫，但对于体质虚弱之人，如不及时调理，会发展为内伤病、重病。普通感冒与热伤风病半在营卫，半在肺家，里气不病，故病轻。病毒与细菌所导致的感冒，则要看治疗是否得法，乱打针吊水、乱用抗生素，多数都会发展为肺炎，甚至心肌炎、肾炎、脑膜炎。若辩证服用中药，增强人体正气，让人体自身免疫系统清除病毒细菌，会好得快而又没有副作用。须知人的基因数量要远远多于感冒病毒的基因，人体自身自有办法清除入侵之病毒细菌。当然，对于身体本身有哮喘或其他肺脏疾病，或是身体太过虚弱的人，人体自身则不能清除病毒细菌，会发展为重病。身体虚弱之人借助抗生素来消灭细菌，多数结果并不好。

感冒后最烦人的是鼻寒与流鼻涕。两个鼻孔一般都是轮流出现鼻塞，对呼吸并无多大影响。绝大多数的人都是非把鼻涕彻底清理干净不可，这种做法其实不利于感冒好转。为何呢？鼻涕是保护身体的一道屏障，能防止鼻腔黏膜干燥，湿润吸进的空气，粘住由空气中吸入的灰尘、花粉、病毒、细菌等微生物，以免它们刺激呼吸道、引起感染。鼻涕多的原因是因为人体在抵抗清理病毒细菌时，需要多分泌鼻涕，这是人体的本能。你把鼻涕彻底清理干净或是服用化学感冒药阻止鼻腔黏膜分泌鼻涕，只能是使病毒细菌长驱直入到支气管与肺，反而加重病情。不要把鼻涕清理得过于干净，你清理完，鼻腔黏膜还会再分泌，也不要服用化学药阻止分泌鼻涕。最好是鼻涕在鼻腔里，只要不流出鼻腔外面，影响观感就行，这样对于感冒的快速好转有相当大的好处。有的人看到这可能不相信，其实你可以观察一下。儿童感冒时，有的父母太忙没有时间给小孩清理鼻涕，孩子吸着两条“一上一下”的鼻涕到处跑，这样的孩子感冒反而好得快；动不动就清理干净，还去做雾化去痰治疗的反而好得慢。

有些中医生会根据鼻涕的颜色来辨别寒热，流清鼻涕的是寒，要用小青龙汤；流青黄鼻涕是热，要用麻杏甘石汤。其实依据鼻涕颜色来辨证寒热并不全面，有局限性，寒热还是要综合其他疾状辩证才准确。如流青黄色鼻涕者，有可能只是热在肺，其他脏腑如脾胃则不一定有热象。流黄、青色鼻涕只能说明是身体正在抵抗病毒细菌，所以多数感冒一出现流黄涕很快就会好。流清涕则只能说明肺气不降，是否要用发散卫气之品，还要看是否有恶寒等等疾状。流白稠鼻涕说明肺阴虚，肺有点干燥。感冒刚开始流清涕，流多则肺燥肺阴虚，鼻涕白稠，或黄稠，这也是感冒要愈的表现。

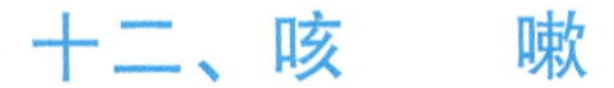

十二、咳　　嗽

咳嗽不是疾病，只是疾病症状的一个表现，故调治咳嗽必须找到病因，切忌见咳而治咳、见咳即治肺。咳嗽有利的方面是，能提示人体已经生病，或是所处环境、天气寒热不适；同时也是人体清除呼吸道分泌物或异物的保护性自发反应动作。咳嗽不利的方面是，如久咳不好，或是过于剧烈的咳嗽，可导致呼吸道出血，影响休息，消耗体力，因咳而致虚等，故咳嗽若不尽早调治，多会导致出现其他疾病，或是反而加重引起咳嗽的疾病。

肺位于胸，为五脏六腑之华盖，手太阴肺经辛金之气以清肃下降为顺。若肺失肃降，则可出现咳嗽，甚者呼吸急促、喘息。咳生于肺而源于五脏六腑，其原因不外乎是外感与内伤两大类。外感者，即天之六淫风、热、暑、湿、燥、寒，或从皮毛而入，或从口鼻而入，皆能导致肺金之气不降而咳嗽。内伤者，即本身有内伤疾病，或是人身感应六淫而引动里气，皆能导致肺气上逆而咳嗽。咳嗽的原因多种多样，调治宜辩证用药，切忌使用纯粹的止咳药物加以止咳，否则咳嗽虽止而疾病尚在。误认疾病已愈、失却调治，从而最终导致加重疾病。

《黄帝内经》岐伯曰："五脏六腑皆令人咳，非独肺也。"

五脏之咳，肝应于春，故春天则肝先受之，后传于肺而病风咳；心应于夏，故夏天则心先受之，后传于肺而病热咳、暑咳；脾应于长夏，故长夏则脾先受之，后传于肺而病湿咳；肺应于秋，故秋天则肺先受邪，本气自病而燥咳；肾应于冬，故冬天则肾先受之，后传于肺而病寒咳。

肝咳者，木反侮金，肝为风木，内胎君火，火克肺金，肺金受伤，则生咳嗽。咳则两胁肋痛，甚至痛得不能转侧，转侧则两胁下胀满。或咳而面青多怒，痰涎壅盛而发搐，目瞪直视。

心咳者，火克肺金，君火逆冲，面赤发热，心烦，心脉上络咽喉，故咳则心痛，喉中如有物梗塞，甚至咽喉肿痛而闭塞。

脾咳者，土累肺金，太阴湿土，肺从脾土而化湿，湿旺胃逆，胃气上冲，肺金不降，则生痰而咳嗽。咳而面黄体倦，痰涎壅盛，或吐痰，或吐乳食。

肺咳者，肺金自病，面色白，咳而气逆，或咳而喘，呼吸有声，甚至唾血。

肾咳者，水乘于金，水渍肺脏，面色暗黑，咳而吐痰水，则肺气受阻而为咳。肾脉贯脊，故咳则腰背互相牵引而作痛，肾属水，主五液，入脾为涎，脾湿胃逆，故咳甚则吐痰涎。

六腑之咳，脏腑互为表里，脏病移腑。

胆咳者，肝咳不愈，传之于胆，胆木上逆，而克胃土，咳而呕吐胆汁。

小肠咳者，心咳不愈，传之小肠，小肠下陷，故咳而放屁。

胃咳者，脾咳不愈，传之于胃，太阴湿土，湿盛则脾陷而胃逆，胃逆则肺金不降，肺胃俱逆，故咳而呕吐，甚至吐出蛔虫。

大肠咳者，肺咳不愈，传之大肠，大肠下陷，肛门不收，故咳而遗屎。

膀胱咳者，肾咳不愈，传之膀胱，膀胱失藏，故咳而遗尿。

久咳不愈，则三焦受之，手少阳三焦经相火下陷，不能生土；足少阳相火不降，相火克金；故咳而腹满，不欲饮食。

咳而声不出，口鼻出血者，此气血上越。咳而胸高骨起，其状如龟者，谓之龟胸，此肺热之极，阳火熏蒸而致也，治宜清燥热救肺。咳而日久，胸前疼痛，口吐脓血腥臭者，此肺壅盛，已成痈也。

小儿咳嗽较为简单，主要有以下几种类型。

外感咳嗽：主要是风寒外感与风热外感。卫气收敛，收敛则寒，过于收敛，肺气壅塞，故咳嗽，宜发泻卫气。营血外泄，卫气外散则肺虚，肺气不降，故咳嗽，宜收敛营血。外感引起的咳嗽宜调治外感、调和营卫，外感愈则咳嗽自愈，不用治肺，参考外感一节。

食积咳嗽：脾太阴湿土，积食伤脾胃，或胃从脾而化湿，或胃从阳明而化燥，皆脾胃、中气虚弱，胃气上逆，肺金不降而咳嗽。从湿化则生痰，痰贮于肺而阻塞肺金下降，故咳嗽。从燥化则生火热，火克肺金，肺气不降，故咳嗽。从湿生痰之咳嗽容易发展为肺炎。若久咳不愈者，则反过来又导致脾胃中气更虚，饮食更少。

小儿食积之咳宜消积食，积食消则咳嗽自愈，不用治肺。消积依据寒热用药，寒积者，舌苔厚腻而不黄，宜温热药加消食理气之品；热积者，舌苔厚腻，或润黄，或燥黄，润黄不必清热，消积即可，可用生甘草、枳实等；舌苔燥黄者，大便也多燥结，小便黄赤，则要加清热补阴之品。消食可选麦芽、山楂、陈皮、鸡内金、鸡屎藤等；寒热不明显的可单选柚子、白萝卜、酸梅汤、黄皮、用佛手腌制的老香黄等。

有痰咳嗽：无声有痰为嗽，此脾湿胃逆，在上之气化而为痰，痰阻肺气肃降而致嗽，此证宜主治脾。有声有痰为咳嗽，此肺气动又兼脾湿，此证宜脾肺同治。脾虚、脾湿则生痰，痰色白而黏稠，难以咳出者为阴虚；痰色黄绿浓稠者，为相火，或心火不降，上焦肺热郁结；痰有清水者，或为上焦寒水不降，适用方剂为五味干姜细辛类，或为肺燥结聚成水，宜清肺燥，降肺气。

痰湿咳者，此为脾虚土湿，可用山药、扁豆、红饭豆等，或二陈汤补中燥湿去痰，或用苓桂术甘汤类。

痰色白而黏稠，难以咳出者，此为阴虚，宜养阴，多喝黑豆水、沙参、玉竹、百合、石斛，加适量白糖，或服归芍地黄丸等。

若脉不沉细，脾肺虚咳，日重夜轻者，宜山药、扁豆、大枣肉补脾补肺，陈皮、杏仁、桔梗降肺气。若痰色黄者，可用八珍汤白术、党参、茯苓、炙甘草、当归、熟地黄、川芎、白芍，补脾去湿，滋阴养血。小寒前后咳而精神困乏者，此阳气升动，下焦阳虚，中气虚弱，根本动摇，宜补肾阳，如煮猪肾巴戟天肉苁蓉汤。小儿尿少便泻发热，虽咳嗽不可加降肺药。尿少便泻为脾陷，降肺则脾更虚更陷。倘因而加喘，则下陷又加上逆中气虚败。只需热退泻止，咳即自愈。

若痰有清水，日轻夜重，脉不沉涩者，为肺燥，宜麦冬、天花粉、杏仁、桔梗、陈皮、姜半夏、生甘草，清肺热、润肺燥，降胃逆，胃降则肺气下降，故咳愈。四逆散之咳也日轻夜重，交演时更重。

若痰有清水，不分日夜，躺卧就枕即咳者，为下焦阳虚，寒水上逆，宜联合应用五味细辛干姜类，随证加减。

较小的婴幼儿不会吐痰，即使痰液已经咳出也只会将痰液吞咽下胃。父母可在宝宝咳嗽时，抱起幼儿，用空掌轻轻拍宝宝的背部，以帮助排痰。如拍到某处咳嗽，说明痰积在此处。

无痰干咳：有声无痰为咳，此燥气伤肺无痰之咳。此证多发于秋季，大气干燥，人身应之，肺、鼻、咽喉俱觉干燥郁结，故痒而咳嗽。此外，肺燥也有因脾阳虚弱，水不化气上润肺系而燥结。治宜滋阴润肺，可煮猪肺橄榄汤，或麦冬紫菀炙甘草汤，或冰糖雪梨汤食用，加陈皮以活动中气，则效果更好。冰糖性聚，不大适合燥结之咳嗽，可用白糖、大枣代替。或煮银耳、玉竹、沙参等加大枣。若不效，或兼上有热气咽喉不利者，可用麦门冬汤，麦冬、半夏、党参、炙甘草、粳米，大枣，煮服。麦冬润肺降肺气，半夏降胃逆，其余补中气补津液。肺降而津液生，收敛复旧，故病愈。

左脉较右脉微细之干咳者，此肺失收敛，肝木失养、气机上冲之咳。宜冰糖、大枣肉各五克、芍药、当归、苦杏仁、枇杷叶各三克，浓煎徐服自愈。咳嗽伤中气，糖枣补中气；伤阴液，白芍、当归滋阴养血；苦杏仁、枇杷叶润肺降肺。若左、右两脉皆微细者，此为脾虚、肝木失养，宜补脾、滋阴养木，润降肺气，宜煮服山药、扁豆、阿胶、枇杷叶。鼻梁有青筋者，宜阿胶滋养肝木，不宜燥药。生姜辛散，小儿脏腑娇嫩，也应慎用。

小儿干咳气紧而喘，不寒不热，脉沉涩有力，日轻夜重，交寅更重且烦者，此少阴阳气郁结，肝胆病热，肺气壅塞，宜四逆散，炙甘草、枳实、柴胡、白芍，以疏肝解郁而达木，气机通畅则喘咳愈。本病无恶寒之症状，故不宜发散肺气、卫气。

小儿咳嗽多是感受风寒，喜食寒凉，喜食辛辣，饱食伤脾等所致。故调治小儿咳嗽要注意居住环境，如室内空气是否污浊、衣被多少、室内温度、空气湿度和保证充足睡眠，饮食清淡。找到咳嗽的原因，对证调治则事半功倍。

小儿咳嗽也有症状较为严重者，宜特别注意。若小儿突然咳嗽严重，并且呼吸困难，可能是食物或误吞异物而堵住了气管。容易堵住的食物，如果冻、花生、豆类、饭粒、小骨头等。容易误吞的如铅笔套、药丸、纽扣、硬币等，这类情形非常危险，应现场立即采用海利希手法排除异物，再送医院。较小的异物如米饭、肉碎、小骨头等，小孩子也能咳出来。果冻、花生米、豆类遇水膨胀，皆不容易咳出来，卡在支气管后类似肺炎。两者的差别是：肺炎半个月、最多一个月就能治好，就算不好也不会恶化；而花生米等异物则半个月后，一天比一天恶化，越来越严重。

若呼吸急促，气息短促，喘息，鼻翼扇动，耸肩呼吸，吸气时胸壁下部凹陷，面色、嘴唇发紫，张口大喘、入少出多，汗出如油、张口大喘，头发如水湿润而喘，眼睛直视、说胡话而喘等，这些症状都提示小儿疾病严重，宜急送医院治疗。

十三、大小便病

1. 婴儿正常大便

新生儿三天内第一次大便，也称胎便，颜色近墨绿色、黏稠而有光泽、状如柏油。胎粪排完后，由于进食母乳，粪便颜色渐转变为黄绿色，继而黄色。

母乳喂养的婴儿，粪便呈黄色、金黄色，偶尔会变为淡黄色，或浅绿色，多为均匀糊状，味酸而不臭，无泡沫。以配方奶粉喂养的婴儿，粪便黄色、比母乳喂养的粪便干燥，含乳凝块较多，形如硬膏状，有臭味，无泡沫。初生婴儿，脏腑娇嫩，消化能力尚弱，故以奶粉喂养的婴儿，其粪便中如含有小于米粒大小的白色颗粒或瓣状物，此称奶瓣。只要不过大，小于米粒，则属于正常现象。

母乳喂养的婴儿，随着消化能力的增强，能充分消化、吸收母乳。食物残渣变少，粪便也少，有段时间，会出现多日一次大便的现象，俗称“攒肚”，属正常现象。其与便秘的区别是：攒肚子排出的粪便为正常黄色软便，含水分多而不干燥，排便时脸部无痛苦表情；便秘的粪便则干燥，排便时脸部有痛苦表情，婴儿甚至因害怕大便而哭闹。年龄在 3 个月内的婴儿，一般每天排便 2 ～ 4 次，月数增大，则每天排便次数减少，直至每天一次。添加辅食后，粪便形状慢慢转为条状，或香蕉状，颜色呈黄色，或黄褐色。黄色大便为正常的粪便颜色，黄色属土，脾胃之色。胆汁参与食物的消化，肝脏分泌的胆汁呈金黄色，在胆囊内浓缩而成深绿色，进入小肠参与消化被稀释后变成黄色，此即正常大便为黄色之理。粪便颜色跟所添加的辅食种类有关系，故颜色呈黄褐色、绿褐色也属正常。黄色粪便接触空气后，也会变为黄褐色、绿褐色。

2. 婴儿异常大便

婴儿脏腑娇嫩，易虚易实，消化能力弱，故容易出现消化不良、腹泻、停食、大便燥结、大便颜色异常、气味不正常等症状。

大便燥结：大便缺少水分、干燥秘结而粗硬，或状如羊屎，多发生于以奶粉喂养之婴儿。以母乳喂养的婴儿，若排出成形的条状大便，也属大便燥结。

大便腹泻：婴儿腹泻多为水样腹泻，即大便次数多、稀薄泻水，或夹杂凝乳块状物，颜色有黄色、红色、灰色、灰黑、绿色等。添加辅食后，原本已经有一段时间大便成条状，突然转变为糊状，也属腹泻，比水样腹泻病轻。

典型的水样腹泻有泡沫样大便、蛋花汤样大便等。

泡沫大便：大便味酸臭，含水分多而有泡沫，水样腹泻的一种，若颜色黄，或黄绿色，或红棕色，泻后精神不差、不困乏者，属热泻。此证由婴儿消化能力弱而饮食过多之糖分，或淀粉所导致。婴儿天性喜欢吃糖，容易食用过量。宜减少进食糖分，或减少每次哺乳量，增加哺乳次数，以适应婴儿之消化能力，而又不至于营养供应不足。以奶粉喂养者，则改用低乳糖奶粉。

蛋花汤便：大便丝状，泻水，黄白相间、水样腹泻的一种。此证由消化不良而导致的腹泻。若泻下有力、状似喷出，大便色黄，精神不差、不困乏者，为热泻；若泻下无力，大便偏绿色，精神变差、困乏者，为寒泻。热泻者，可喝黑豆水滋阴、绿豆水清热，或加山药粉，米油补脾；寒泻者，可食用山药粉、扁豆水、炒米粉等。

大便颜色不正常，表现为大便绿色、红色、白色、黑色等。

绿色大便：若大便呈绿色，量少，黏液多，属内寒，此证由消化不良，不欲饮食，或喂养食物不足所致，可适当增加进食量。乳母之乳汁不适，也会导致婴儿大便绿色。通常前奶主含蛋白质、乳糖，甜而稀薄，后奶浓而多脂。故哺乳宜每侧乳房至少保持20分钟，再换另一侧乳房，以保证摄入足够之脂肪。另外，若食物含铁量多，大便则呈暗绿色。如纯母乳喂养婴儿，必是大人乳汁不佳，宜换食配方奶粉。如食用某种含铁较多的配方奶粉后导致大便绿色，则须更换奶粉，或是改用面粉、米粉等食物。

红色大便：大便出血，或食物消化不良，大便现食物颜色所致。若大便表面有血丝，或排便后有血流出者，为肛门疾病，如痔疮、肛裂等。肛裂是由于大便干燥秘结所致，只要改变饮食调理好大便，肛裂愈后自然大便不带血丝。痢疾引起大便红色者见后文。

白色大便：大便灰白，或白色，也称白陶土色者，多为肝胆疾病，胆汁排泄不畅、黄疸等。此外，饮食营养比例，脂肪偏多糖类较少者，也能导致大便灰白色。

黑色大便：若大便黑润而有光泽，容易排出，此证由胃、大小肠出血，并停留较长时间所致，也称柏油状大便。若大便黑燥、不湿润，不易排出者，为脏腑有热。若大便黑润、无光泽者，为饮食或服药所致，如食用动物血、服炭粉等。

此外，常见不正常的大便还有：奶瓣大便、豆腐渣便、臭味大便、黏液大便等。

奶瓣大便：初生婴儿，脏腑娇嫩，消化能力弱，其大便容易出现白色颗粒或瓣状物，此称奶瓣。此证主要是蛋白质消化不好而形成，只要奶瓣不过大，小于米粒，则属于正常现象。宜改变乳母饮食结构，少食高蛋白之食物，或减少每次哺乳量，增加哺乳次数，以适应婴儿之消化能力，而又不至于营养供应不足。以奶粉喂养者，则改用容易消化之小分子蛋白奶粉。

豆腐渣便：颜色浅黄发白 呈豆腐渣状。主要原因为婴儿消化能力弱，或进食不易消化之食物。解决办法是食用婴儿容易消化的食物。

黏液大便：进食脂肪过多时，在肠腔内会产生过多的脂肪酸刺激肠黏膜，使肠子的蠕动增加，结果产生淡黄色液状和量较多的大便，有时大便发亮，甚至可以在便盆内滑动。可以试改用脱脂奶粉喂养。

臭味大便：气味臭不可闻，颜色多为褐色、黑色、深绿色。此证由婴儿消化能力弱而饮食过多含蛋白质食物所致。如父母过早过量给婴儿食用鸡蛋。

3. 小便

小便是否正常，可通过观察小便的次数、长短、颜色、气味、泡沫等加以辨证识别。正常的小便：无泡沫，气味正常而非烂苹果味；次数是白天六七次，晚上零或一次；小便长且颜色为淡黄色，即浅茶色，早上第一泡尿则颜色较深。异常的小便则次数过多或过少、尿量过多或过少、尿急尿频尿痛尿淋、混浊、排尿不畅，颜色变为深黄褐色而像浓茶、红色、白色混浊等。若小便多长且无色，则里燥而伤阴；小便少短，则水停于内而土湿。

辨证小儿小便是否正常则相对简单，小儿极少出现烂苹果味、红色之血尿、白色之脓尿、多泡沫之蛋白尿等病情；只需观察小便多长、或少短，颜色是透明无色、浅茶色、还是深黄浓茶色即可。

长而色浅：小便多长，并且颜色淡黄即浅茶色者，此身体健康，中气旺盛，元气充足之象。

小便多长：次数多而尿长、尿量多。此证为土气燥、肝燥，故疏泄而尿多，容易引起大便干燥秘结，阴液流失而阴虚，肝木失养而鼻梁色青等症状。宜多食用滋阴的食物，有内热的轻清郁热即可。如黑豆、黄豆、绿豆、阿胶等。

小便清长：小便长，则土气燥热而水利于外，清者，木火不陷。此证宜滋阴养肝木以平疏泄，则小便自减。

小便少短：次数少而尿短，尿量少。如平时小便正常而突然少短者，为水停于内而脾土湿，中气虚，水不走水道转而走谷道，故多腹泻。宜燥湿补中补土，土气燥、中气旺，则水归水道而泻止。如山药、扁豆、红饭豆、薏苡仁等。

小便清短：小便清澈透明且短者，为下焦肾阳虚，宜服鸡蛋黄油、汤，小儿极少生此病。

小便短赤：小便短者，则湿停于内；赤者，即深黄浓茶色，为热。小便浓茶色、黄褐色者，多见于黄疸等疾病。此证为肝木下陷而生热，脾胃却不一定有热。故小便短赤有湿热与实热之分，宜参考其他症状如舌苔、大便、胃口等加以辨证寒热。湿热者，舌苔多润，故为虚热。若小便短赤为实热者，必有实热之外证，如烧热不退、舌有干黄苔、口臭、便秘、脉沉实有力等。

小便长赤：长则土气燥，赤即深黄浓茶色，为热。故小便长且赤者，为实热。燥热伤阴，津液大量外泄，则体内津液减少，小便由长赤而变为短赤。此证宜滋阴泻热。

小儿小便之多长、少短，与大便是否正常关系密切。小便多长则大便燥结，小便少短则大便泻下。故治小儿病，必先问小便长短、若小便少短，大便必泻。小儿小便短、大便泻者，不论何病都为脾虚，虚则发热，宜补脾补中燥湿，如山药、米油、米汤、扁豆、红饭豆、麦芽糖等。脾阳中气旺盛，则水归膀胱而泻止，阳气内敛而热退。

小儿小便短赤非热，清长非寒，大人也同。小儿小便短赤有湿寒、湿热、实热之分。中虚土湿，木火下陷，不能疏泄，故小便短赤。木火下陷，火不能生土，则中气虚弱而生寒。中气虚弱则上焦胆经相火也降不下来，热郁则发烧。世人一见小便短赤，便不加以辨证而认为是热，轻率用寒药泻火，此多误治。小便清长非寒者，里热实，土气燥，木气疏泄，故小便长；木火不陷，故小便清。宜用滋阴养木之品以平疏泄，肝木条达，疏泄平衡则不导致小便过长。可食猪肝、黑豆、阿胶等以滋阴养木，或用阿胶白术土木双补即效。小儿遗尿、尿床，皆肾阳虚弱，或兼阴虚。

4. 婴儿大便调治

婴儿大便不正常之病因极为简单，大多数都是饮食、喂养不当，少数因为寒热不适。调理治疗首先依据大便之性状，选择合适之食物、调整营养成分、调节食量、调节进食次数、进食规律等；以适用婴儿发育成长对营养的合理需求，同时也与脾胃的消化能力相适应，不至于进食过多而伤及脾胃，进食过少而营养不足。再依据气温寒热，加减衣服，以婴儿手脚温暖，后背温暖而没有出汗，或微似有汗为度。

大便燥结要与攒肚之不排便加以辨证识别，详见前文“婴儿正常大便”。婴儿大便干燥硬结都是实证，以奶粉喂养的婴儿容易出现大便燥结，因奶粉中多含有棕榈油，分解的棕榈酸在肠道中与钙质结合形成钙皂，宜改用不含棕榈油之小分子蛋白奶粉喂养。有时几天不大便，只要婴儿食欲、睡眠、小便正常，精神不差，则无须紧张。

大便干燥可以适量喝黑豆水、麦芽草水、吃柚子或汁、白胡萝卜煮水或榨汁，效果都相当好，这些也适用于小儿。白萝卜如榨汁的话，要煮滚温服。

水样腹泻，即大便次数多、稀薄泻水，或夹杂凝乳块状物，颜色有黄色、红色、灰色、灰黑、绿色等。如泻下喷出有力，伴有屁声，颜色黄，或偏红者，泻后精神不差者，为热泻；如泻下无力无声，颜色灰，或灰黑，或深绿色者，泻后精神困乏者，为寒泻。热泻如持续多日不愈，精神也会变差。

有的婴儿因为缺乏乳糖酶，不能完全消化吸收奶粉，母乳中的乳糖而导致腹泻。乳糖缺乏证之大便泻水，或有泡沫，味酸臭，颜色灰黑，或绿色，从中医的角度来看，属于脾胃虚寒之证。解决办法是停食奶粉，或母乳。改食用无糖奶粉，或米粉。可尝试用麦芽糖代替乳糖，如腹泻停止，即可代用。

婴儿水样腹泻，则体液流失而不吸收，故容易导致脱水和体内电解质紊乱。脱水症状主要表现为嘴唇、鼻梁干燥，皮肤干燥，眼窝微陷，小便减少等。症状表现越明显，则脱水越严重。故腹泻时，即使婴儿胃口不好、不欲饮食，或饮入即吐，也必须适当分多次补充水分。宜用配方奶粉冲水，因配方奶粉中含有适量之微量元素，能补充水分，又能恢复电解质紊乱；或用黄豆浆加少量白糖，豆浆要去掉粗豆渣；或用青菜开水烫过后，再压榨汁液，加温开水饮用；或煮草木灰水澄清过滤后，适量饮用；或用粳米煮粥，喝米油、米汤，不吃渣；或购买婴儿口服补液盐冲调温开水喂喝。

注意，豆浆一定要明火用锅煮滚后，再煮十分钟，保证煮熟，不能在打豆浆机里煮，这会导致煮不熟。若将未煮熟而给婴儿饮用，反而加重腹泻。草木灰宜少量，略补充微量元素即可，主要还是补充水分。

婴儿腹泻的主要原因是喂养不当，伤及脾胃消化不良所致，调理以食疗为主。多数腹泻都是脾胃虚寒，或有湿气所致。红枣、黄豆、山药、米油、米汤等温补中气；扁豆、炒米粉、红饭豆等补中去湿；鸡蛋黄油温补肾阳而止泻，效果都很好。阴虚热泻的用黑豆滋阴，绿豆清热。山药补脾又能补肺金以收水气，故为小儿燥湿补土补中首选之品，炒米粉也不错。米粉即把粳米打成粉，再过筛，去粗取细的用。炒米粉即把干米粉倒进炒锅里，文火慢炒至焦黄，不可炒黑。米粉炒熟后，取适量加开水煮成糊状而成焦米汤。再加一点麦芽糖最好，次之加葡萄糖，再次之加红糖或白糖。焦米汤只能加开水煮，不能用冷水煮，否则会导致煮不熟。糖能快速给身体提供能量，温补中气，小儿喜欢吃甜。冲调好后，喂给小儿喝。剩下的熟米粉保存起来，需要时再用。也可以用山药，或黄豆打成粉，文火炒至焦黄，再加开水煮熟后加糖喝，道理一样。红枣只能煮水喝，不要吃渣吃肉，否则消化不好。总之，喂养婴儿的食物要细、容易消化，能打粉的尽量打成细粉，不能打粉的只能煮水喝汤。

乳者血之所化，母食热则乳热，母食冷则乳冷。母乳喂养之婴儿腹泻者，可调整乳母饮食，或乳母适当服用药性平和之品调理身体，但得乳汁清和，则婴儿饮之而腹泻自止。

5. 小儿大便调治

小儿大便失常多为脾胃、肝胆及肺金之事，其他脏腑则少有之。《难经》云："补其脾者，节其饮食，适其寒温。食多则饱而伤胃，食减则饥而伤脾，热则伤胃，寒则伤脾。小儿饮食不能自节，如任其自食，则多过饱。富贵之儿，脾胃之病，多伤饮食。伤之轻者，少食自愈，伤之重者，则消导之。儿有少食而易饱者，此胃之不受，脾之不能消化，宜健脾养胃；儿有多食而易饥者，此脾胃之邪热盛，宜泻脾胃之火。"

周岁以上小儿，食物种类已跟成年人差不多。食物烹饪宜采用煮、炖、蒸等法，少用炒法，不宜采用炸、烤、卤等法。食物要完全煮熟、精细、容易消化，不要添加人工化学调料等。

小儿饮食正常，脾胃无病，则大便自然正常。

若粪便与所吃食物形状、颜色极度相似，或夹杂原食者，不管大便硬软、是否腹泻，都属脾胃虚寒，不能消化食物所致。宜改食容易消化的食物，采用热药温补脾胃，如理中汤、苓桂术甘汤、桂附地黄丸等。并少加消食之品，如生麦芽、山楂、鸡内金等，极少分量即可，多则耗损元气。

小儿半夜大便，最泄元气，此证阴虚而肝木失养，半夜阳动，木气疏泄。宜鸭蛋调匀蒸熟食用。鸭蛋既滋阴又补阳、补元气。滋阴而不伤阳，可多食用，宜用青壳鸭蛋，滋阴养木效果更好。

小儿大便干燥可以喝黑豆水、麦芽草水、吃柚子或汁、橙汁、白胡萝卜煮水或榨汁，效果都相当好。白萝卜如榨汁的话，要煮滚温服。大便先稀溏，后条粪者，为热滞。先条粪而后稀溏者，为脾胃虚寒。稀溏宜温补脾胃，误服寒凉药、消食药即病加，大人也一样。

小儿腹泻源于寒热不适、饮食不当，脾胃升降失调所致。若论泻之类型，可分寒泻、热泻、停食泻、疳积泻、湿泻、阴虚泻，种种不同分述于下。

（1）寒泻：脾胃虚寒之泻，脾胃素弱，复为生冷果食所伤，面唇俱白，腹不响肠不鸣，稀粪无水，其色灰黑，一滑即下，不似水泻之射远有屁。泻后精神困乏，面色萎黄。宜煮猪肚汤，加胡椒，或荜澄茄，或小茴香等温养脾胃；症状较重者，可用理中汤，或丸，另煮一把黑豆得汤共服，小便一利泻即止住。脾虚腹泻，不可横加温补，如可不用干姜，不用为妥。如兼肾寒之泻，宜加温补下焦阳气之品，如韭菜、韭菜籽、巴戟天、补骨脂等。若泻下者，皆原食不化，病在脾胃，属寒泻，宜理中汤类。

肝寒之泻，大便色绿，粪稀夹水，一日数次。症状轻者，可单服韭菜、韭菜籽，或鸡蛋黄油。症状较重者，宜肉桂以温肝寒，若小便利者，加阿胶，或肉苁蓉滋阴养木；若小便不利者，加乌梅养木气助疏泄而利小便。不用肉桂，用白术也可。若鼻梁现青色者，可用山药阿胶，或山药黑豆，或服归芍地黄丸等滋阴养木。脏腑阴寒之大便绿色者，服姜桂热药也可加入阿胶，或黑豆，以防燥肝、燥肺。小便短者，忌服阿胶。

（2）热泻：粪稀色黄，如筒吊水，喷泻而出，射远有声，泻过即止，半日复泻，心烦口渴，小便黄少。泻后饮食、精神如平常。单用栀子数分至一钱，一服即止。栀仁清热，最是平稳。夏季肺热之泻，可食西瓜，或榨汁食用。身体虚弱者，用冬瓜蒸自然汁温服，或煮浓冬瓜汤服用，或绿豆汤。肛门、鼻气觉热者，为肺热。夏季水泻而小便不利者，可服乌梅、白糖。便泻而鼻气觉热者多下寒，宜用槟榔去滞，艾叶温肝降胆，或用乌梅代艾叶也可。

小儿肺热也有大便绿色者，可用绿豆，或天花粉清肺热，生甘草补中气，薄荷降散肺气。肺热清则金收而生水，水润养肝木。或食用蒸鸭蛋、糯米粥滋阴。

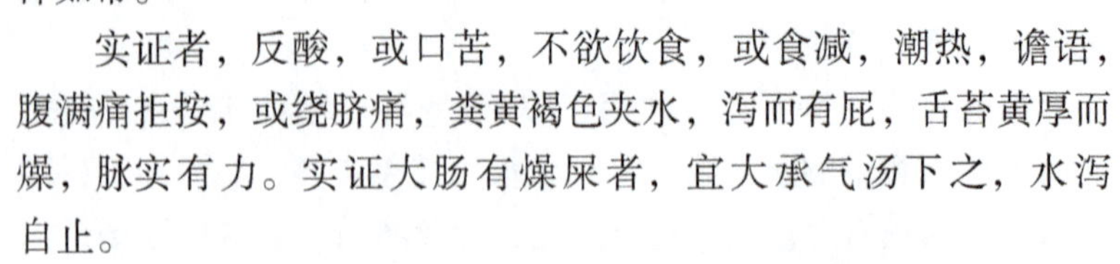

（3）停食泻：停食多兼水泻，分虚证实证。停食泻后，精神如常。

实证者，反酸，或口苦，不欲饮食，或食减，潮热，谵语，腹满痛拒按，或绕脐痛，粪黄褐色夹水，泻而有屁，舌苔黄厚而燥，脉实有力。实证大肠有燥屎者，宜大承气汤下之，水泻自止。

虚证者，反酸，或口苦，不欲饮食，不潮热谵语，不腹满痛拒按，粪白夹水、气味酸臭，泻而有屁，舌苔润黄，或苔少，脉象虚。虚证停食水泻，先食柚子，或用淡豆豉浓煎服，如不见效，再用平胃散加减，苍术、厚朴、栀仁、神曲、麦芽、生甘草、白芍、当归各三分煎服。小便一利，水泻即止，切莫再服，否则伤阴。苍术、厚朴温胃消滞，性燥力猛，水泻特效之药。但是水泻最伤津液，苍术、厚朴又燥列伤津，最燥木气，故加当归、白芍以滋阴养木。水泻伤阴、肝木失养则木郁生热，故加栀仁以清热。停食故加麦芽、神曲以消食。

水泻如连泻不止，腹响肠鸣，必系停食，予槟榔五分及腌制青梅或乌梅一枚，消食达木，小便一利即愈。若停食不泻者，日久必腹胀干烧，用神曲、麦芽各五分以消食，当归、芍药各五分以润血，白糖五钱养中气。血润食消，则经脉通而烧热止，不可用攻破药。如日久积深，非下不可者，宜小剂量缓下，或于泻下寒药中加温药缓下，如大黄搭配肉桂。

（4）疳积泻：其证面色萎黄，肚胀脚弱，头大项小，发稀且竖，肌肉消瘦，不思饮食，昼凉夜热，或腹内有虫积，或有积聚结块、气块，泻则大便颜色不等，其臭异常。其泻有时，或一月、半月、十日一次，自泻自止，名为疳积泻。此证积重而脾虚，宜健脾消食，消补兼施。若有虫者宜驱虫，可用使君子仁、槟榔、南瓜子、石榴皮等单味加生甘草；或用伤寒论之乌梅丸，可简化用乌梅、黄连、花椒、甘草即可；或仅用乌梅、花椒也可。

（5）湿泻：水泻不反酸，肠鸣腹不痛，水谷混下，小便少而大便多，渴而能饮水，此湿泻也。有溏泻无度者，此久湿也。皆宜五苓合六一散，五苓散去土湿，六一散清膀胱屎道之热而利小便。或大便不成形而稠黏者，宜苓桂术甘汤类。

（6）阴虚泻：水泻日久，诸药不效，食欲照常，发微热者，此泻伤阴液，中气虚弱，阳气外越，不可投以寒凉药。宜猪肉煮浓汤，去油服食，补起阴液，阳气内收，小便清利即愈。若水泻已愈，大小便同时俱下者，此肝木失养，可服用归芍地黄丸滋阴养木，大小便自能分开。至于大小便，欲解即下，全忍不住者，便是木热中虚。养中气清木热即愈。误认为虚寒而温补之，病必重也。大便泻下不知，小便自下不觉，皆中虚木热，大人也一样。水泻伤阴，大渴不止者，不宜直接喝白开水；否则容易导致电解质紊乱，补液解渴之法详见前文之婴儿大便调治，小儿可加少少食盐。

腹泻用食物烧焦以消食，世称糊药；植物烧焦者，即炭末最伤脾胃，不用为好。宜用红白糖以建中气，使中气旋转，脾胃自然运化。脾胃运化，食物自消，或用扁豆一钱，藿香五分以养胃降胃亦效。如其反酸是食停不化，胃逆生热，可用白糖三钱，普通茶叶五分，泡服即愈。茶叶清热，却不败火。茶与糖同用，亦能运动胃气以消化停食。

十四、痢　疾

痢疾，小儿异常大便之一种。《内经》曰："春伤于风，夏生飧泄；《至真要大论》曰：少阳在泉，火淫所胜，民病注泄赤白，少腹痛溺赤，甚则血便，故痢疾多发于夏末秋初。春木夏火，木生火，子旺则母衰，木气退化，不能疏泄；夏末秋初又太阴湿土主令，土湿而木不能疏泄，故病痢疾。"其证大便一日多次，便溏量少，泻下红白，腹部疼痛，里急后重，小便不利，或恶寒发热，身体疼痛。

红白者，肠中之脂膏，被肝木疏泄之气冲击而下。心主血，心与小肠相表里，故红者从小肠来；肺主气，肺与大肠相表里，故白者从大肠来。大肠属庚金，金主收敛，木气下陷郁结于肠，疏泄冲击肛门，而大肠庚金之气又收敛之，故觉后重。稍下红白，木气得舒，故又暂止；过不多时，木气郁甚，又欲疏泄，故一日泻下十数次。

世人莫不以痢疾泻下红色为热，泻下白色为寒。实际上红痢寒热皆有，偏寒者多；白痢寒热皆有，偏热者多。又有无积不成痢之说，不加以辨证，调治痢疾必投去积消滞之药，多有不奏效者。

痢疾主要病因为肝木下陷，郁结而生下热，疏泄不遂；更加脾胃虚寒，或实热，或湿热，或积滞，中气虚弱升降失调所致。故调治原则，行血则便脓自愈，调气则后重自除。宜调养肝木兼调脾胃，此即《伤寒论》之“见肝之病，当先实脾”。痢疾初起腑病，久则传脏，腑病易治，脏病难治。腑病者，病在大小肠，大肠泻白，小肠泻红。小肠近胃，秽气易于上攻，而为呕逆不食，故红痢多噤口。脏病者，传心则热不休，下痢鲜血；传肾则痢不止，黑如屋漏水；传脾则水浆不入，哕逆不食；传肺则气急促，皆难治。

痢疾主要有普通痢疾、偏热痢疾、偏寒痢疾、湿热痢疾、风热外感痢疾之分。

普通痢疾：泻下红白，腹部疼痛，里急后重，小便不利。此病中气虚寒，木气下陷，疏泄不遂，郁生下热所致；宜干姜、炙甘草温补中气，木香行气、去肝木郁结而利小便，当归、白芍调血养木，炒黄连清热。若舌有润黄胎者，加槟榔、枳实以消积滞。如病人所在地，冬季响雷，或气温不冷；人身应之，阳气外泄，下焦阳衰，则夏日痢疾，多有兼下寒者，宜加巴戟天，或艾叶以温下寒。如噤口痢疾不食者，中气虚极，胃口结热，则上下皆热。宜稍微增加黄连分量，以清上热，郁热得清，则能食也。如立秋之后痢疾，多有金气敛结之象，于方中加薤白降肺经辛金，葛根升大肠庚金。金气通调，肝木条达，疏泄正常，小便遂利，病乃能愈。

偏热痢疾：泻下红白，白多红少，或全白不红，腹部疼痛，里急后重，肛门灼热，小便不利，渴欲饮水，身热，口苦，口臭，舌苔干黄，脉象沉实有力。此病脾胃、肝胆俱热，宜用《伤寒论》之白头翁汤加减，方剂组成为白头翁、黄连、黄柏、秦皮、当归、白芍、葛根、槟榔。若绕脐痛有燥屎者，宜加大黄以泻下燥屎。若口不渴者，宜减白头翁、黄连、黄柏等寒药剂量。

偏寒痢疾：泻下红白，红多白少，或全红无白，腹部疼痛，里急后重，小便不利，不欲饮水，口淡气微，面色微红，舌苔白润，脉象沉微，或洪大。此病中气虚寒，下焦滑脱。宜《伤寒论》之桃花汤加减，干姜温中，粳米补中生津，赤石脂止滑脱，当归、白芍调血养木。若脉不微不洪者，用普通痢疾方去黄连，加巴戟天，或加艾叶。

湿热痢疾：泻下红白，腹部疼痛，里急后重，肛门灼热，小便短赤，舌苔润黄，口渴，或不渴，脉弦数。此病土气湿热，肝木下陷，郁结生热。宜《素问病机气宜保命集》之芍药汤，芍药、当归、广木香、槟榔、黄连、黄芩、大黄、肉桂、甘草。方中白芍当归调血养木，木香槟榔行气消积通滞，黄连黄芩燥湿清热，大黄泻下清热通滞，肉桂温补肾阳，甘草补中。肉桂也可用干姜代替。芍药养血和营、缓急止痛，配以当归养血活血，体现“行血则便脓自愈”之义；木香、槟榔行气导滞，体现“调气则后重自除”之义。

风热外感痢疾：泻下红白，腹部疼痛，里急后重，小便不利，恶风发热或微恶寒、项背拘急、酸痛，脉数。此病由风热外感，营卫失和，引动里气而病痢疾。宜《伤寒论》之桂枝汤加葛根，桂枝实表阳而达木、调和营卫，白芍味酸、收敛肝木营血之疏泄，炙甘草补中，生姜温中助胃气，大枣补中生津；葛根升手阳明大肠经庚金之气，降手太阴肺经辛金之气；则营卫调和而里气自和，小便利而水谷分，肝木陷而复升，疏泄平衡而不冲击肛门，故病愈。

凡病痢疾，小便一利，木气升达，病即自愈。小便不利，如身体虚弱不宜用广木香者，宜用玉米须煮服利小便，或荸荠清热补中利尿，或乌梅白糖补中补木、助木气疏泄而利小便。若小便已利而病未愈者，此为脾虚，宜单独食用山药，扁豆，粳米油，米汤等健脾养胃，或用巴戟天、肉苁蓉、石斛、党参、炙甘草、茯苓等滋阴补阳。

痢久不止，脾胃受伤，中气下陷，肛门似要脱出者，宜白芍、小母鸡一只，炖服即能减轻。若脱肛者，则只需治其痢，痢止则肛自不脱。

十五、呕　吐　哕

呕者，足少阳胆经甲木之气上逆则呕，有声有物，或有声无物，有声无物者也称干呕。吐者，足阳明胃经戊土之气上逆则吐，有物无声。哕者，手太阴肺经辛金之气不降则哕，无声无物，俗称“恶心”。久病或大病后得之者，提示病势加重。

胆、胃、肺，三经以降为顺，胃为枢机，胃降则胆肺俱降。哕属肺经不降，调治则以胃胆为主；胃胆经气下降，则肺气也降而哕自愈。

足少阳胆经甲木之气下行为顺，胆经上逆即少阳相火不降，故呕而多生上热，中下则有寒有热。胃经上逆则吐，吐有寒、热、寒热错杂、湿、伤食之分；又胃经以下行为顺，若下之大小便不利、水谷无有出路，则在上之水谷也无降路，故大小便不利，也会导致呕吐。

吐伤津液，与腹泻一样容易导致脱水，吐后不论渴否，宜少少补充水分；不宜多喝，否则复吐，小儿、成年人皆同。补充水分的方法可参考第四章“十三、大小便病”中“4. 婴儿大便调治”相关内容。平素阴虚之小儿，若吐泻不止，津液损耗，多数会导致筋脉拘急而抽搐。

寒吐者，食久则吐，原食不化，或乳片不消，吐次多而吐出少，面色白，眼睛无神，精神困乏，额上汗出，脉息沉微。此因风寒入胃，或食生冷，或伤宿乳，胃虚不纳而出。宜温胃除宿冷，少量生姜汁，或理中丸，小便不利者加乌梅，小便利者加木瓜。或理中丸加藿香、砂仁主之。

热吐者，面赤唇红，食物或乳片已消而吐物色黄，吐次少而吐出多，面色黄，遍身发热而烦躁。此证或因暑气在胃，或食热物，精神尚可，而多烦躁。宜食用脖荠，或榨汁喝，或喝西瓜汁，或用冬瓜、绿豆等煮汤服用。

寒热错杂吐，有脾胃虚寒，上焦郁热之吐者，其证食入即吐，口渴而不饮，饥而不欲食，气上冲心，胃脘痞满，或面色微红，或咽喉红痛，治宜寒热用药，如半夏泻心汤类；有脾胃虚寒，肝胆郁热之吐，宜理中丸加黄芩等清肝热之药。若食入则吐，原食不化，或乳片不消者，宜理中汤加黄连，或加竹茹；有半表半里之少阳经病呕而发热者，宜小柴胡汤；若寒热不甚明显的呕吐，可单独食用柚子调治。

湿吐者，面色偏黑，口不渴，不发热，或饮水即吐，治宜补脾燥土，五苓散，或苓桂术甘汤类。

伤食吐者，饮食为有形之物，伤食调治宜先减少饮食，其次消食，消之不去则攻之，此治初伤乳食之法也。凡用攻下去积之药，须兼顾胃气。因欲去病，必先籍胃气以行药。若体质健壮，新病，胃气强者，攻之则积去而疾病愈；若体质虚弱，旧病，精神困乏，胃气弱者，攻之则胃愈伤，胃气更弱而不能行药，故病重。小儿吐泻，伤食最多，或吐黄水，或吐清痰，下眼睑浮肿，面色微黄，足冷肚热，不啼哭，不喜饮食，发热日轻夜重，宜养脾消积。宜柚子汁，或麦芽草水，或白萝卜汤调治。

婴儿伤乳食，哺乳后即吐，或少停而吐，此因乳饮无度，脾胃虚弱，不能运化，故有此证。宜减少乳食，或换乳食，呕吐后，不可即与乳食，否则，其吐复作。

若吐出并非原食而是酸馊，精神不惫，此为停食。宜平胃散加减，消食即效，切不可补。单用淡豆豉五十粒浓煎多服亦效。

大小便不通之吐者，宜调治大小便，下之通利则上之吐止。

此外还有咳吐者，儿有咳嗽，必待其咳嗽定，方可哺乳。若咳嗽未定，以乳哺之，其气必逆，乳不消化而为痰，痰气壅塞，咳嗽不得，转而吐乳。

呕乳者，初生小儿胃小而嫩，容乳不多。乳母切记要节制婴儿乳食，不可过食过饱；或因喂乳姿势方法不对。此呕而有声，有乳吐出，如瓶注水，满而自溢。

溢乳者，婴儿初生，筋骨弱，左倾右侧，前俯后仰，全靠抱婴者扶持身体。乳后太饱，婴儿身抱不正，必溢出乳两三口，如瓶注水，倾之而出。

吐露者，时时吐乳而不多，似吐非吐，口角唇边常见，如瓶漏水。吐露初起，即当调治，如吐露不已，即成吐，吐不已，即成呕，呕不已，即成哕，至此胃气大虚，精神困乏。

呕乳者，宜节制乳食；溢乳者，宜抱正其身，皆不必治。吐露者，胃病虚也，温补脾胃，宜山药、扁豆，或理中丸加藿香、木瓜。理中丸治呕吐，或呕不止者，因呕家不喜甘，故必去甘草，加藿香之辛，木瓜之酸，用之即效。呕吐药食不得入者，此内寒已甚，阴盛格阳，可加寒凉之品引药下行，两寒相得，故不复吐，如黄连，猪胆汁清上热。此热药治寒可冷服。

因于虫者，吐多清水，腹痛多啼，宜乌梅丸治虫，或简化为服乌梅、花椒、槟榔、黄连，或单服使君子仁，每次五粒，连服三天。

呕吐不止，调治原则为节制乳食，徐徐用药食调治必安。每哺乳时，不宜过饱，其吐自减。或喂以米油、米汤，以养胃气，胃和则吐止。屡见不明此理，过服药食以求速效，或断乳几日，过饿致胃气虚弱，啼哭不愈，反而导致它证。人以食为命，儿非乳不活，调治呕吐切不可断其乳汁。用母乳喂养的小儿，其乳母也宜服调理脾胃，调和气血之药，但得乳汁清和，则儿病自愈。

凡呕吐不纳药食者，最难治疗。因药入即吐，达不到效果。又切不可强灌，胃口愈吐愈上逆，万不能止。宜用柚子汁，柚子甜，小儿喜欢食用，又能降行胃气。若不效需服他药者，宜用棉花球沾上生姜汁，塞入小儿鼻孔，使小儿不闻药味，待药水澄清、温温适口，先服一调匙，过半小时后，再服一调匙，停一两小时，再服。则药入口而不吐，人多不知，明见其吐药不纳，偏以整杯，整碗强灌，则一吐倾囊而出。

十六、吐泻互作

脾胃同主中焦，胃主受纳，脾主运化，胃病则吐，脾病则泻，吐泻同作，或先吐后泻，或先泻后吐，皆由中气虚弱，不能运化水谷，水谷不别之故。中气虚弱，食物在上则病吐，在下则病泻。如吐泻兼发热，则为中气极虚，火气外泄之证，宜温补中气。

先泻而后吐者，多脾胃虚寒，其候先泻白水或黑水，一滑而下，或完谷不化，虽吐不多，口气缓而精神差，额前有汗，脉象沉濡。宜温之，四君子或六君子汤，或理中汤加藿香、木瓜。

先吐而后泻者，多脾胃有热，气促唇红，吐来面赤，脉洪而数，渴欲饮水，此为热也。治宜清热。

若吐泻时啼哭，其身俯仰不安者，必腹或胸中有痛，此为霍乱。霍乱吐泻腹痛者，切忌热汤及米汤，必待其吐泻，过一二小时后，胃气稍回，渴自知饥时，方可食稀粥。凡痰疟及宿食恶毒之物，阻塞中焦，而令腹胀欲作霍乱者，即与粗海盐水，令其顿服，吐尽痰食而安。霍乱吐泻，诸药不效者，绿豆一小把、山苍子三十粒，研细水煎服。山苍子也可用胡椒代替。一方以滑石、炙甘草，研末。姜汤调服。

霍乱者，霍者大，升降逆乱，中气虚败，大乱之病，多有上吐下泻之症状。夏末秋初，相火不降，中上则热，中下则寒。若中上病热则为热霍乱，还有干霍乱、中积霍乱；若中下病寒则为寒霍乱，还有湿霍乱、普通霍乱。

热霍乱：其证胸部绞痛而吐酸腐，腹部绞痛而泻恶臭，大渴大烦，肢体躁扰。此皆中上火盛，热郁于上，耗伤津液所致。方用新吸井水一大碗，一饮而愈；或用开水加一点粗海盐，以适口为度，放冰箱冷却至凉而不寒，饮用即可。

干霍乱：其证胸腹绞痛，欲吐不得，欲泻不得，舌苔干黄，渴能饮水，脉沉实有力。宜用大黄黄连泻心汤各三克，开水泡服，轻清降郁热即可。或同时口嚼碎几粒山苍子以通滞气。或兼用后背刮痧法，刮背脊两旁肩胛骨之间，顺刮而下，不可倒刮。

中积霍乱：暑月之时，污积之地，忽有暑积之气，入口鼻脾胃而病霍乱。胸腹满痛昏迷烦闷，或吐泻或不吐泻。先用鸡毛入鼻孔，或吹皂角末吹入鼻孔，以使患者打喷嚏而醒。再用新鲜黄土一小撮，大蒜一个同捣，温开水调，去粗渣服。黄土、大蒜能涤积气，助中气，复气机之升降。此霍乱虚证去滞之法，霍乱除寒霍乱外，皆有胃滞。

寒霍乱：其证胸满而吐，吐非酸臭，腹冷痛而利，利非恶臭，或腹不痛，口不渴，舌无黄苔，小便不利，四肢无力，微作寒热，气微神清，脉虚微或虚大。此证为脾胃、中气虚寒之病，宜服理中丸、理中汤，如服后又吐者，此吐泻伤津，上有郁热，宜少加黄连或黄芩或猪胆汁以清上热滋津液。或变通煮服吴茱萸、炒黄连、茯苓、党参、炙甘草。寒霍乱用粗海盐烧红，调开水服也效。味不可咸、适口为度，咸则伤阴。若吐泻而兼四肢厥冷者，宜服四逆汤。

湿霍乱：其证吐泻之后，身热，汗出，头疼，渴而能饮，水入吐出，小便不利，宜用五苓散打成粉末后服用，健脾去湿，多饮温开水，汗出尿利即愈。

普通霍乱：其证胸腹绞痛，上吐下泻，舌苔润黄。宜频服白糖水，或黄豆浆加白糖补养中气，或山苍子、炒枳实、麦芽消积通滞气。

霍乱病，除寒霍乱外，凡胸腹绞痛而吐利，皆宜温通胸腹滞气，可用藿香、荆芥、山苍子等。也可兼用刮痧法以助通滞气。霍乱烦渴者，宜咸水青梅、白糖或蜂蜜调服。霍乱统分不渴、渴能饮水而不吐出、渴而能饮水而吐出三种病情。不渴者，宜补中气，如用烧盐汤；渴能饮水不吐出者，宜藿香、荆芥各几克，研末冲水服，疏通胃滞即愈；渴能饮水而吐出者，宜烧盐汤调藿香、荆芥粉末冲服即愈。此三方为霍乱治法之总结。偏热之霍乱忌用盐，因盐伤津液。

十七、腹　　痛

本节所论之腹痛包含胃痛，腹痛的原因多种多样，按腹痛位置分有上中下三部之别。上部疼痛指胃脘，即心窝处痛；中部疼痛指胃脘之下，肚脐之上；下部疼痛指肚脐以下。此外中部疼痛又有中间痛与左右两侧疼痛之差别。一般情况下，上部、中部的中间疼痛多为脾胃病，中部右侧痛多为肝胆病，中下部右侧痛多为阑尾炎，绕脐痛多为大肠有燥屎。下部疼痛多为疝气痛，下部中间为膀胱痛，子宫痛，成年女性下部两侧疼痛多为卵巢疼痛。腹部左侧疼痛多为肝胆气机郁结，无定处痛多为气痛，或虫痛，或虚痛。

常用来治疗腹痛的经方有：小建中汤治脾虚而肝胆郁结之

痛；小柴胡汤治肝脾不和、胆有郁热之痛；大承气汤治足阳明胃热盛而大肠有燥屎硬结之痛；乌梅丸治厥阴之虫痛；桃花汤治大肠滑脱之痛；桃核承气汤，抵当丸治膀胱瘀血痛；大柴胡汤，泻心汤治胃脘痛；大柴胡汤治急性胆囊炎、胰腺炎之痛；温经汤治下焦少腹中间寒痛、子宫寒痛；当归生姜羊肉汤治肝寒腹痛，疝气寒痛；白头翁汤治肝热痛；大柴胡汤，大黄牡丹汤，薏苡附子败酱散治阑尾炎之痛；大陷胸汤治心腹硬满成片痛；理中汤治脾胃寒痛；四逆汤治脾肾寒痛；真武汤，通脉四逆汤治少阴腹痛，等等。

小儿腹痛比成人简单，宜按寒热虚实辨证治之，常见的有寒痛、食积痛、虫痛、疝气痛。

寒痛多病在脏，如肝脾肾脏，寒痛必四肢厥冷，喜按，食欲减退，或额心冷而不食，宜服桂附地黄丸，理中丸，或艾叶、山苍子煎服也可。外治可用丁香、肉桂打粉调山茶油贴肚脐，山茶油可以加热至四十度再调，或买市售之丁桂儿脐贴。

食积痛，腹中阴阴而痛，其证必口气酸臭，或发热，或不发热，宜消积，用淡豆豉浓煎服以消食。发热者，加白糖补养中气以助去积。或用生甘草、炒枳实煎服。手可按，痛不甚出力，痛无定处者，为虚痛；手不可按者，痛有定处，痛甚者为实痛。若痛在胃脘，宜吐，瓜蒂散主之，但吐法今人少用，怕伤胃气；可用轻剂泻心汤类，或山苍子、黄芩煎服。若痛在心窝肚脐之间，此积在小肠，山苍子黄芩可用。若痛在肚脐之下，此积在大肠，水谷已分，宜润之，或微下之。

虫痛，能食而面黄肌瘦，平素欲吃泥土，舌现红点，甚者下嘴唇内有白点。此证为小儿脾胃虚弱，多食甘肥生冷，土湿木郁，然后虫生。其证动则腹痛，忽痛忽止，痛无定处，痛不堪忍，面色苍白，或口吐清水涎沫，或吐出虫。春夏用乌梅、花椒煎服以养虫，其痛自止，春夏阳气外泄，故不驱虫；秋冬用生白芍、生甘草以清木热，其痛自止，再用使君子、槟榔、石榴皮等驱虫，或用乌梅丸调治，乌梅丸也可简化为乌梅、黄连、花椒、生甘草。或用知柏地黄丸、桂附地黄丸各一钱，花椒十粒、乌梅二枚代替。若脾胃偏寒者，先以理中汤加乌梅，水煎服，使胃暖不逆，再驱虫。驱虫后宜用黄豆、山药、扁豆等补养中气。注：现今由于农药、激素使用的原因，已经很少看到有小儿生蛔虫。

疝气痛，即疝气引起的疼痛。疝气者，即人体内某个脏器或组织穿过腹壁突出而形成的包块，或肿块，脱出的器官以小肠居多。包块表现为时有时无，站立、哭闹时出现，或变大；平躺或停止哭闹时，包块缩小或消失，或用手按压后消失。小儿疝气之根源为胎儿时期身体发育不良，导致某处腹壁过薄，再加上某种因素，如出力咳嗽、打喷嚏、大声啼哭、大小便用力过度等，从而引起疝气之发作。疝气常发于腹部、腹股沟、肚脐等位置。股疝如发生嵌顿，可引起明显疼痛，且常伴有较明显的肠梗阻。幼儿疝气宜采用中药保守治疗，外用合适的疝气带护卫，慎用手术治疗。小儿疝气若能注意饮食，多数不治疗也能随着身体的发育而逐渐痊愈。

中医认为疝气为肝寒，肝气结聚之所成，故内则脐腹绞痛，外则阴囊肿大，腹部、股沟、肚脐等有包块肿大。治疗以行气消滞为主，宜导气丸、疝气丸、橘核丸等，治疗疝气都有不错的效果，能止疝气疼痛。

疝气丸方：川楝子，小茴香，六神曲，广木香，吴茱萸，生甘草。

导气丸方：广木香，莱菔子，小茴香，槟榔，牵牛子。

橘核丸：炒橘核，炒枳实，炒桃仁，炒延胡索，姜厚朴，海藻，昆布，海带，川楝子，木通，桂心去皮，广木香。

身体虚弱者可用公鸡内脏一副加入柚皮或橙皮，隔水炖取汁喝。每晚睡前服，连服三副。鸡内脏补肝阳，柚皮行气散结。

十八、喉　　痛

咽喉者，上连口鼻，下通肺胃，阴阳升降之路，咽通六腑而以胃主之，喉通五脏而以肺为宗。胃气上逆则肺胆皆逆，火热郁结于咽喉，故痛。慢性的咽喉炎通常不是由于胃气上逆，便是因为经常外感、长期鼻炎所致；如有的小孩，一感冒便输液治疗，克伐阳气而致营卫不充，久之便会导致慢性咽炎、扁桃体肿大。

咽喉痛是一种常见病症，一年四季皆可发生，各种疾病皆能引起，如空气干燥、污染、吸烟、食物、咳嗽、胃逆、鼻炎等。喉症者，火气郁结咽喉，冬季春季病重，夏季为病轻，秋季更轻。冬季火气收藏，不应当上冲，春季木火刚刚萌芽，也不应当上冲，故病重；夏季火炎于上，故病轻，秋季肺金燥结，不得下行，故更轻。

中医辨证喉痛主要有以下几种病机：

中虚喉痛，此证为中气虚弱而致少阴心经丁火不降。其证喉痛不作寒热，或微作寒热，精神倦怠，饮食减少，面色萎弱或浮红，脉象虚小，重按更微。方用炙甘草一钱煎服即愈；如不愈可用炙甘草、桔梗各一钱煎服，分多次服下；咽喉红肿且有白点者，也宜炙甘草、桔梗煎服。

阳虚喉痛，此证也由外感而来。其证微恶寒发热，不渴，不食，胸满气微，神怠，脉虚迟微无神。喉痛不甚。宜速补阳，方用四逆汤：附片、干姜、炙甘草各二钱，加猪胆汁，或熊胆粉。冬至立春之间，若精神困乏而喉痛者，宜煮服猪腰汤温补肾阳。上年冬至前后鸣雷，或冬至后不冷，春间即多有阳虚喉痛之病。

阴虚喉痛，其证喉痛不作寒热，或微作寒热，精神并不倦怠，饮食也不减少，面色如常，脉象或沉或细弦或薄而涩，或左尺微少，咽部红而不鲜，红处甚宽，或不作红色。方用：当归五分嚼食，或猪肤汤养阴清肺，不湿脾胃不寒中气功效极大，猪皮煮成浓汤，去油加白糖随时服，分多次服下。或用淡豆豉一把煎服，或用生甘草、肉苁蓉、熟地黄煎服，不可误用寒凉药寒中败脾。

如上述之中虚、阳虚与阴虚审查不清，可用炙甘草，或肉桂一钱煎汤服下，痛减轻者，即属于中虚阳虚，痛反加者，即属阴虚，虽痛加重，却不妨事。如口并不苦，嚼食炙甘草，不知甜味，此阳大虚也。白者，肺经已伤。红者肺经未伤。凡可服凉药之病，面色必不浮红，内热愈实者，面色必深垢而微黄。喉证之死，皆死于中气虚脱，如中不虚虽病至筋肉溃烂，也不致死。白点在咽头者，病重；若白点在喉头者，病轻。影响吞咽者，病在咽头；影响呼吸者，病在喉头。

如温病兼白喉，须先治白喉，后治温病。治白喉，方用：炙甘草、生甘草、桔梗各三克，服后喉痛已减，温热加无妨。如喉间无白点，而有红点，此是阴虚火逆，用生甘草清火即愈，忌用炙甘草。如满喉红成一圈，此肺气不足，不能生津下降，用猪肤汤润之。脉虚者，加生党参、大枣。若猪肤汤服后见效又痛者，咽喉外圈色红，此乃心火不降，肾气不升。宜服肾气丸以升补肾阳，或猪肾不去内膜，煮浓汤温服补肾气，肾气升则心火降。

喉痛常见类型有燥气喉痛、湿热喉痛、外感喉痛、普通喉痛及烂喉痧。

燥气喉痛，此病发于秋季，冬季也有此病，燥气伤津，咽喉干燥而疼痛，阳气虚弱。宜滋阴润肺温中降胃，方用：天花粉、麦冬、天冬、玉竹、橘皮各一钱，法半夏二钱、炙甘草二钱、薄荷一钱，二冬天花粉玉竹滋阴润肺，橘皮半夏降胃气，炙甘草补中气，薄荷发散卫气而去燥结。此方也可调治阴虚喉痛。

湿热喉痛，其证恶寒发热，舌有薄胎，喉痛如锁，身痛，胸闷，或不痛不闷，脉象紧促。方用苦酒汤，姜半夏五克研细加水一碗半煎至半碗，再加入 20 毫升白醋煮开，鸡蛋清（取鸡蛋一个，去蛋黄）调匀后冲服。温服，若不愈再煎服。舌有湿腻苔身痛胸闷皆湿之证，湿热郁结，故其痛如锁。

外感喉痛，其证恶寒，微发热，恶寒甚而体痛，舌有黄燥胎，口臭，喉痛极剧，脉象紧而有力，或沉细有力。此为卫气闭住内热之证。方用麻杏甘石汤煎服，麻黄、杏仁、炙甘草、生石膏，麻黄或用薄荷代替。若时时恶心欲呕者，加生大黄。

普通喉痛，无恶寒发热、身痛胸闷、神怠，不食等症状。方用青龙白虎汤，青橄榄十枚，或罗汉果一枚、生白萝卜半个，捣烂煎服。此方凉降而不寒中，橄榄清热降肺，白萝卜降胃润肺。

烂喉痧是猩红热之兼证，除具有猩红热的症状外，其症状特点是咽喉肿痛或伴腐烂，面颊充血潮红，唯口唇周围苍白，病初舌苔厚，几天后舌苔剥脱，舌红起刺，称杨梅舌。此证不可治喉，治喉必坏，方用四豆饮加减（四豆饮：黄豆、黑豆、绿豆、白饭豆），煮烂饮服。外治宜用吹喉散等清凉疏散药喷咽喉。喉痛臃肿，俗称鹅子。言肿处如鹅蛋也。臃肿滴水难下，脉实有力者将鹅子刺破，吐出脓血即愈。详见本章“十九、痘疹”中“5. 猩红热”。

十九、痘　　疹

痘疹病常见的有普通湿疹、荨麻疹即风疹、急疹、麻疹、猩红热、水痘、手足口病、带状疱疹等；服用药物引起的皮疹，称之药疹；屁股部位由于不清洁引起的红疹，尿疹；婴儿奶疹等。

1. 普通湿疹、奶疹

湿疹、奶疹主要是脾胃虚弱，饮食辛辣，对某种食物消收吸收差而引起，如食用牛奶、鸡蛋、鸡肉、虾、蟹、海鲜等，有人称之为食物过敏。这一类疹其症状轻微，或调换食物，或用外治法，比如涂山茶油多能自愈。治疗主要是调理脾胃，有积去积、有湿去湿、有热清热，观察小儿之大小便、胃口等是否正常，对证调治，自能痊愈。尿疹之护理主要是清洁，外涂山茶油，或擦松花粉，几天自愈。

2. 荨麻疹

荨麻疹即皮肤出现红色，或白色风团，逐渐蔓延，融合成片，或用手划过皮肤则肉起。其出疹的特点为：局部或全身出疹，顺序由脸、颈、身躯、四肢，发热一、二天出疹，出疹快速，一天内布满全身，一、二天即消退。有的患者伴有耳后肿大、恶心、呕吐、头痛、头胀、腹痛、腹泻等症状。此证多数为表热里湿，宜用麻黄麻黄连翘赤小豆汤，麻黄可用薄荷代替，效果很好。若不效再仔细辨证寒热虚实，随证而治。

3. 急疹

急疹的出疹在发热之后，一般发热几天后热退而疹出，一天出齐，一、二天消退，出疹部位，先躯干，后四肢。也宜辨证寒热虚实，依据证候调治。

4. 麻疹

麻疹是小儿常见的呼吸道传染病之一，其传染性强。以发热、咳嗽、出疹为主证，有的会并发中耳炎、喉炎、气管炎等。病重者则并发肺炎、甚者发生麻疹脑炎。

麻疹出疹几天前便先出现干咳、发热、流泪、畏光、流涕、麻疹黏膜斑、下眼睑有充血横线等症状。麻疹黏膜斑发生于口腔两侧的颊黏膜上，为直径约一毫米灰白色小点，外有红色晕圈，在一天内很快增多，可累及整个颊黏膜并蔓延至唇部黏膜。宜于此时煮服黄豆、白菜养中清热，则疹病不起；疹病流行之时，日服一次，也可预防。发热几天后全身皮肤开始出疹，其顺序为耳后，发际，耳前、面部，颈部，身躯，上肢，下肢。整个出疹过程需要几天时间，当手掌和足部出现皮疹之时，说明皮疹出齐，体温开始下降，疾病接近恢复。退疹后皮肤脱屑并有色素沉着。

中医认为麻疹由疫气、时气所感。多发于春季，春夏为顺，秋冬为逆。春夏万物生长，木气疏泄，故病轻；秋冬收敛封藏不住，阳气外泄，故病重。麻疹出疹的位置自耳后始，渐至全身；

耳后为足少阳胆经甲木之经络，可见麻疹是木气之病。足厥阴肝经乙木之气自下向上向外疏泄，足少阳胆经甲木之气自上向下向内疏泄；麻疹病因与温病同，皆为下焦阳气上冲、肝经乙木之气疏泄而胆经甲木不降，郁而热盛，冲开肺金，中下大虚之病。肺金被冲，故咳；肝木疏泄，故眼流泪。汗血同源，汗为血所化，疹为血所成。营卫气血足者，以汗解；营卫气血虚者，以疹解。

麻疹以木气疏泄正常，疹子外发为顺；木气疏泄不足，疹子内陷为逆。白芍虽能降胆经甲木，但其性酸收敛，用之则痘疹不易外发透出，故痘疹病皆不用白芍。木气疏泄正常者，宜养木气；疏泄不足者，宜养木补中补阳。此为根本之治法。

木气疏泄正常者，其证：精神不差，发热甚盛，大便不泻，小便清利，胃口尚好，疹出成粒，色红粒饱，手掌、小腿、足部皆有。脉象右脉比左脉盛，中气不虚。宜四豆饮，黄豆、黑豆、绿豆、白饭豆，煮烂饮服。脉细，小便长，阴虚津液不足者，宜去白饭豆，用淡豆豉代替，以消胃滞。只要发热，不论是否出疹，皆宜此方。黄豆补中气，黑豆滋肝阴降胆经，绿豆清肺热，白饭豆补土去湿。若舌苔中部干黄，有实热者，此为胃有积热，宜四豆饮加生甘草、生枳实、栀子以清热滋阴。若舌苔不黄而唇焦口燥者，也宜四豆饮，不用加清热之物。

木气疏泄不足者，其证：精神困乏，面色痿弱，发热不盛，大便或泻，小便短少，胃口变差，或吐或不吐，疹出或不成粒，或疹出成片，或疹色暗黑，或疹出即回，或疹闷难出，或手足寒冷。脉象为右脉较左脉微细。此肝肾阳虚，中气虚弱之证。宜四豆饮加巴戟天、肉苁蓉，滋肝养木补肾阳。疏泄是否正常以观察小便长短为主，小便一长，即为好转。若阴寒较盛者，宜加干姜、炙甘草；或用四逆汤，或理中汤，加北沙参润肺、加玄参滋肝养木。若疹出已退，已不发热，但精色困乏，面有倦色，饮食少者，也宜服四豆饮加巴戟天。

龙眼干、葡萄干能温补中气、养木气，性味平和，出疹期间每日可适当煮水服用。麻疹愈后，咳嗽不愈者，此中虚肺燥，宜清肺热补中气滋肝阴，清肺热用白菜，补中气用黄豆，滋肝阴用黑豆。麻疹为木气疏泄失衡之病，故宜养木降胆以平衡疏泄；忌发表，发表则再助疏泄而增肺热；忌寒凉药，用之则增中下虚寒，疹不出或出不透；若误认出疹为胃热胎毒而用发表、清热药者，病必加重。整个麻疹生病过程、愈后身体未复者，不可食用牛奶、鸡蛋、鸡肉、虾、竹笋、白木耳、香菇、鱼肝油等引动阳气之物；也不可用芫荽、紫苏、薄荷、罗勒叶、升麻、葛根、麻黄等发散药。凡麻疹病只需注意饮食，不使发生内伤吐泻，避免并发症，只用四豆饮，静养七、八天，自然疹透出、烧热退而痊愈。

凡小儿疹病初起，宜服黄豆白菜汤，多服自愈；服温补药而津液亏者，也宜黄豆白菜汤；服寒凉药而中下阳虚者，宜四豆饮加巴戟天、肉苁蓉；服发散药而阴虚者，宜四豆饮加肉苁蓉；舌苔干黄而有实热者，宜四豆饮加生甘草、生枳实、栀子；疹病已愈，元气虚弱而自汗、久而不恢复元气者，宜小剂量之加减保元汤，党参、黄芪、白术、炙甘草、当归、干姜、巴戟天、大枣等煮服。

麻疹西医没有特效药，只能对症治疗。可以通过接种麻疹疫苗来预防麻疹，减少麻疹的发病率。疫苗起源于中国，东晋葛洪所著医书《肘后方》就有防治狂犬病的记载，其中“治卒有猘犬凡所咬毒方”云：“仍杀所咬犬，取脑敷之，后不复发。”至于天花的防治，在明朝就开始了接种人痘预防天花的实践。天花也是一种痘疹，其病毒现已灭绝，仅有样品存在于实验室。

5. 猩红热

猩红热为小儿易感的传染病之一，其出疹之前，大多先骤起恶寒、后发热、精神困乏或昏睡、食欲减退、目红含泪、面部充血而现污红杂色、鼻梁山根青色、口鼻周围苍白、咳嗽打喷嚏、咽喉痛，或头痛，或恶心呕吐，重者可出现意识障碍。颌下及颈部淋巴结可肿大，有压痛，一般为非化脓性。咽喉红肿，扁桃体上可见点状或片状分泌物。软腭充血水肿，并可有米粒大的红色斑疹或出血点。舌有白苔，舌乳头充血红肿，突出于白苔之上，几天后白苔开始脱落，舌面光滑呈肉红色，并可有浅表破裂，乳头仍突起，整条舌状似杨梅。

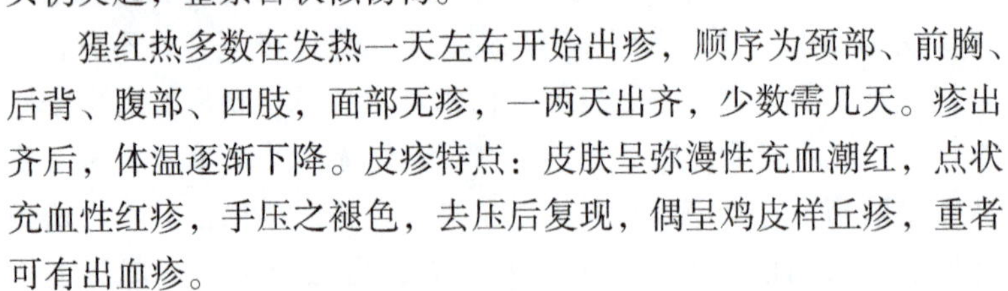

猩红热多数在发热一天左右开始出疹，顺序为颈部、前胸、后背、腹部、四肢，面部无疹，一两天出齐，少数需几天。疹出齐后，体温逐渐下降。皮疹特点：皮肤呈弥漫性充血潮红，点状充血性红疹，手压之褪色，去压后复现，偶呈鸡皮样丘疹，重者可有出血疹。

猩红热即温病的一种，也称时温。为疫气、时气所感，木气疏泄无力而又疏泄，正气最虚之病，故面色现猩猩脸面的污红色。如木气强足的疏泄，则发热出汗，面色不现污红色。多发于冬春，春季为顺，病轻；冬季为逆，病重。若热不盛者，治宜四豆饮养中气和木气。小便短少者，为脾湿，黄豆加山药；再不利者，加巴戟天。

大气疏泄时，人身木气也疏泄，木气疏泄无力而又疏泄之病，则面色作猩猩脸面的污红色，世称猩红热。

小儿痘疹病而兼咳嗽者，不可用桑叶、紫苏、薄荷、竹叶、橘皮、杏仁等降肺疏肺之药以治咳嗽，用之必病重。因木气向外疏泄偏胜，金气收敛偏弱，若再用降肺疏肺之药，则肺气更衰，疏泄更加，中气更虚而咳增。

烂喉痧是猩红热之兼证，其症状特点面颊充血潮红，唯口唇周围苍白，病初舌苔厚，几天后舌苔剥脱，舌红起刺，称杨梅舌。此证不可治喉，治喉必坏，方用四豆饮加减。

6. 水痘

水痘为小儿易感的传染病之一，从口鼻而入。由水痘－带状疱疹病毒初次感染而起，以发热及皮肤和黏膜成批按顺序出现周身性红色斑丘疹、疱疹、结痂、脱痂的演变过程。最开始为粉红色小斑疹，迅即变为米粒至豌豆大的圆形水疱，周围明显红晕，有水疱的中央呈脐窝状。水疱期痛痒明显，若因挠抓继发感染时可留下轻度凹痕。皮疹呈向心性分布，主要发生在躯干之胸、腹、背位置，四肢与面部很少。该病为自限性疾病，一般不留瘢痕，如合并细菌感染会留瘢痕，病后可获得终身免疫，有时病毒以静止状态存留于神经节，多年后感染复发而出现带状疱疹。

水痘起病较急，年长儿童和成人在皮疹出现前可有发热、头痛、全身倦怠、恶心、呕吐、腹痛等前驱症状，小儿则皮疹和全身症状同时出现。

中医认为水痘由疫气、时气所感。小儿冬春季节多发，发于春病轻，发于冬病重。痘疹皆是木气疏泄失常之病，痘则木气疏泄，肺金败弱；疹则木气疏泄，肺金虽弱而未败，故痘病比疹病较重。豆能养木气而平衡疏泄，故古人以豆治痘，常以四豆饮用来治疗痘病。若出痘不饱满、不旺者，宜加山药以补肺金。若痒者，此为肾阳虚弱，宜加巴戟天、肉苁蓉温补肾阳。若痘出成片不成粒，顶塌根散浆稀者，皆宜四豆饮加巴戟天、肉苁蓉，或加黄芪补卫气、党参补胃气、当归温肝血以助痘透出。痘病初起热不盛，宜四豆饮去绿豆煮服。痘病后期卫气收敛力弱，故加黄芪以补卫气；疹病卫气不败而热盛，故忌黄芪补卫气助收敛。

7. 手足口病

手足口病为小儿易感的传染病之一，四时皆发，多发于春夏两季。主要表现为手、足、口腔等部位出现小疱疹或小溃疡，精神困乏、恶心、食欲减退、咽痛、口痛，或发热，或不发热，较重者可出现咳嗽、吐泻。多数患儿一周左右痊愈，少数患儿可引起心肌炎、肺水肿、脑膜脑炎等并发症。

中医认为手足口病为痘病的一种，故手足口病的原因及治疗和痘病大致相同。出疹特点为：疱疹少则几个多则几十个，周围有炎性红晕，疱内液体较少，不痒不痛。故手足口病为元气虚弱之病，治疗宜四豆饮加巴戟天、肉苁蓉。若胃口尚好、精神不差者，四豆饮煮服即可。若疱疹破者，可涂山茶油。

8. 带状疱疹

带状疱疹为易感的传染病之一，好发于成人，春秋多发。由水痘－带状疱疹病毒感染而起，对此病毒无免疫力的儿童被感染后，发生水痘。感染病毒后可长期潜伏于神经元内，当身体抵抗力差时发病。发疹前可有轻度乏力、低热、食欲减退等症状，患处皮肤自觉灼热感、神经痛、触之痛加，甚者连给衣服碰到也疼痛；神经痛为本病特征之一。患处常首先出现潮红斑，很快出现粟粒至黄豆大小的集簇性丘疹，迅速变为水疱。伴有疼痛，年龄愈大，神经痛愈重；身体虚弱者，常有后遗神经痛。多发生于身体一侧，一般不超过正中线；或按神经分布，肋间神经发作最多。

中医称带状疱疹为“缠腰龙”“缠腰蛇”，本病由肝阴虚而胆经热所致，治疗宜滋肝阴清胆热、补肾阳补中气，如归芍地黄丸、附桂地黄丸、八珍丸等；用七叶一枝花打成粉调山茶油，或调白酒涂抹，也可内服；忌食辛辣温热食物。

总而言之，痘疹虽为时令疫气病毒所感染，却必须适逢劳累、困乏、身体虚弱之时，才能病发。凡痘疹发起之后，渐渐养浆，即当隔离静养，无关人员不得出入。室内不得焚香，因香能助火透入关节，所以禁之。痘疹为上焦热盛，热极则伤阴，故痘疹以阴液充足，或阴液干枯而辨证吉凶。若所出之痘疹虽黑，但黑而不陷、不干枯者，也为吉疹；若所出之痘疹虽红，但红而陷者，也为凶疹。血化为水，水化为脓，至此脓已成，毒已化。若饮食正常，可煮服四豆饮，静待自愈即可。若疱疹内含清水，尚未化脓，此气至而血不随，治之当养木、养血。若疱疹内含清水，平塌不起，此血至而气不随也，当补益其卫气。若痘疹成脓之后，好转时，脓干结痂为上，若不能结痂，反成腐烂，和皮脱去，此痘疹倒陷，毒气入内，宜补正气。

痘疹症状的五善七恶如下。

痘疹五善：①饮食如常；②大小便调；③色红鲜活，饱满粒大，皮厚坚实；④脉静身凉，手足温暖，不宜过热过寒；⑤声音清亮，动静安详。五者不能尽得，得一二亦自吉。

痘疹七恶：①烦躁闷乱，精神恍惚，意识障碍；②呕吐泻利，饮食不能，食入即呕，饮水则呛；③黑陷干枯，痒塌破烂；④持续高热，头面肿胀，喉舌溃烂，目张唇裂；⑤咳嗽加剧，鼻煽肩抬，胸骨凹陷，发紫绀；⑥寒战咬牙，声哑色暗；⑦腹胀喘促，四肢厥冷。七者不必皆有，有一二亦自难为。

豆疹的护理主要有以下几方面。

（1）高热的护理。小儿卧床休息至皮疹消退、体温正常。打开门窗通风换气而消毒，但不可直接被风吹到。衣被穿盖适宜，忌捂汗，出汗后及时擦干更换衣被。适量补充水分，预防因高烧而惊厥，详见前文大小便病。忌用外治法退热，如酒精、冷敷、冰敷等，以免影响透疹，加重疾病。

（2）消毒清洁。勤晒衣被，对接触水痘疱疹液的衣物用具，采取合适方法，如晒、煮消毒，且不共用。同时还要勤换衣被，保持皮肤清洁。

（3）皮肤黏膜的护理。衣被宜整洁干燥，暂不冲凉，如确实脏的话可用温水擦身，注意屁股清洁。指甲要剪短，不要用手抓痘疹，以免引起化脓感染。局部皮肤痒的可以涂山茶油，或炉甘石洗剂。若透疹不畅，也可用鲜芫荽煎水抹身，以助透疹。

（4）五官护理。煮桑叶或蒲公英水加粗海盐，淡淡咸味即可，待凉后清洗双眼；防止呕吐物或泪水流入耳道而至发炎；清除鼻屎，翻身拍背助痰排出，以保持呼吸通畅等。

（5）饮食护理。食物以清淡易消化的流质饮食，如粳米粥、米汤、猪骨煮粥、山药粥、豆浆等。

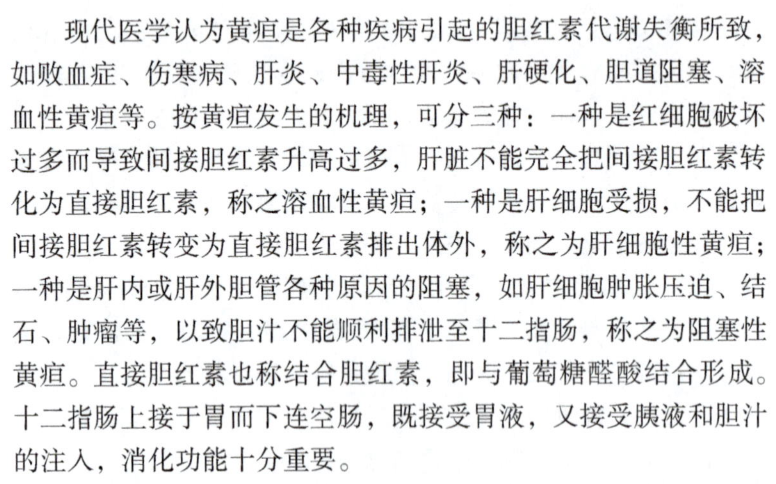

二十、黄　疸

现代医学认为黄疸是各种疾病引起的胆红素代谢失衡所致，如败血症、伤寒病、肝炎、中毒性肝炎、肝硬化、胆道阻塞、溶血性黄疸等。按黄疸发生的机理，可分三种：一种是红细胞破坏过多而导致间接胆红素升高过多，肝脏不能完全把间接胆红素转化为直接胆红素，称之溶血性黄疸；一种是肝细胞受损，不能把间接胆红素转变为直接胆红素排出体外，称之为肝细胞性黄疸；一种是肝内或肝外胆管各种原因的阻塞，如肝细胞肿胀压迫、结石、肿瘤等，以致胆汁不能顺利排泄至十二指肠，称之为阻塞性黄疸。直接胆红素也称结合胆红素，即与葡萄糖醛酸结合形成。十二指肠上接于胃而下连空肠，既接受胃液，又接受胰液和胆汁的注入，消化功能十分重要。

若黄疸以间接胆红素升高为主者，则皮肤颜色金黄；若以直接胆红素升高为主者，则皮肤颜色暗黄。

黄疸症状表现为眼白、脸部、躯干、四肢、指甲、牙齿等发黄，越往后则黄疸越重；小便不利、浓茶色，大便白色；困倦、腹胀、水肿、腹痛、食欲下降、恶心、呕吐、腹泻、便秘、发热等；以上症状不一定全部出现。

中医认为黄疸者，湿之所起，按病机分类有湿热、湿寒、瘀血、火劫、女劳、虚劳等，其中以湿寒、湿热为主。湿在表者，宜发其汗；湿在下而小便不利者，宜利小便；大便不正常者，调其大便；积在胃脘者，宜吐其积浊；四路得清，疸病痊愈。

按病因分类有谷疸、酒疸、黑疸、女劳疸等。

谷疸者，其候脉迟，脾寒胃热，食难用饱，饱则发烦头眩，小便必难，虽下之，腹满如故。此脾受伤而不磨化食物，积久为热，小便不通，湿热互蒸，皮肤发黄。

酒疸者，其候五心烦热，不能食，时欲吐，小便不利，皮肤发黄。酒之为性，最动下湿，而生上热，脾阳受伤，上热愈盛。

黑疸者，其候目青面黑，皮肤黑中而见微黄。此因酒疸下之，败其脾阳，演变而为黑疸。

女劳疸者，其候额上黑，微汗出，手足心热，傍晚即发，小便自利。此因纵欲伤精，泄其肝肾温气，水寒木枯，脾败湿作而病女劳疸。

《金匮要略》曰诸病黄家，但利其小便，假令脉浮，当以汗解，宜桂枝加黄芪汤主之；诸黄腹痛而呕者，宜小柴胡汤；若黄疸而小便清、颜色不变浓茶色，大小便自利，腹满而喘、恶心，或呕吐者，此为脾肾湿寒，不可清热，宜小半夏汤主之；若男得黄疸而小便自利者，此为虚劳，宜小建中汤。

中医又把黄疸分阳黄和阴黄两种。阳黄者，湿热相搏，蕴蒸肝胆，胆热液泄，身目黄色鲜明如橘子色。其证发热、口渴，小便不利、色深如浓茶，或腹痛胁痛，或有汗，或躁扰不宁，或消谷善饥，或大便白，或大便秘结，其脉实有力。治宜清化湿热，若湿热在里，热重于湿，大便干结者，宜茵陈蒿汤；若湿热在里，湿重于热，大便不实者，宜茵陈五苓散等；若湿热在表者，其证既有湿热在里的症状，又兼表证，自觉寒冷、发热、头痛，宜表里双解清热利湿，用麻黄连翘赤小豆汤；普通的肾有郁热的黄疸，宜用栀子柏皮汤，因黄柏能清肾热。茵陈蒿汤之茵陈清热利湿、栀子清肝胆热、大黄荡涤肠胃；五苓散利湿行水而补脾胃土气。麻黄连翘赤小豆汤治疗因外感而起的急生黄疸效果特好，还能治疗风疹。

阴黄者，湿寒相搏，肝胆为热，脾胃湿寒，身目黄色晦暗如烟熏。其证精神困倦，腹胀腹痛，无汗出，言语轻微，畏寒少食，四肢无力，口淡不渴，不发热，或呕吐，或小便不利、色如浓茶，或大便不实，或大便色白。湿热为标，湿寒为本，宜温脾胃阳气，去土之湿，清肝胆之热，如五苓散加茵陈、四逆汤加茵陈。

小儿黄疸，其病因较成年人单纯，多数是因食积湿热所致。辨证首先通过观察眼白和面色，若发黄则提示黄疸；若黄色明显蔓延到躯工和四肢，则提示黄疸较重；若指甲、牙齿发黄，则提示黄疸更重；颜色越深黄，则黄疸越重。治之宜消积去湿热，若积不甚而湿热重者，宜用栀子、茵陈、少量大黄；大黄不宜多用，否则败脾胃阳气。或用地黄茵陈汤，生地、归尾、猪苓、赤芍、赤茯苓、泽泻、连翘、栀子、天花粉各 2 克，绵茵陈 3 克，生甘草、川木通 1 克。以上各药共加水碗，煎剩一碗，装在乳瓶，令婴儿吮之。若积甚而热不盛者，消积兼清热利湿，宜小剂量茵陈胃苓丸，白术、茯苓、党参、炙甘草、陈皮、广木香、青皮、缩砂仁、炒枳实、炒黄连、绵茵陈；或简单加减用甘草、炒枳实、陈皮、绵茵陈、栀仁，脾胃湿重加白术、茯苓。若积少肝胆郁热而脾胃湿寒者，宜五苓散加茵陈；寒甚者，宜四逆汤加茵陈。

新生儿黄疸可分湿热阳黄和湿寒阴黄两种病机。

湿热黄疸的症状：婴儿出生一两日后，发热啼哭不吮乳，不能酣睡，手足时有一动，眼白、脸部皮肤微黄，渐及遍身均发黄，黄色鲜明，小便不利，或浓茶色，或大便色白。多数新生儿黄疸症状轻微，仅限眼白、脸部皮肤微黄，小便色稍深，大便颜色正常而非白色，今称之为生理性黄疸；若症状较重，全身发黄，颜色较深，小便浓茶色，或大便色白者，今称之为病理性黄疸。

其实不论症状轻重，新生儿湿热黄疸皆是孕妇喜食辛辣，感受湿热，传于胎儿所致。宜依据症状之轻重对证调治，轻者多饮水，多晒太阳，慎用蓝光治疗，最多一个多月自然消退。重者则必须用些清热利湿之药，古人对湿热黄疸有很好的经验总结，比如用轻剂的药方：炒栀子、天花粉、绵茵陈、淡豆豉，两碗水煮成半碗，装在奶瓶，喂婴儿缓缓喝下，或乳母同服，即可黄退身安。

湿寒黄疸的症状：喜静恶动，喜暗畏明，精神困倦，言语轻微，畏寒少食，四肢无力，眼白、脸部皮肤微黄，渐及遍身均发黄，黄色晦暗，小便不利，或大便泻。此证多由孕妇营养不足，或体质虚弱，或儿早产所致，今也称为病理性黄疸。宜五苓散加茵陈，加葡萄糖以补中气。

若乳母喜食辛辣，则其乳汁湿热气重，婴儿饮之也能导致黄疸。孕妇乳母饮食皆宜清淡，不寒不热，则乳汁清和。若乳汁不良，或湿寒，或湿热者，宜改变乳母饮食，或服用中药调治，但得乳汁清和，则儿不病黄疸。若乳母有疾病者，则宜停止母乳喂养，改喂人工奶粉。

若环境温度不合适，或穿衣盖被过厚，湿热内郁，也能导致黄疸；衣被厚薄宜随寒热加减，以手足温暖，后背、脖子不出汗为度。

新生儿黄疸也可单用鲜麦苗草榨汁喝，或加糖，或加在其他药里，如湿热的可加少量滑石粉。多服几剂即愈，无副作用。麦苗，也称小麦草，能疏通肝胆，兼清肝胆之热，消胆管炎症，导胆汁入十二指肠，性味平和，多服也没关系。可以把鲜麦草洗干净后榨汁，再煮开服用，或先把麦草用开水烫过，再榨汁直接饮服。

二十一、汗　证

汗为皮肤毛孔排出的液体，其主要作用是调节体温，滋润皮肤，带走代谢垃圾。适时、适当的出汗有利于人体的新陈代谢，以及免疫系统的健康。

中医认为汗为津液所化，汗血同源，以出汗的时间、多少、热凉、咸淡、颜色、气味、部位等方面，作为八纲辨证的依据之一。如外感以无汗有汗辨证太阳伤寒与太阳中风；三阳经证，以汗出连绵、手足皆汗出，辨证为病在阳明；以睡眠出汗、非睡眠出汗辨证盗汗与自汗；以汗的热凉辨证里寒里热；以汗的咸淡辨证虚实；以寒战汗出，辨证为正气胜邪，病欲解；以饮食汗出者，辨证阳虚胃有虚热上逆；汗有尿臭味者多为肾病，腥味者多为肝病等。

若用药物导致出汗过多，不是伤阴，便是损阳，甚者虚脱；故《伤寒论》发汗方桂枝汤、麻黄汤皆要求“微似有汗者益佳，不可令水流漓，病必不除”。又有忌汗诸条：衄家，亡血家，淋家，疮家，咽喉干燥，咳而小便利，尺脉迟等。此外，疏泄偏胜，阴液耗伤的疾病也不宜发汗，如温病、猩红热、麻疹等。总之，一切阴虚津枯的症状皆不宜用任何方法发汗，包括火劫、蒸汗、艾灸、拍打等，以及药物发汗。

常见之出汗，主要可分为自汗、漏汗、盗汗三大类。

自汗者，不因劳累活动，不因环境、天热及穿衣盖被过厚，不因食用辛辣食物，不因服用发散药物等因素，不论清醒睡眠，时常汗出。可以是全身出汗，也可以是局部出汗，如阴囊会阴出汗多者，为脾土湿而肝经下陷，湿热下注；腋窝出汗多者，为肝胆郁结；手足心出汗多者，为阴虚热盛，或精神紧张。

自汗又可分为实证、虚证。

自汗实证，里热旺盛，肝经疏泄偏盛冲开肺金而汗出。常见的有足阳明胃经热盛自汗，暑热自汗，温病自汗等。其证阳旺热盛，遍身汗出，汗热味咸，皮肤觉热，心烦口渴，或发热，脉象洪大。又有太阳外感出汗，病在营卫，里气不伤者，也属实证出汗。

自汗虚证，分阳虚自汗与气虚自汗。阳虚自汗者，阳虚阴盛，阳气外越，肺金收敛力弱而汗出。常见的有太阴脾阳虚自汗，少阴肾阳虚自汗，失血阳虚自汗等。其证阳虚阴盛，四肢厥冷，汗出喂寒，汗凉味淡，皮肤觉冷，安静不渴，身体困乏，脉象微细。气虚自汗者，肝经疏泄正常，肺经本气自虚，卫阳不固，收敛力弱，肺气不降而汗出。常见的有肺热气虚自汗，肺寒气虚自汗。其证汗出，或恶风，稍动即汗出，或劳累后加重，神疲乏力，少气懒言，面色苍白，脉弱。

漏汗者，不可控制地出汗，汗出如漏水，形容出汗特别多。其证卫阳虚脱，无力收敛，汗出连绵不断，冷汗淋漓，四肢厥冷，面色苍白，身体极度困乏。常见于误发汗之后，亡阳漏汗，失血过多漏汗，肺气大伤漏汗等。若汗出如珠不滴者，此肺气全败，阳气脱根而上越，难治。

盗汗者，指天气不热，室温不高，穿衣盖被合适，入睡前无汗出，入睡后，或目合则汗出，醒后汗止。此证为肝木升泄，胆木不降，肺金不敛，阳不入阴，逼汗外出。多见于阴虚火旺，如三阳经合病，脉浮，里热盛，但欲眠睡，目合则汗，或久病、虚劳、肺结核等病人。

对于各种各样不正常的出汗，或无汗，皆宜辨证施治，有瘀去瘀，有痰去痰，有水去水，有湿去湿。用药物发汗皆宜以微微出汗为度，不可令汗出如水流漓；此发汗而不伤正，止汗而不留邪。如外感之太阳伤寒，无汗脉紧，宜麻黄汤类；太阳中风，有汗脉缓，宜桂枝汤类；太阳中风桂枝汤证误用麻黄汤发汗，遂汗漏不止，恶风，小便难，四肢拘急者，此过发汗而致伤阴伤阳，当先温阳以止汗，宜桂枝汤内加附子温补肾阳，阳气固密而汗止。汗止津液内复则小便难、四肢拘急之症状皆愈；汗出连绵、手足皆汗出，病在足阳明胃经者，宜白虎汤清胃热，甚者小承气汤、大承气汤清热泻下以保阴液，内热得清则汗止。

虚证的出汗既有因于阳虚，也有因于气虚。针对阳虚的漏汗非附子不可，用黄芪、浮小麦、龙骨、牡蛎之类都是无效的。针对脾肺气虚的出汗，可以用补中益气汤或保元汤。针对肺气虚的出汗，可以用黄芪止汗。盗汗多为阴虚火旺，偏阴虚者宜滋阴，如用六味地黄丸，或归芍地黄丸；偏热盛者宜清热保阴，胃热的清胃热，肝胆郁热的清肝胆热。

小儿汗证相对成人较为简单，小儿自汗、盗汗首先要排除环境、活动因素的影响，如炎热季节，天气过热，房间不通风，室温较高，穿衣盖被过厚，玩耍等，再辨证实热虚寒。实热之汗：皮肤觉热，汗热味咸，四肢温暖，心烦口渴，脉象洪大；此证为内热所致，或食积，或胃燥热，宜清热去积，如生甘草、生枳实、麦芽草水、栀仁、黄芩、生石膏等皆可酌情使用。虚寒之汗：皮肤觉冷，汗凉味淡，四肢厥冷，汗出喂寒，安静不渴，身体困乏，脉象微细；此证为脾胃虚寒所致，宜温补脾胃，如四君子汤、四逆汤、理中丸、桂附理中丸等皆可酌情使用。肺气虚的自汗，稍动即汗出，少气懒言，右面色苍白，寸脉无力，宜玉屏风散，或四君子汤加黄芪。阳气外越之虚汗也可用龙骨、牡蛎等引阳下潜而归元，类似于今之补钙与维生素 D，多晒太阳，能补充维生素 D。

小儿盗汗多为阴虚内热，表现为比较好动、多动，伴随烦躁、夜惊啼哭，久之则消瘦，山根鼻梁现青筋。宜滋阴养木，可用六味地黄、归芍地黄丸、黑豆，鸭蛋、石斛等。时间长的盗汗会演变为阳虚自汗，或阴阳两虚。

小儿平素别无它病，只要有不正常的出汗，父母也当重视，否则时间一长，多有变化为其他疾病。

多汗、盗汗、多动、急惊、慢惊、癫痫，这几种疾病关系密切，不断发展演变；多汗盗汗变化而为多动，多动变化而为急惊，急惊反过来加重多动，急惊次数多，则变化为慢惊，再变化为癫痫。

小儿盗汗的护理：

（1）要及时用干毛巾擦干皮肤，及时换衣服，动作轻快，避免小儿受凉感冒。

（2）补充水分及电解质，如白开水加适量粗盐、糖，或黄豆浆加红糖，或煮草木灰水澄清过滤后适量饮用，或用配方奶粉冲水，或购买婴儿口服补液盐冲调温开水喂服等。

（3）勤晒被褥。

（4）饮食忌辛辣。

二十二、惊　　病

惊病，现代医学称之为惊厥，其包含范围较广，各种原因导致的昏迷、意识不清等都包含在内，如各种感染性疾病、脑寄生虫病、药物中毒、食物中毒、脑外伤、产伤、水及电解质紊乱、中暑、高热惊厥等。

中医则称惊病为惊风、风病、痉病，俗名“抽风”，小儿多发。

惊者，小儿突然受惊而发病；风者，肝风内动而致病。庸医据此而用镇惊安神，平肝熄风之药，如朱砂、雄黄、琥珀、金箔、钩藤、菖蒲、羌活、防风、蝉蜕、辛夷等，此为治小儿惊病之最大错误。惊病虽有突然受惊而致发病者，表面看来是因惊而致病，实则是小儿先有内伤，本来就阴虚热盛，身体虚弱，或更受外感而导致；完全因惊吓而得病者，百中或有一二。也有受外风而发病者，如有的小儿一整晚对着空调吹风，或吹风扇而致面瘫，这种虽为外风引起，调治也不能重用风药，宜补正气，加少量之发散药即可。故调治小儿惊病，当以内伤为本、惊为标，治之当治内伤而不治惊；不能一味重用镇惊、去风之药。凡治小儿痉病，不加辨证而轻率使用镇坠之药者，多致病重。

小儿脏腑娇嫩，营卫之血气尚弱，易虚易实，虚则吐泻，实则热盛而生风生痰汗出。多数病在太阳一经之时，早已身强多汗，筋脉牵强。世人一见小儿外感不加辨证，皆以发表发汗为治法，轻率服用姜枣汤、麻黄汤等，以致汗出过多而伤津液。此为导致小儿阴虚，肝木失养之一大原因。吐泻汗皆伤津液，筋脉失养而病痉。伤寒论有风家禁汗，亡血家禁汗，湿家禁汗，疮家禁汗四条，皆为防止阴虚血虚而致病重、病痉。

天之六淫风、热、暑、湿、燥、寒皆能令人致痉；太阳过汗变痉、风病误泻下变痉，疮家误汗变痉，产后血虚出汗多遇风变痉，跌打破伤冒风变痉，表虚不任风寒变痉，一切失血过多变痉。痉病虽多，当以寒热虚实分之，六淫致痉为实证；产妇失血、外伤失血、久病、风家误下、温病误汗、疮家发汗等痉病皆虚证；风寒、风湿致痉为寒证；风温、风热、风暑、燥火致痉为热证；急惊热证，慢惊寒证。凡痉病皆宜随证之寒热虚实，及引起痉病之原因而治之。

痉病症状：头项强直、腰背反折、肢体抽搐、四肢僵硬、握拳、牙关紧闭、意识丧失、昏迷、嘴唇发紫、口吐白沫、喉间痰鸣、口歪眼斜、两眼上翻、凝视，或小便失禁，或发热，或不发热等，每次发作几分钟。以上症状只需出现抽搐，或眼神不正常，或伴随其他症状即可辨证为痉病。小儿缺钙一般只引起小腿抽筋，或腿酸，不会导致抽搐，或仅小腿抽搐。一般情况，痉病伴随发热者，病轻；痉而无热者，病重；若意识尚未恢复前再次抽搐或抽搐反复发作持续半小时以上者，则提示病情严重。

小儿生长发育快，于时属春季、五行属木，得水滋养，长于土气；木生风，故小儿最易得风病。小儿脏腑娇嫩而易虚易实，痉病之轻微者，如仅轻微抽搐、发热，或翻白眼等，热不盛，或寒热不明显者，宜四豆饮，黄豆、黑豆、绿豆、白饭豆各一小把，加多水煮至极烂后，去渣喝汤，煮好即服。豆类最养木气，黄豆补中、黑豆滋阴养木、绿豆清热、白饭豆去土湿，养中养木，自然热退风平，此为小儿急惊风，滋阴养木最合适之法。若尿多、小便长者，宜去白饭豆加阿胶一钱。

惊风有急惊风与慢惊风之分，急惊为热，慢惊为寒。急惊者，平素阴虚热盛，一感即发，先痉而后病；肝木失养而生风，风气挟血上冲激发大脑失其所司而病痉，风生痰，痰迷心窍而失神，水不能养木而筋枯。慢惊者，近代称之慢脾风，先病而后痉，病久而痉，脾胃虚寒，久泻久吐，津液亏虚，肝胆虚热，筋脉失润，肝风内动而发痉。急惊只要辩证准确，用药得当，一两剂即愈，愈后多服滋阴养木之品，自然不再复发；慢惊脾胃受伤而皆虚，宜扶正为主，慢慢调理，自能疾愈。

小儿急惊，有小儿失于爱护，或受风伤，或所处环境闷热，饮食辛辣，晚上睡觉穿衣盖被过厚，出汗过多，津液亏虚，郁热蓄积于心而传于肝，再受突然之惊吓，则痉病发作。未发之时，夜卧不稳，眼睑跳动、睡眠中或笑或哭，磨牙咬齿，鼻额有汗，此为热盛；当于其时随证而治，或滋阴清热、如白虎汤，或泻下存阴、如小承气汤，则痉病必不发作。调治小儿宜小剂量。急惊为热，热生痰，痰迷心窍，宜加去痰之品，如橘皮、陈皮、瓜蒌等；至于镇惊、去风之药，其实并不宜用之于小儿。名医张锡纯善用蜈蚣治痉病，全蜈蚣，多至三条，少则一两条与白虎汤并用；痉病未发者，则用白虎汤加羚羊角。蜈蚣宜慎用。

小儿慢惊，其候外感风寒，内作吐泻，或得之于大病之后，目滞神昏，手足抽动，口角流涎，身微温，双眼上翻或斜视，两手拘急握拳，两足拘急。久病则阴阳两虚，中气虚弱，脾胃虽然虚寒，但因久病阴虚而有虚热，故不宜用燥热之药；宜用山药、扁豆补中，山苍子几粒温中去滞，巴戟天、肉苁蓉平补肝肾，玄参、炒白芍滋阴降胆清木热，陈皮、枳壳开胃去滞，小剂量多服，阳气恢复，肝木得养，阴阳调和，自然病愈。慢惊兼泻，不受饮食，食入吐出者，宜先用逐寒荡惊汤，胡椒炮姜肉桂，再用理中地黄汤；或附子理中丸与六味地黄丸合用，加益母草、神曲煮服，土木双调，阴阳双补。慢惊不泻且胃口尚可者，宜健脾胃、滋阴养木为主。可用五苓散加黑豆、阿胶，兼有虚热者，加黄芩。脉沉无力，睡露双睛者，此阳气衰弱，阴邪独盛，宜四逆汤加阿胶或黄芩。口气冷缓，或囟门陷者，为极虚之证。

大多数家长都特别害怕小儿高热，认为高热就会出现抽搐痉病，其实高热只是一个症状，重点是小儿阴虚热盛，或身体虚弱才是痉病发作原因。小儿多汗、盗汗、多动、急惊、慢惊、癫痫，这几种疾病关系密切，不断发展演变；多汗盗汗变化而为多动，多动变化而为急惊，急惊反过来加重多动，急惊次数多，则变化为慢惊，再变化为癫痫。做父母的如能细心观察小儿，如平时比较好动、鼻梁现青筋、坐不住、烦躁、容易生气、发怒、小便频密等情形；宜适当服些滋阴养木之品，如黑豆、六味地黄丸、归芍地黄丸等，自然不至于发展到一发烧、高热，便发作痉病。此外小儿平日衣被厚度宜合适，衣被过厚或房间过暖多导致小儿出汗过多，长期汗多则亡血阴虚而易得痉病，此也所谓治未病也。关于发烧、高热，请看发热篇。

预防痉病，治痉病于未发之前最好。万一小儿得痉病，虽然发作的症状看起来很可怕，但做父母切莫惊慌失措，宜先冷静做一些必要之护理，再寻求医治。

（1）不要搬动孩子，将患儿头部歪向一侧，或侧躺，防止呕吐物吸入气管而影响呼吸；用纱布包裹压舌板，放在上下牙齿之间，防止咬伤舌体；切勿用力强制停止抽搐，以免扭伤骨折。

（2）检查清理呼吸道，以免氧气不足而致嘴唇发紫。若呼吸停止者，马上做人工呼吸，此种情况极少发生。

（3）保持安静，避免刺激；清除身边的障碍物，以免身体抽搐扭动时撞伤。

（4）按压人中穴位，刺激任督二脉沟通阴阳，促使尽快停止抽搐，恢复意识，能哭出声音就好多了。

（5）第一次抽搐之后，若体温较高，必要可先退烧，防止抽搐再发；若想看医生，宜等抽搐过后。

二十三、癫　痫

小儿癫痫分阴痫与阳痫，阴痫者，从慢惊变化而来，其候四肢逆冷，吐舌摇头，口吐白沫，牙关紧闭，但不甚抽搐啼叫，面色或白或青，脉息沉微。阳痫者，因脑外伤、产伤所得，其大发作症状：突然尖叫，跌倒在地，意识丧失，全身强直抽搐，口吐白沫，瞳孔扩大，面色苍白后转为青紫，因呼吸肌痉挛而致呼吸暂停，或大小便失禁等。抽搐 1 ～ 3 分钟后停止，意识恢复或转入沉睡，1 ～ 2 小时后苏醒。其小发作症状：表现为短暂的意识丧失，突然停止活动，但不跌倒，瞪目直视，或手中持物落地，或上课、吃饭时发呆，或玩游戏时突然莫名其妙停下来。小发作一般不发生抽搐，持续数秒后迅速恢复常态，一日可发作数十次不等。外伤、产伤之癫痫多为脑有瘀血，或脑组织受损，为难治；非外伤产伤之癫痫多为脾胃虚寒，寒痰郁积于上焦，痰迷心窍，积多则病发。调治宜健脾胃为主，或从慢惊之治法。

二十四、疳　病

疳病，为小儿恶候，古代之小儿多易得之，被列为儿科四大证之一，今人少得。

疳病外证，面黄肌瘦，毛发焦枯，腹大筋青，大便时结时泻，身有虚热，夜不安眠，精神萎弱。十六岁以前，其病为疳；十六岁以上，其病为痨。究其病原，莫不由于脾胃。有因幼小乳食，肠胃未坚，食物太早，损伤脾胃而成者。有因乳母寒热不调，或喜怒房劳之后，哺乳而成者。有两三岁后，谷肉果蔬，暴饮暴食，因而停滞中焦，食久成积，积久成疳。复有因消食导滞太过，耗损胃气，或因大病之后，久吐久泻，疟疾痢疾，乳食减少，以致脾胃失养。疳病原因不一，总归于虚。积为疳之母，治疳须先去积。强壮者可先去积，而后扶胃气，虚弱者先扶胃气，而后消积。

小儿疳证，其名虽有五，肝、心、脾、肺、肾，而实则皆脾胃之病。五脏之疳，详述于下。

肝疳：眼生白膜，发际左脸多青，或白睛微黄，泄泻夹水或青色。

心疳：咬牙舒舌，舌上生疮，爱饮冷水，唇红面赤，喜伏眠于地。

脾疳：爱吃泥土冷物，饮食无度，身面俱黄，头发稀疏打结，头大项小，腹胀脾弱，间或泻下，肌瘦，双眼无神，昼凉夜热，不思乳食。

肺疳：鼻下赤烂，手足枯细，右腮苍白，口有腥臭，或作喘嗽。

肾疳：两耳内外生疮，双脚瘦如鹤膝，囟门不合，或未能行，牙齿生迟，牙缝臭烂，变成走马牙疳之类。

蛔虫疳：脏疳之外，又有蛔虫疳。症见皱眉多哭，呕吐清沫，时而腹痛，痛时腹中结聚成块，摸之梗起，满肚青筋，唇口紫黑，肠啮痒。

大抵疳之为病，皆因长期饮食过饱，脾家有积不治，传至其他脏而成。五脏之疳，若脾家疳去，则其余脏之疳自愈。脾疳宜芦荟丸，广木香、丁香、诃子、肉豆蔻、使君子、芦荟、枣肉；有虫者，宜使君子丸，使君子仁炒熟、槟榔晒干、酸石榴根皮晒干、大黄烘焙，共捣为末，丸如梧桐子大，每服三十丸，或用乌梅、花椒，或乌梅丸，或只用乌梅、黄连、花椒、生甘草即可。

疳病之甚者，称之走马牙疳。走马者，言病情变化快速。凡得此病，多因喜食甜酸咸腻之物，积滞日久，蕴热上蒸而熏于口。其外证口唇部先发生小水泡，外面坚硬，内部破溃，四周蔓延，变为黑色，齿焦黑烂，侵蚀口齿，甚者导致腮颊穿孔；乳食不方便，面色光浮，气喘热作。此证为中寒上热，宜轻剂之甘草泻心汤加减，炙甘草、干姜、红枣、半夏、黄芩、黄连，干姜炙甘草红枣温补脾胃，黄连黄芩清降湿热，半夏降逆理滞。外用温盐水清洗口腔，最后用橡子捣末调山茶油外涂，有条件的也可加入少许麝香。

二十五、疟　　疾

现代医学确认疟疾是由携带疟原虫的蚊子叮咬传播，寄生于人体而引起的疾病。疟疾发作时寒热往来，俗称“打摆子”，如今国内得疟疾的病人很少。疟原虫具有潜伏性，被叮咬后，不一定会发病；当身体虚弱，或心情郁闷时，容易发病；当身体强壮时，免疫系统自能清除掉疟原虫。

中医认为疟疾之病因有伤于风，或伤于寒，或伤于暑等，病因不一，多种多样。早在《黄帝内经·疟论》便有论述：“夫痎疾皆生于风，其蓄作有时者何也”“夏伤于暑，秋必病疟”“其间日而作者何也”“时有二日或至数日发，或渴或不渴，其故何也”。认为疟必有寒有热，外邪侵入而伏于半表半里，正在少阳所主之界，阴阳两气交争，阴胜则寒，阳胜则热。先寒后热者，先伤于寒而后伤于风，名曰寒疟；先热后寒者，先伤于风而后伤于寒，名曰温疟；但热不寒者，名曰瘅疟；但寒不热者，名曰牝疟；身重寒热，骨节痛腹胀满，自汗出善呕者，名曰湿疟。

疟疾发作，多数表现为先恶寒、后发热、汗出热退而病解，三个连续阶段；也有表现为短时间的忽冷忽热，寒热交替者。发作具有周期性，典型的间日疟和卵形疟隔日发作一次；三日疟为隔两日发作一次；恶性疟隔一两日发作一次。病深则隔日发作，病浅则一日一作。若长期多次发作，可引起贫血和脾肿大。

恶寒时，先是手足发凉，继而躯干，全身发冷。皮肤起鸡皮疙瘩，口唇、指甲发绀，面色苍白，全身肌肉关节酸痛。进而全身发抖，牙齿打颤，有的人盖几床被子不能制止，通常寒甚则后期之发热也甚。十几分钟至一个多小时后，寒战自然停止。转而体温上升，面色转红，气促，发绀消失，心情烦躁，或辗转不安，呻吟不止，或头痛，或呕吐，或谵妄，甚者抽搐，昏迷。持续发热几个小时后，先是手心微汗，随后全身汗出，大汗淋漓，

衣服湿透，热退病解。

疟疾病因不管是现代之蚊子叮咬而致疟原虫感染，或中医之伤于风、伤于寒、伤于暑，邪气入侵等，其发作的根源在于人体正气之旺衰，免疫力之强弱。今人有结伴去非洲疟疾高发地区者，环境相同而有人几天时间被蚊子叮咬一百多次也不发病，有人仅被蚊子叮咬几次隔几天便发病即是明证。

中医治疗疟疾，早在东晋葛洪《肘后备急方》曰："青蒿一握，以水二升渍，绞取汁，尽服之。"受此启发，从植物青蒿中提取的青蒿素，成为治疗疟疾的特效药，青蒿学名黄花蒿。此外，中药鸡骨常山治疗疟疾效果也不错，但是过量服用能令人呕吐。中医治疟诸方皆宜加新鲜青蒿，无鲜者用干品也可。

疟疾虽起因不一，其证最终都表现为肝木郁结，肺金敛结，卫气郁结，脾胃、中气滞结之病，宜随其阴阳虚实，辨证施治。若初起有外因者，宜香苏散加减，紫苏、香附、陈皮、甘草，外加常山、槟榔、乌梅、于发日五更时服。常山令人吐，即有发散卫气之义，也可用新鲜青蒿代替常山。若有内因饮食不化，积而成痰，痰变为疟者，宜平胃散，苍术、陈皮、厚朴、甘草，加常山、乌梅，槟榔，临发日五更服，或吐或下，痰积悉除，则病自愈。人身营卫之气昼行于表阳，夜行于里阴，故疟在昼发者，邪在阳分易治，宜用前法香办散加减；疟在晚上发者，宜桂枝汤加当归、生地黄、桃仁，或柴胡汤加青蒿、槟榔、乌梅。

疟疾发作过后，若患者能安然入睡，一觉醒来，精神如常，食欲恢复，一如平人者，为普通疟疾；若发作过后，寒热已罢，患者不能入睡，或常热不退，或吐，或腹泻、腹胀，精神困乏者，为恶性疟疾。普通疟疾中气不虚者，宜用麦冬、草果、乌梅煎服。若中气虚弱，精神困乏者忌本方，小便利者，忌乌梅。麦冬味甘性平，凉降肺金，开胸部结气；草果味辛性温，去脾胃滞气；乌梅味酸性温，补木气消木郁。恶性疟疾，脾胃中气虚弱者，宜吞服八珍丸调肝补中，气血双补，另用乌梅、益母草煎汤服，以活血而去滞气；忌麦冬草果乌梅方之克伐中气；若脉象过虚者，宜用麦冬、草果各一钱代替益母草。但寒不热之牝疟，也宜麦冬草果乌梅方。但热不寒之瘅瓶，宜白虎汤清热，兼肌肉关节酸痛者，加桂枝调和营卫。普通疟疾日久不愈者，宜炙甘草、生姜、大枣、草果、槟榔、麦冬、生石膏、桂枝、乌梅煎服。

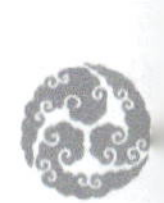

二十六、耳　病

小儿耳病最常发生的是中耳炎，其症状表现为耳区胀痛、耳内闷胀感或堵塞感、自述吞咽时耳内作响、听力下降，化脓，或不化脓，或耳鸣，听力迟钝，或注意力不集中，或伴有发热、头痛、乏力、食欲减退等全身症状。中耳炎可以是由其他疾病引起，如感冒、扁桃体发炎、咽炎、急性传染病、鼻炎等，也可以是单纯性的中耳炎发作，而无其他疾病症状。鼻咽部和耳朵是相通的，从鼻咽部到中耳之间的这条通道叫咽鼓管。小儿的咽鼓管比较短、宽且直，呈水平位，病原体及分泌物很容易经过咽鼓管进入中耳而引起急性炎症。故某些外部因素也会导致中耳炎，如喝水、喂奶头部过低，喂奶过急引起呛咳等，导致水、奶由咽鼓管进入中耳而发炎，或洗头洗澡耳朵进水而发炎，或掏耳朵引起中耳受伤而发炎。

中医认为肾开窍于耳，肺金下降则生肾水。耳病者，清阳不升浊阴不降，阳性虚而阴性实，清阳上升浊阴下降则耳窍空虚，虚则声入而听力灵敏。浊阴不降，则孔窍堵塞，声音不闻。小儿耳病主要表现为耳鸣、耳聋、耳痛等症状，皆由浊气壅塞，结滞臃肿，则生疼痛，久而肌肉腐溃，则成痈脓。

耳鸣为肾虚阳气不升，或肾阴虚之病，宜服六味地黄丸，或桂附地黄丸等补阴补阳。现阶段小儿耳聋最常见的原因是药物性耳聋，这种耳聋通常是不可逆转的耳聋。其原因是小儿生病时，大量使用抗生素所致。必须特别注意，否则恐怕结果只能是剖开头部植入一个人工耳蜗。化脓性的耳病若久治不愈，可能也会导致小儿耳聋。另外，某些疾病也能引起暂时性的突发性耳聋，病愈则听力恢复，如麻疹、温病等发高热患者，皆为胆经不降而致聋。

耳痛有实有虚。实者，肺经辛金敛结，胆经甲木不降而生热，睡醒痛不减或痛增，或耳内流黄白稠脓。虚者，肾肝皆虚寒而胆经不降，睡醒痛不加或痛减，或耳内流清脓。耳痛实者，虽热而不可用寒药以败伤中气，治疗宜清胆热，发散卫气，补中土，方用山药、扁豆、生甘草补中土，天花粉、绿豆清肺热，黑豆一把清降胆热，薄荷发散肺气，煎后温服。耳痛虚者，治疗宜温肝肾，温降胆经，方用桂附地黄丸，或加韭菜籽煎服；若兼耳后肿者，此为结聚，加益母草去结；若痒者，加绿茶，或苦丁茶，或黄芩五分以清胆热。耳流脓不论清稠，外治皆宜用新鲜韭菜汁或山茶油滴入耳内，连滴数次则愈。韭菜、韭菜籽皆温降胆经而补木气，山茶油清热消炎。耳痛虚者，也可用巴戟天、肉苁蓉煮服，或淡豆豉黄豆煮服，效果都不错。耳后肿者用药方：巴戟天、肉苁蓉、麦冬、龟板、鳖甲、昆布、海藻、紫花地丁、厚朴、半夏、沙参、橘皮、红枣煎服也可收效。

二十七、目　病

肝开窍于目，目居清阳之位，清阳上升浊阴下降则眼睛明亮。肝木上升胆木不降，则清阳浊阴两相冲击，故目痛，或目红。

小儿常见的眼病主要有红眼病、麦粒肿、眨眼、近视、远视、散光、弱视、斜视等。

红眼病现代医学称之为结膜炎，其症状表现为眼睛充血红肿、发痒、流泪、异物感、烧灼感、畏光、分泌物多或疼痛等，可单眼发病或双眼发病。除了身体原因发病外，外界因素也能导致红眼，如电焊光线，或化学物质等，都能成为致病因素。有的红眼病具有一定的传染性，故应勤洗手，避免随意揉眼睛。患者与健康人不得共用毛巾、脸盆等。

肝开窍于目，故目珠红痛，病由肝胆郁热上蒸而起，但是脾胃则有寒有热，宜辨证施治。若双目红色鲜艳而浮者，此脾胃虚寒，中气虚弱，肝木生心火，心经丁火积热上攻于目，为虚证，脉象必虚而无力，轻按盛而重按微；调治宜温脾胃，清肝心之热，方用干姜、炒栀子，或四君子汤（党参、白术、茯苓、炙甘草，加炒栀子也可）。干姜、四君子汤温补脾胃，栀子清肝心热，中气旺盛则火气收敛，故病愈。若双目红色，沉而不浮，暗而不鲜者，此脾胃湿滞，肝胆热盛，为实证，脉象旺盛有力，轻按少重按强；调治宜清热发表去滞兼去湿，方用栀子、蒲公英、薄荷、荆芥、川木通，栀子蒲公英以清热，薄荷荆芥以发表散滞，川木通以去湿。

红眼病宜辨证施治，不可轻用苦寒之药泻热而败脾阳，如黄连、生石膏等。一般眼睛胀痛，黄豆、黑豆各一把，再加蒲公英，补中滋肝清热即可。凡立夏前后之目珠红痛，脉弦不舒，调治宜滋阴养木，服归芍地黄丸即愈。在内服药的同时，宜兼用外治法，可煮蒲公英或桑叶水，加适量粗海盐，待不冷不热，冲洗眼睛。

麦粒肿民间称为“针眼”，多为脾胃积热，胆经不降热郁于上之病。其证患处红肿热痛，未化脓或已化脓，甚者耳前、颌下淋巴结肿大及压痛，或畏寒发热。脓未成者，宜辨证施治，金银花、蒲公英等清热药，海藻、昆布、牡蛎等去滞消结药，皆可酌情服用。外治用针头消毒后针灸患处，不必刺破。民间有采集立冬时节的稻穗备用，用稻谷之尖处针灸麦粒肿，过几天红肿自消。脓已成者，待脓出则痛减肿消而痊愈。

其他眨眼、近视、远视、散光、弱视、斜视、色盲等，皆是肝木失养，气血不足所致。血液的生成，需要脾胃运化能力好，能充分消化吸收食物营养，此为血液化生之源。故小儿眼睛患以上诸病者，若从根源调治，皆宜滋阴养木，调理脾胃，食物多样化，饮食均衡，化生血液，则诸病自愈。滋肝阴，宜适量服用归芍地黄丸。平时适当食用猪肝，也能补养眼睛。若小儿眼白发蓝者，提示缺铁性贫血，血虚甚者，则影响视力，导致眼睛近视等病情。补铁者，动物血液神效，如猪血、鸭血等。若眼睛突出者，多为肝阳上亢，类似于今之甲亢，视力减退或近视。

二十八、口舌齿病

脾开窍于口，脾主升清，胃主降浊，口居于上，故口腔之病多热，为足阳明胃经之气不降。脾主肌肉，口唇者，肌肉之本也。口之五味，木郁则酸，火郁则苦，金郁则辛，水郁则咸，自郁则甘。

小儿常见的口腔疾病有：鹅口疮、嘴唇疱疹、烂口角、口腔溃疡、龋齿等。除龋齿外，余之皆为热郁于上所致，上有热而中下则寒热湿皆有，特别是脾胃或寒，或热，或湿，对上之郁热影响甚大，宜辨证施治。

鹅口疮，现代医学认为是由白色念珠菌感染所致，营养不良，或病后身体虚弱的婴幼儿多发。其症状是口腔黏膜及舌头表面布满白色斑膜或白屑，一般不痛，状如鹅口或雪片，开而不合；患儿啼哭，烦躁不安，轻者不影响喂奶进食，或仅进食时表情痛苦，严重者则拒食。鹅口疮之白斑、白屑不易擦掉，若强行擦去可见粗糙红色的舌创面；喝奶导致的白色腻层，虽与鹅口疮之白斑膜相似，但却可以用棉纱布沾温水，或用棉签轻轻擦掉。

中医认为鹅口疮是胃经之气不降，脾经郁热，循经上行，熏于口舌而致。白斑膜、白屑属肺，底下之红色创面属火，火热灼阴，阴液亏耗而肺气敛结成白斑膜。病之标在口、肺，病之根在脾胃，中上皆热，治宜清热滋阴以保津液，如用蒲公英、金银花、生地黄、生甘草等煮水喝。肺热盛者，可酌情加麦冬开肺结，沙参补肺阴等。若兼嘴唇或嘴唇周边起泡而流黄水者，此为脾湿，宜加茯苓去湿。

口腔之清洁可以煮板蓝根，或蒲公英，或金银花水，或百分之二的小苏打水，用纱布沾湿清洗。嘴唇流黄水之疱疹，则可用海螵蛸粉或珍珠粉涂抹。注意清洁口腔，若舌苔有厚腻一层，可用纱布沾水轻轻擦拭。纱布要用开水煮过，大人的手也须用温开水清洗。餐具奶瓶要煮沸消毒，有条件的乳母宜在喂奶前清洗奶头。

嘴唇疱疹起泡，或环唇起泡者，此上有热，而中之脾胃或湿寒，或湿热，宜辨证施治。脾胃湿寒者，宜理中汤加阿胶、黄芩，理中汤也可用四君子汤代替，较为平和。脾胃湿热者，宜清热，上之蒲公英金银花生甘草皆可用，加茯苓去湿。若热盛者，宜白虎汤加人参。

烂口角即疮生于口角，为脾有积热，开口则燥痛，饮食多难，甚至再有外风吹着，便觉裂开，微有血出，宜清脾胃积热。若口唇下有成小片赤烂者，此因饮食腻汁，淋漓不洁，婴儿皮肉脆嫩，浸渍成疮。小儿脾虚或长牙引起的口角流口水，久之也会导致烂口角。

口腔溃疡者，因小儿口腔黏膜薄嫩，易被过热食物烫伤、过硬食物擦伤或进食时咬伤，或脾胃虚弱而导致。若口腔溃疡一味用寒凉药清热者，多有数月不愈，进而发展为其他疾病，大人也一样。外治可用维生素 C 片剂研粉末，调山茶油敷于溃疡创面上，一天几次。

舌病除了溃疡外，小儿多发的还有舌头肿大，中医称重舌。其症状舌下血脉肿胀，状似舌下又生小舌，或红或紫，或连贯而生，状如莲花，饮食难下，言语不清，口流清涎，日久溃腐。此证由脾与心肝热极所致，治宜清火泻热。舌肿胀满口者，宜干姜与蒲黄研末，擦舌上即消。或先用针扎舌体边上与舌尖，其他位

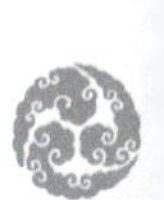

置切不能扎，见黄水清血微出即减。针要用酒精，或开水煮液沸消毒。

龋齿俗称虫牙、蛀牙，是细菌性疾病，小儿多发。细菌能利用碳水化合物，尤其是蔗糖，代谢产生酸，酸与牙齿表面的牙釉质发生反应。慢慢破坏牙釉质，久之则形成龋洞。

龋齿形成的主要原因及对应的预防方法：

（1）食物。

少吃酸性的刺激食物。如零食的糖类、调味品的醋，可口可乐之类的碳酸饮料等。多吃些含钙高的食物，如虾皮、核桃、海带、豆类。

（2）口腔有食物残渣。

早晚刷牙，吃食物后一定要有漱口的习惯。好多小孩就是没有漱口，才导致龋齿，只要能保证牙齿干净，则多吃点糖也不会导致龋齿。

（3）口腔唾液。

唾液是一种无色且稀薄的液体，俗称为口水，古称为“金津玉液”。健康人的口腔唾液呈弱碱性，不会损害牙齿。唾液的基本生理功能是湿润、杀菌、清洁口腔，有清洗牙齿的作用。不知大家有没观察到，小孩子的龋齿一般从上排牙先龋，就是因为上排牙齿相对下排牙齿来说，唾液的清洗作用较弱。唾液呈弱酸性还是弱碱性主要是和人身体的健康程度相关，不能通过大量吃某种食物来达到唾液弱碱性，只能通过均衡的饮食调理，身体健康了，唾液自然呈弱碱性。

二十九、鼻　　病

肺开窍于鼻，肺金生水而主皮毛，司卫气，主降敛。鼻病者，手太阴肺经之气不降。足阳明胃经之气降则肺金也降，故鼻病之根源多在脾胃土湿。

小儿鼻病主要是流鼻涕，鼻炎，流鼻血等。流鼻涕鼻炎主要原因是小儿体质虚弱，或是患其他疾病，如外感等导致；流鼻血之原因，如空气干燥、鼻部外伤、鼻腔异物、挖鼻、用力擤鼻、鼻腔炎症、鼻腔肿瘤以及患有其他疾病等，皆宜辨证治疗。

单纯性的流鼻血，无其他症状及明显疾病者，也称普通流鼻血。

流鼻血者，意味气机上逆而无出路，故选择流鼻血而解。如足阳明胃经郁热之流鼻血，风寒外感卫气闭郁无汗出之流鼻血，热与气皆无出路，若于此时流鼻血，则意味着热与气皆外泄而有病解的可能。若不解者，当于未流鼻血之前，先用薄荷、苏叶等发散卫气之方，则不流鼻血。小儿气机上逆有实证虚证之分，实证者，内有郁热，治宜滋阴清热发散卫气，如生甘草、黄芩、玄参、薄荷等皆可酌情使用，或用归芍地黄丸滋肝阴；虚证者，脾胃虚寒而肝阳上亢，治宜补中气、滋肝阴、降胆经，如用鲜韭菜汁调白糖服，或加熟地滋阴。韭菜降胆经，白糖补中气，胆经得降，中气得补，则肝阳得平而鼻血自止。

小儿流鼻血，家长首先要安慰孩子，若孩子害怕哭闹不安则加重出血。外治可采用在额头及鼻子敷冷水，以促使毛细血管收缩而止血，或让孩子用口呼吸并捏紧鼻翼封闭鼻孔几分钟，或用棉花球粘上田七粉塞住出血鼻孔，或用温热水泡脚、以升肾气而降胆经。此外，鼻子经常出血的孩子，当天气干燥时，宜用杏仁油或山茶油滴入鼻孔保持滋润；没有挖鼻、用力擤鼻的习惯。

第五章　小儿生病治愈实例

初生婴儿就像是一粒刚刚萌芽的种子，要长成参天大树，离不开父母的呵护。最妨碍婴儿健康成长的便是各种疾病。小儿生病的原因以内伤饮食、六淫外感为多，很少七情为病。

小儿生病可分为几个时期：

（1）刚出生至母乳喂养时期，由于母乳中含有乳母带来的抗体，故较少生病。

（2）停止母乳喂养至两岁半，小儿免疫系统处于完善时期，故容易生病。

（3）两岁半后已经适应饮食、环境等，按道理不容易生病；但由于小儿三周岁后刚上幼儿园，与众多小朋友在一起生活学习，一些疾病可能互相传染；处于新环境、新饮食，免疫系统又要重新适应，故又是容易生病的时期，特别是刚到新环境的一两个学期。

（4）上小学后，疫苗接种基本完成，免疫系统更加完善，故较少生病。

以下是我家两个孩子，大贝和小贝，生病后用纯中药治愈的真实过程。一至三十四例为小贝从出生至七岁生病治愈的经过；三十五至四十二例为大贝生病治愈的经过。

一、生理黄疸

小贝，2010年1月出生，孕周39周，体重3.5千克，身长50厘米。身体无畸形，四肢活动好，哭声响亮，母乳喂养，吸吮、反射好，12小时后排出墨绿色胎便。第二天排出黄绿色大便。第三天用经皮黄疸测试仪测得数据为8毫克/分升，眼白、脸部有轻微黄染，颈部、躯干、四肢、指甲等颜色正常，大便黄绿色，小便浅茶色。

大便黄绿色、小便浅茶色，说明胆红素经肝脏代谢后能正常排出体外。精神好，吸吮乳、大便、小便等皆正常，所测数据稍微波动而升高不多，属生理性黄疸。医生建议要做蓝光照射治疗。而我考虑症状轻微，以及婴儿接受蓝光照射治疗可能存在的潜在影响，如无安全感，出现皮疹、腹泻，个别的婴儿还会出现青铜症等，决定不接受蓝光照射，而采用中医保守治法。

初诊后，中医辨证为胎黄，属脾胃湿热，肝失疏泄，代谢失调之黄疸，治法宜调中去湿，清肝胆热。考虑大便正常，湿重于热，故不宜用栀子、黄芩、大黄等苦寒之药以败脾阳。实热症状的黄疸才可以服用寒药以清实热。

处方：赤小豆10克，淡豆豉10克，金银花5克，鲜白萝卜50克。

煎得药汁约200毫升，装在奶瓶里分多次服用。

二诊：服上方后小便利而湿热去，几小时后测得数据略微减少。吮乳次数及量变多，原方不变，继续服用，一日一剂，继服两剂。

出院后，用麦芽草加水榨汁，并加适量葡萄糖，每天分多次适量饮用。每天早上、黄昏加晒太阳。

半个月后，婴儿巩膜（即俗称的“眼白”）及脸部皮肤已无黄染，医院检测数据也在正常范围内。

按：新生儿黄疸大致可分为生理性黄疸、病理性黄疸和母乳性黄疸三种。

(1) 生理性黄疸。指单纯因胆红素代谢特点引起的暂时性黄疸，一般症状表现为除脸部皮肤和巩膜可见轻度黄染外，无其他异常临床症状、体征。多数在出生后2～3天出现，4～6天达到高峰，7～10天消退，早产儿持续时间较长，除有轻微食欲不振外，无其他临床症状。

(2) 病理性黄疸。出生后24小时即出现黄疸，每日血清胆红素升高超过5毫克/分升或每小时>0.5毫克/分升；持续时间长，足月儿>2周，早产儿>4周仍不退，甚至继续加深加重或消退后重复出现或生后1周至数周内才开始出现黄疸，均为病理性黄疸。

(3) 母乳性黄疸。母乳喂养的婴儿在生后4～7天出现黄疸，2～4周达高峰，一般状况良好，无溶血或贫血表现。黄疸一般持续3～4周，第2个月逐渐消退，少数可延至10周才退尽。黄疸期间若停喂母乳3～4天，黄疸明显减轻。

一般认为母乳性黄疸的原因为乳母脾胃湿热、过食辛辣，导致乳汁饱含湿热之气，婴儿饮之也湿热，故导致黄疸。法宜调治乳母，乳汁清和则儿不病。

二、五天不便

2010年3月15日，小贝三个月。

小贝两天无大便，用手掌轻按其肚，柔软无硬块，轻按时无不舒服表情，吮乳、小便正常，睡眠好，舌苔奶白色，用手指包棉布洗尽一小块，露出舌苔为正常的荷花色。轻按肚无不舒服表情说明大便不多，大肠无燥结，舌苔为正常荷花色说明没有热气。初诊后中医辨证属攒肚，即随着婴儿消化能力的增强，能充分消化、吸收母乳，因此食物残渣变少而不大便。考虑以饮食适当调治脾胃。故喂少量橙汁。

二诊：3 月 16 日，无大便，无其他症状。

处方：黑豆 50 克煮水，分多次服用。黑豆宜选用黑皮绿肉者，滋阴养木而不败脾阳。至晚上仍无大便。

三诊：3 月 17 日，不大便 4 天，舌苔、吮乳、小便、睡眠等皆正常，精神好，无哭闹，无其他症状。

处方：黑豆 50 克，白萝卜 50 克。

煎取 200 毫升，装奶瓶分多次服用。

3 月 18 日，早上起床拉了大便，硬润、颜色绿稍带黑色，气味不臭。

按：父母只需观察小儿饮食、小便、睡眠、精神状态等，若都属正常，便无需着急。宜等待婴儿自身排便，切忌因着急而乱用其他药物，如草率使用开塞露通便。须知大肠燥结而大便不下，或有便意而大便不下时，才适合使用开塞露。

三、出疹发热

2010 年 5 月 2 日，小贝五个月。

小贝出疹，体温正常，食欲、精神尚可，舌苔偏红，略微许黄色，暂无发热、咳嗽、流涕、流泪等症状。

疹发于春夏为顺，秋冬为逆，顺则病轻，逆则病重。时值二十四节气之谷雨，六气之少阴君火，正是木气疏泄，火气外散的季节。人身应之，肝木疏泄，火气外发而为出疹。初诊后中医辨证属轻症麻疹，治宜轻散卫气以托疹外出，滋阴补脾，轻清疹热。

处方：薄荷 3 克，黄豆 20 克，黑豆 20 克，绿豆 20 克，白饭豆 20 克。

薄荷后下，煎豆至烂，装奶瓶分多次服用。

二诊：5 月 3 日，早起发热，上午 10 钟体温 38.5℃。食欲、精神尚可，小便短，舌苔中间有轻微黄色。出疹相当明显，颜色红、形状圆。

处方：黄豆 50 克，白菜 50 克。

煎取汁液，分多次服用。

下午按上方榨成豆浆，过滤去粗渣，加适量白糖服用。

三诊：5 月 4 日凌晨 3 点，体温 39.3℃，呼吸均匀，表情安静，睡眠良好。担心其体温过高，半包小柴胡颗粒喂服，以期退热。小柴胡颗粒为和解药。早起，体温 38.3℃。上午再用。黄豆 20 克、黑豆 20 克、绿豆 20 克，煮成极烂汤水，分多次喂服。因小便时间已变长，故去掉白饭豆以防伤阴。下午 3 点，体温已恢复正常。

5 月 5 日，身上红色的疹点少较多，食欲不错、大小便正常。

5 月 6 日，大部分疹的颜色开始变淡，有消退的趋势。饮食、食物调理同昨日。

5 月 7 日，疹已好了六七成。可能还需两三天才能彻底治愈。

四、停食水泻

2010 年 7 月 12 日，小贝七个月。

小贝腹泻，上午 10 点泻第一次。大便颜色灰白色水，舌中间腻黄色、湿润，精神好，小便短，食欲减弱。时值二十四节气之小暑，六气之少阳相火，人体气机盛于外而弱于内，火气盛而木气弱，肝木疏泄不及，故小便短。小暑之后就是大暑，大暑属六气之太阴湿土，故小暑也多有脾胃湿盛之证。初诊后中医辨证属脾胃湿寒之停食水泻，治宜理气消滞，补木气助疏泄，去湿利小便。

处方：粳米粥，咸青梅一粒。

咸青梅捣烂与粳米煮粥，煮好后再加少许酸梅汁，共服。粳米粥补中气而生津液，青梅补肝木而助疏泄，疏泄正常则小便利。

中午12点又泻一次。又喂青梅粥。

二诊：下午3点，小便时间已变长。

处方：生麦芽3克，鸡屎藤3克，炒枳实3克，生甘草3克。

煎药后喂服了几小口，主要是调理舌苔湿润、黄腻的问题。傍晚7点又拉了一次大便，接近成形。

三诊：7月13日，无大便，小便正常，舌苔仍有点黄腻，中午再煎二诊的生麦芽方服用。

7月14日，早起排便时，大便已成形，舌苔颜色已接近正常。

按：咸青梅由盐腌制而成，若加大盐的用量，能保存几年而不坏。青梅树在每年的春节前后开花，农历四五月便能收摘，其果得木气甚厚。青梅用火烘干，便成中药里的乌梅，皆俱补木气、助疏泄，消积食的功效。又因小儿脏腑娇嫩，故慎用平胃散之燥烈以治小儿水泻。

五、脾胃热滞

2010年11月3日，小贝十一个月。

小贝昨晚睡不安稳，白天精神尚可，食少，舌苔黄燥，昨日无大便，小便时间长，颜色偏黄。时值二十四节气之霜降，阳明燥金主令。大气收敛，人身气机也收敛，阳气入于里，阳盛则热燥，初诊后中医辨证为脾胃燥热之积滞。煮白萝卜汤半碗分几次服用。

下午处方：生麦芽3克，炒枳实3克，神曲3克，知母3克，党参3克，生甘草3克。

煎取药汁120毫升，二次温服。

此方之中生麦芽、炒枳实、神曲，行气消食而去积滞，知母清胃热滋阴，党参补中气而生津液，生甘草补中清热。

晚上看舌苔颜色好转，11 钟大便一次，粗硬、颜色黄。

二诊：11 月 4 日上午，昨天服第一剂后，食欲转好，舌苔颜色已是接近正常，照昨日之方煎服。11 点钟，小便颜色已是浅茶色，非昨日之浓茶色，舌苔颜色也已接近正常的荷花色。下午 2 点大便一次，不软不硬、色黄，病愈八成。

六、外感发热

2011 年 2 月 15 日，小贝一岁二个月。

早起发热，体温 38.6℃，后背无汗，鼻塞，舌苔薄白，脉浮紧。时值春初乍暖还寒，因晚上睡觉踢被子而感受风寒。初诊后中医辨证属外感风寒表实证，治宜发汗解表，调和营卫。成年人宜麻黄汤，小儿脏腑娇嫩，则不宜之。

处方：薄荷 3 克，葱白 3 克，淡豆豉 3 克，黑豆 25 粒。

外感伤寒为寒伤营气而卫病，卫气收敛热气散发不出来，热郁于里故发热。薄荷、葱白、淡豆豉发汗解表，黑豆和营，营卫和合则汗出而热退。温服 20 毫升药汤，十分钟后摸后背，有微汗出、微湿润，体温降至 37.5℃。半小时后再测体温，36.9℃，体温已恢复正常。

若中医辨证准确，退热的效果并不慢，且无副作用，很少出现退热后食欲变差、精神疲乏等症状。

七、脾湿呕吐

2011 年 8 月 19 日，小贝一岁八个月。

凌晨 4 点，突然呕吐。吐完后喝淡盐水，2 分钟后又吐了 3 次。早上 7 点大便泻，小便黄短，舌苔薄、淡灰、边有齿印，精神不振，困乏。时值二十四节气之立秋，太阴湿土主令，脾胃多有湿寒之证。上吐下泻，呕吐为上有虚热，大便泻、小便短而黄、舌苔薄、淡灰、边有齿印、精神不振为中焦有寒，初诊后中医辨证属脾胃湿寒、上吐下泻，即现代之急性肠胃炎。

处方：竹叶5克，姜半夏3克，党参5克，炙甘草5克，干姜3克。

竹叶清降肺胃、姜半夏降胃止逆、党参补气生津、炙甘草补中、干姜温中。

服药前又呕吐黄色液体，汤药温服2汤匙，服完1分钟后又吐。同时有低热，体温38.3℃。

中午12点，上下嘴唇出现几个小水泡。

下午四五点，水泡变大，有的破裂开，于是涂山茶油。有疼痛表情。

从凌晨4点到下午4点，基本是喝了就吐。

二诊：食欲不振，喝水即吐，脾胃湿寒，上有虚热，宜用去湿之品。

处方：炒黄连1克，吴茱萸1.5克，黄芩3克，茯苓5克，党参5克，炙甘草5克，黑豆20克。

黄连性燥而寒，燥中焦之湿又清降上焦之热；黄芩清上热；吴茱萸降胃逆温脾胃；茯苓补中去湿；党参补气生津；炙甘草补中；黑豆滋肝养木。

上焦虚热，温服药汁即吐，于是待药汁凉后再服。先喂服2汤匙，半小时后无呕吐，再喝微甜豆浆。傍晚6点，再喂服少量药汁。

三诊：服药后已不再呕吐，低热已退，能喝下水，晚上8点在上述处方基础上增加一味藿香，以降胃去湿。

处方：藿香3克，炒黄连1克，黄芩3克，吴茱萸1.5克，茯苓5克，党参5克，炙甘草5克，黑豆20克。

煎取药汁，凉服。晚上11点，再喂两小口药汤。后每隔1小时喝少量豆浆及水。

20日的早餐改为喝稀粥和豆浆，晨尿短而黄，无其他症状。小便短应是喝水少的原因。

20日下午基本病愈，晚饭喝粳米稀粥一小碗，基本恢复平时七成食欲。

嘴唇上的小水泡21日才有好转，24日已好了八成，期间涂山茶油。

八、卫郁发热

2011年9月11日，小贝一岁九个月。

凌晨1点小贝发热，测体温39℃，用手摸小贝后背，无汗。脉紧，无其他症状。时值二十四节气之白露，六气之太阴湿土。时值白露节气，虽说地处南方，晚上睡觉也有少许凉气，而小孩睡觉爱踢被子，容易受寒。初诊后中医辨证属外感风寒，卫气闭郁，热郁于里，治宜发汗解表，汗出热退。

处方：薄荷3克，葱白5克，淡豆豉3克，黑豆20克，大枣3枚。

薄荷、葱白、淡豆豉等发汗解表，黑豆和营，营卫和合则汗出而热退。小孩喜食甘，故加大枣3枚，切成小片的大枣肉，吃枣肉用连药水送服。大枣还能补中气助胃气生津液，避免出汗太多而伤津液。

凌晨2点喂小贝喝下药汤，过10分钟汗出而热退。

《伤寒论》里的麻黄汤没有用大枣，因卫气闭郁者多为实证。而笔者认为在没有内热实证的情况下，麻黄汤里加上大枣也有补津液的好处。

九、脾虚呕吐

2011年12月31日，小贝一岁十一月。

小贝上午8点时呕吐，精神不振、困乏。上午10点才起床，睡醒后精神差，舌苔淡灰、湿润、边有齿痕，脉微。时值二十四节气之冬至，小儿为稚阴稚阳之体，易寒易热。初诊后中医辨证属脾胃阳虚，治宜温中健脾，大补中气。

处方：党参5克，炙甘草5克，荜澄茄8粒，大枣5枚。

大枣补中益气，党参补中气、生津液，炙甘草温补中气，荜澄茄温脾暖胃。

荜澄茄又名“山苍子”，民间调料，宜捣碎，大枣宜切片，温服。煎好后给小贝吃大枣肉，喝药汤，半小时后小贝精神变好。

十、睡不安稳

2012年1月5日，小贝两岁。

冬至，太阳寒水之气，正值万物封藏，阳气下沉藏于肾水，里阳至盛的季节。

小贝最近几天晚上睡觉不安稳，今晚睡到半夜突然大声哭闹。辗转反侧，喜趴睡，大、小便正常，食欲好，舌苔微有红色而不甚明显，手足心温而不热，平脉，无其他症状。初诊后中医辨证属阴虚内热，经络郁热，治宜清内热，降火气，滋肝阴，藏阳气。

处方：绿豆50克，白糖5克，归芍地黄丸。

绿豆清热降火，白糖补中气而助绿豆降火。归芍地黄丸，滋肝阴、养肝木。

1月6日，小贝晚上睡觉时很安静，能感觉到其睡眠很好。

小孩喜趴睡，从中医的角度解读，笔者认为，足太阳膀胱经行后背，太阳经居三阳之表，阳经之气旺盛则内有郁热，故要趴着睡，后背朝天睡觉，人会觉得凉快些。

十一、风动咳嗽

2012年2月15日，小贝两岁两个月。

时值立春节气，春之始，阳热上升，天气逐渐转温。春季属木应于肝，晚上12点至凌晨3点为肝胆木气主令，多有发热、咳嗽等证。小贝已经连续三天晚上12点至凌晨3点出现咳嗽，但咳嗽声小。舌苔左右两侧颜色比平时略微红，精神好，食欲好，也没有外感的症状。初诊后中医辨证为肝胆郁热、中气不足，治宜清肝肺热，滋肝阴补中气。

处方：黄芩1.5克，炙甘草5克，山药10克，扁豆15克，黄豆15克，黑豆15克，鲜白菜50克。

方中黄芩、白菜清热，黑豆滋阴，山药降肺补中，扁豆补中去湿，黄豆补中清热、炙甘草温补中气。中气旋转，肝热得清，火气不逆冲肺金，故咳止。

中午煎好后给小贝服下，下午3点再次煎服。

2月16日，昨晚小贝睡觉没有咳嗽，睡眠很好。

五脏六腑皆令人咳，并不是所有的咳嗽都是肺的原因，用药也不能一上来就用川贝、枇杷、紫苏等肺经药，宜辨证调治。为何小孩生病，用药对证马上就有效果呢？因为小孩脏腑娇嫩，易实易虚，经络畅通，气化旺盛，故用药对证马上就能见效。

十二、流涕便软

2012年4月9日，小贝两岁四个月。

时值清明节气，少阴君火主令，大气的阳热越来越旺，人体内的阳气也是从内往外走，体内多有阳虚之证。今天小贝流鼻涕，大便不成形，小便正常，舌苔淡灰，食欲稍差，精神尚可，无其他外感症状。初诊后中医辨证为脾胃阳虚，肺气不降。虽然有流鼻涕症状，但大便不成形为脾胃阳虚，治宜温里降肺。

处方：干姜3克，杏仁3克，南沙参5克，肉苁蓉5克，党参5克，炙甘草5克，茯苓5克，大枣5枚。

杏仁主降肺气，肺降则胆降，中下焦阳气才足，另外杏仁、沙参性润，也可防止干姜之燥肺。煎取200毫升，分两次温服，上下午各服一次。

4月10日，上午大便形状正常，流鼻涕，背部腰至肩处出现一片密集红色，属于疹类。应该是之前体内阳虚，疹毒不能透发出来，昨天服了温脾阳之药，今天才发出来。晚上给小贝洗澡后，擦上自制的生石膏山茶油膏，半个小时后红疹消掉百分之八十，半个小时后再抹一次，3个小时后红疹全部消散。

二诊：4月11日，早上起床又发现小贝背部出疹与昨天一样，有一小部分红疹成片透发，又给其擦了生石膏山茶油膏。考虑肺主皮毛，还应宣发肺气，透疹外出。

处方：薄荷5克，葱白5克，淡豆豉5克，生甘草5克。

分多次温服，每次服几汤匙。到中午时，小贝背部红疹已开始消退，到晚上全部消失，下午鼻涕止。

十三、暑湿呕吐

2012年7月23日，小贝两岁七个月。

时值大暑节气，大阴湿土主令，天气炎热，地面阳多，地下阳少，人身应之则脾胃多病湿寒。下午三点至五点小贝呕吐三次，手足冷，舌苔淡白，边有齿印，大便呈细润条状，小便正常，精神差，脉沉缓。初诊后中医辨证为暑湿，脾胃湿寒之呕吐，治宜温中补脾、降胃气。

处方：藿香3克，生姜3克，炙甘草3克，党参5克，黑豆20克，大枣5枚。

煎取120毫升，分二次温服。藿香降胃逆，解表化暑湿，生姜温中止呕，炙甘草温补中气，党参、大枣补中生津，黑豆滋阴养木而降胆。胆胃俱降，则阳复呕止。

小贝二诊：晚上7点再次呕吐，但手足已经变暖。

处方：上方加巴戟天3克。煎取120毫升，分两次温服。

7月24日，昨晚小贝睡眠很好，手足不冷，病痊愈。

回顾小贝的这次呕吐，其实在前几天已经有异常表现，如大便变成湿润的小条状，如果在当时用药，就不会出现的呕吐。

十四、胃热唇肿

2013年2月4日，小贝三岁。

时值立春节气，厥阴风木主令，阳气开始上升，天气仍比较寒冷，人体容易出现内热。晚上十一点钟开始，小贝睡眠一直不好。检查其口咽、舌头均无异常，也无发热等其他症状。

小贝至凌晨2点仍不能熟睡。凌晨4点开灯看到小贝上嘴唇靠中间位置处肿大，但无发热等其他症状，面色深沉无浮红色，脉象跳动有力，重按不虚。初诊后中医辨证为足阳明胃腑火热，逆行至唇，治宜清胃腑热。

处方：生石膏3克，生甘草粉3克。

煎取药汁50毫升，喂小贝服下几汤匙，十分钟后病情已有所好转。

二诊：2月5日早上7点，小贝睡眠很好，除了上嘴唇肿外，无其他症状。

处方：生石膏粉3克，陈皮3克，生甘草粉3克。

煎好喂小贝喝下几汤匙。

三诊：服药之后，肿消退了一点，原方加白芍3克。

处方：生甘草粉3克，生石膏粉3克，陈皮3克，白芍3克。

下午1点，小贝嘴唇肿大已消退大半。

十五、牙龈起泡

2013年3月22日，小贝三岁。

时值春分节气，少阴君火主令，阳热上升，人身应之多有上热之病。今天小贝右侧上门牙上方牙龈处长了一个大血泡，用手按压，不痛、手感硬，食欲、精神好，舌苔颜色、大小便、睡眠等正常，无其他症状。

3月25日上午，观察小贝牙龈血泡并未消退，血泡内可见脓点发而不透。脾主肌肉，齿属肾，龈属胃，足阳明胃经戊土络于上牙龈。中医辨证为脾胃运化阻滞、胃火上逆，治宜调中排脓。

处方：生甘草3克，桔梗5克，生姜5克，生麦芽5克，山楂5克。

煎取药汁200毫升，生麦芽磨粉兑入药汁，每天分几次服用。

每日服上方，连服3天，血泡缩小并且有脓流出来时，便将脓水挤掉。

之后每隔几天煎服上方一剂，血泡两三个月都未完全消退，若稍多吃大枣等甘类食品，血泡有时还变大。至5月15日，血泡已经消了十分之七，五个月后才完全愈合。

十六、积滞咳嗽

2013年6月17日，小贝三岁。

今天小贝轻微咳嗽，不恶寒，无发热，稍流清涕，大便微软，脉浮缓。摸后背，有微汗。后背属足太阳膀胱经，是最容易出汗的位置之一，辨别是否出汗，需用手触其后背。

初诊后中医辨证为太阳中风证，治宜发汗解表，调和营卫。

处方：白芍3克，桂枝3克，炙甘草5克，生姜5克，大枣5枚。

煎取120毫升，分二次温服。小贝晚上仍有些咳嗽。

二诊：6月18日，昨天服药后已没有流清涕，咳嗽症状同前。考虑已无感冒证状，改治咳嗽，法宜降肺气、滋肝木、调脾胃。

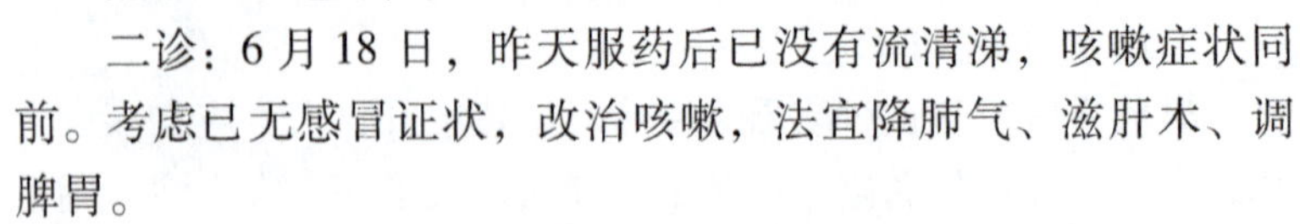

处方：紫菀3克，淡豆豉5克，炙甘草5克，黑豆20克。

三诊：6月19日，小贝起床时，咳嗽声音变大、频率增多，舌苔有点黄腻，辨证为脾胃积滞，肺气热无降路，治宜清热去滞。

处方：天花粉3克，紫菀3克，六神曲3克，陈皮5克，黑豆30克。

因舌苔黄腻，故去炙甘草之温补，煎取200毫升，分三次服用，晚上时小贝咳嗽有所好转。

6月20日起床时咳嗽已好转很多，每隔一小时偶有咳嗽。继服昨日药方消脾胃积滞，至晚上咳嗽基本痊愈。

回顾这几天小贝虽然生病，但精神状态一直都很好。小孩生病时，我都会特别留意小孩的精神好不好，这对调治药物的选择有很大的指导作用。

6月18日小贝没有大便，我仔细思量，发病初始应为脾胃积滞，肺气肃降所至的咳嗽、流清涕，故6月17日应不用桂枝、大枣、炙甘草为好。五脏六腑病变都会引起咳嗽，辨证还须准确。咳嗽要四天才好也属正常。

十七、燥滞咳嗽

2013年11月2日，小贝三岁。

时值霜降节气，阳明燥金主令，人身应之多有燥结之证。上午9点半，小贝起床咳嗽、无痰，舌苔厚腻、白，精神佳，食欲好，脉象平。初诊后中医辨证为脾胃积滞，肺气敛结，咽喉干燥引起的咳嗽，治宜消积滞，润降肺金。

处方：麦冬 3 克，枇杷叶 3 克，乌梅 3 克，枳实 3 克，陈皮 5 克，生甘草 5 克。

煎后给小贝服，到下午 2 点钟，舌苔基本正常。第二天起床时，小贝舌苔又有点厚腻，再给其煎服前方一剂，几个小时后舌苔恢复正常，下午再煎淡豆豉水给小贝喝。

11 月 4 日，早上起床时小贝舌苔为正常的荷花色，无咳嗽。

笔者认为，小孩子脏腑娇嫩，气化旺盛，易实易虚，虚实转换很快，用药如果对证，很快就会有效果。

十八、不明腿酸

2014 年 6 月 7 日，小贝四岁。

小贝凌晨 2 点钟醒来表示腿酸，间或叫几声，并哭闹，一直无法安睡。

小贝腿酸的原因不知是白天玩耍过多，或是缺钙，或是生长较快等其他的原因。初诊后辨证为生理性缺钙。

处方：海螵蛸 1.5 克，龙骨 1.5 克。

两味药材皆磨成粉末，加水 500 毫升煮开 3 分钟，待水澄清后，取上面澄清之水饮服。

第二天小贝起床腿已不酸。

按：含钙量高的食物有很多，如虾皮、猪骨、核桃、榛子、金针菜、黑豆、豆腐、燕麦片、青大豆、黄豆、木耳等，这些食物每 100 克的可食部分中，钙的含量至少都能达到 200 毫克左右。其中榛子含钙量最高，每 100 克含钙量高达 815 毫克，核桃经现代营养成分分析出来的含钙量不算太高，每 100 克含 56 毫克。但据王孟英之《随息居饮食谱》记载，吃青梅牙齿酸，可吃核桃改善，可知核桃的含钙量也不算低。中药里含钙高的也有很多，如墨鱼骨、龙骨、珍珠粉、生石膏等。

此外，平时可适量食用动物肝脏、鱼肝油、蛋黄、鱼卵等食物，这些食物都含有维生素D，有助于钙质吸收。小儿宜适当晒晒太阳，有助于合成维生素D。

十九、火逆发热

2014年9月14日，小贝四岁。

今天下午小贝突然发热流汗，上半身之额头、头部、胸部触之有些烫手，脚、大腿、手等不烫，舌苔两侧微红，脉浮缓、无力。问小贝后其表示无不适。初诊后中医辨证为胆经相火降气不足，火热郁于上焦之发热。

处方：黑豆30克，白糖15克。

煎好后给小贝喝汤，同时也让其吃点黑豆。下午七点摸其额头不烫手，体温已恢复正常。

9月15日及16日，小贝略微流清涕，无发热，食欲好，精神足，大便、小便、苔色等皆正常，故不给其服药让自行好转。

9月17日早上，小贝的症状已基本好转。

二十、肺燥咳嗽

2014年10月1日，小贝四岁。

时值秋分节气，阳明燥金主令，肺经多有燥结。前两天小贝早上起床时会咳嗽几声。脉象平，舌苔正常，精神好。

今天小贝起床后1个多小时，咳嗽声音很大，半小时内咳了三十多声，症状为无痰干咳，咽喉不利，舌苔薄白、不润，脉浮。初诊后中医辨证为肺金燥结，肺气不降，气机上逆之咳嗽，肺气降则津液生而咳止。

处方：麦门冬3克，玉竹3克，北沙参3克，姜半夏3克，党参5克，炙甘草5克，大枣5枚。

加水400毫升，煎取120毫升，午饭后温服。

10月1日下午只听到一两声咳嗽。2日早上起床，上午仍是咳了四五声。3日早上起床，咳嗽已好转。

按：六淫，风、热、暑、湿、燥、寒皆能令人咳嗽，即使辨证准确，也很少仅凭几味中药就能解决问题。多数人喉咙干燥时，喜食冰糖炖雪梨，其实并不合适。冰糖性聚，会敛住肺气，宜改冰糖为白糖，或炙甘草，或者猪肺炖青橄榄等，都是不错的搭配。

二十一、心肾咳嗽

2014年10月28日，小贝四岁。

凌晨四点左右，小贝咳嗽几声，白天不咳。

晚上咳嗽、无痰，白天不咳，精神好、食欲好，大便、小便、舌苔等皆正常，脉沉弦，察看咽喉无异常，又无发热等其他症状。时值霜降节气，阳明燥金主令，干咳无痰，可能因感受燥邪所致，又考虑到只是晚上咳嗽、白天正常，且弦为肝脉。综合以上因素，初诊后中医辨证为肝气不舒，肝胆郁热导致肺气壅塞之咳嗽。

处方：北柴胡5克，白芍5克，枳实5克，炙甘草5克。

煎取药汁120毫升，八点钟温服。

二诊：10月29日凌晨3点多，小贝仍咳嗽，而且反而比昨晚咳嗽次数增多，声音变大。小贝下午放学时，放了两三个臭屁，此为肝胆郁热，治宜清肝热。

处方：丹皮3克，知母5克，炙甘草5克。

煎药后晚上八点钟时给小贝服下。

三诊：10月30日凌晨3点多仍咳嗽，但没有昨晚咳的声音大，跟10月28日凌晨时差不多，看来仍未找对咳嗽的病因。晚上小贝睡觉时有点鼻塞。中午睡觉时有两三声咳嗽。阳入于阴则寐，人睡觉时，阳气收藏，小贝有点鼻塞，肺气闭束之象，治宜发散卫气、降肺气。

处方：薄荷3克，葱白3克，淡豆豉3克。

煎取药汁120毫升，晚上8点钟温服。

四诊：31日，凌晨咳嗽仍不请自来，比之前症状严重。

处方：麦冬3克，白芍3克，当归3克，炙甘草5克，黄豆20克，绿豆20克，黑豆20克。

黄豆养中气、黑豆滋肝阴兼降胆、白芍降胆、绿豆清肺热、当归活血润肝、炙甘草补中气，肝胆肺脾胃皆调。然而凌晨三四点，小贝咳嗽照旧。

小贝这次咳嗽因何而起，此时仍未明确。除了轻微的咳嗽外，没有其他症状，食欲、舌苔、精神、大便、小便、体温、咽喉、脸上气色等皆为正常。

11月1日，妻子无意中说小贝这段时间从幼儿园放学回来后衣服总是有点偏湿。是否因为上学玩耍增加了运动量，或教室通风不好，导致出汗过多伤阴而咳嗽？我今天决定给小贝停药一天，晚上再观察情况。

11月2日凌晨，小贝仍照样咳嗽。今天早上蒸好糯米、煮好麦芽糖，把麦芽、糯米、温开水混合好开始发酵。发酵后滤渣，用滤过的糖液煮枇杷叶给小贝喝。我小时候在老家，父亲有时也会煮麦芽糖水，配些药食同源的食物一起煮，用来治咳嗽。

11月3日的凌晨，咳嗽照旧。

11月4日晚上小贝睡觉没有咳嗽，反而早上起床会咳一两声。

11月5日至8日，小贝咳嗽照旧。

五诊：11月9日，还是咳嗽，叫小贝伸出舌头，舌润不干、口水较多，咳嗽无痰，喉咙无不适，不符合麦门冬汤的症状。应煎一剂润肺、清肺热、轻发散肺气的中药。

处方：紫苏叶 3 克，款冬花 3 克，粉沙参 3 克，天花粉 3 克，炙甘草 3 克，大枣 5 枚 。

煎取药汁 120 毫升，分两次温服。

11 月 10 日的凌晨小贝咳嗽照旧。

11 月 15 日，在中心公园的杨桃树摘了杨桃给小贝吃。杨桃果实甘、酸，有生津止咳之用，鲜果偏寒凉。下午六点左右，小贝又连续咳嗽了好几声。

六诊：11 月 16 日凌晨三四点，小贝咳嗽声音稍变大。

处方：紫苏叶 3 克，款冬花 3 克，白芷 3 克，川芎 3 克，白术 3 克，党参 5 克，炙甘草 5 克，黑豆 20 克。

煎取汁 120 毫升，温服。

11 月 18 日，凌晨三四点，小贝仍然咳嗽，但咳声并不大。

11 月 18 日至 11 月 26 日，给小贝服两剂玉屏风散（药方：白术 3 克、防风 3 克、黄芪 3 克），效果不明显，只有一个晚上没有咳嗽，早上起床时仍会咳几声。其他时间，晚上咳嗽照旧，症状并不严重。期间，小贝的食欲、大便、小便、精神等均正常。

七诊：11 月 27 日，察看小贝舌苔中部、根部有点腻，此为脾胃有积滞，治宜消食化积。

处方：生麦芽 5 克，鸡屎藤 5 克，淡豆豉 5 克。

八诊：11 月 29 日。小贝舌苔已经不腻，但咳嗽照旧。昨晚小贝睡觉时，咳嗽时还有点鼻塞。从 10 月 28 日至 11 月 29 日，前后共 32 天，咳嗽仍未调治好。有鼻塞，为卫气闭束，此属外感风寒，治宜发散卫气。

处方：葱白 5 克，淡豆豉 5 克。

煎取药汁 120 毫升，分两次服用。

11 月 30 日凌晨，小贝的咳嗽症状比没喝药前还严重。此时是农历节气小雪，再过几天，就进入大雪节气，天气变冷大气收敛，人身所应之气机也收敛，小贝咳嗽可能会有好转。

处方：川贝3克，枇杷叶3克，炙甘草5克，大枣5枚，煎汁温服。

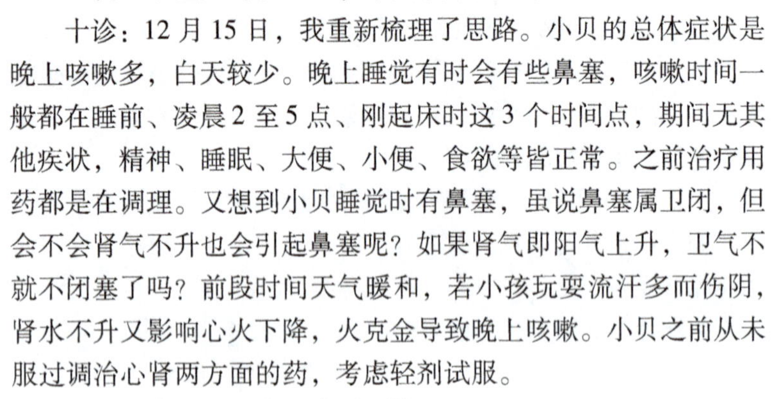

12月8日至12月14日，小贝咳嗽照旧。

十诊：12月15日，我重新梳理了思路。小贝的总体症状是晚上咳嗽多，白天较少。晚上睡觉有时会有些鼻塞，咳嗽时间一般都在睡前、凌晨2至5点、刚起床时这3个时间点，期间无其他疾状，精神、睡眠、大便、小便、食欲等皆正常。之前治疗用药都是在调理。又想到小贝睡觉时有鼻塞，虽说鼻塞属卫闭，但会不会肾气不升也会引起鼻塞呢？如果肾气即阳气上升，卫气不就不闭塞了吗？前段时间天气暖和，若小孩玩耍流汗多而伤阴，肾水不升又影响心火下降，火克金导致晚上咳嗽。小贝之前从未服过调治心肾两方面的药，考虑轻剂试服。

处方：黄连1.5克，鸡蛋1枚。

先煎黄连得药汁兑入调均的生鸡蛋，温服。此方为黄连阿胶鸡子黄汤去黄芩、阿胶、白芍，仅用整个鸡蛋、黄连两味药，蛋黄升肾气，蛋白滋阴，黄连降心火。

12月16日及17日，每天给小贝服一剂，小贝停止咳嗽，困扰我一个多月的问题终于解决。

小贝这次咳嗽的病程，从10月28日至12月16日共接近50天，费尽周折才治疗好。所幸我在整个调治过程中用药轻灵，始终保持小贝精神、大便、小便、睡眠、食欲等正常。读者朋友可能会发现我给小孩治疗用药有个特点，就是一个药方通常最多给小孩喝两剂，有的人可能会认为药方调整太快了。我们经常会听人说中药是“慢郎中”，起效慢，其实所开的中药若是对证，其药效绝对不会慢，特别是针对新病，中药药效更快。若是旧病，可能起效会慢点，给连续吃好几剂才会见效。小孩喝一、两剂中药，如果效果不好，我就会改变药方，或者是暂停服药。若是有效果或者不致加重疾病，则可适当多服一剂。因为小孩体质属木，就像春天的树木，生机勃勃，全身经络基本都是通畅的，很少存在不通的情况。小孩对药物的反应比成年人要快得多，若用药对证的话，马上就有好的反应；若用药不对症，则没有效果，或反而有不好的反应。

总之，治病吃药，还是要对证用药才能药到病除。小孩用药宜剂量小、药味少，时时观察，对症下药，自无他弊。给小孩服用中药，尽量不要影响食欲、睡眠、精神、大便、小便长短等，用药前提就是以保证药喝下去，病不会加重为基本原则。

二十二、发热咳嗽

2015年1有16日，小贝五岁。

下午四点半小贝有低热，脸色稍青，至五点半测体温39.3℃。精神尚可，舌苔淡润，右脉有力，左脉比右脉强，脸色微红，除了发热，还有点咳嗽。初诊后中医辨证为脾肾阳虚，肝阳上亢，胆经甲木之气不降而发热，火克肺金而咳嗽。治宜温补脾肾，滋肝降逆。

处方：白芍3克，山萸肉3克，姜半夏3克，巴戟天3克，炙甘草5克，黑豆20克。

煎取药汁120毫升，加适量麦芽糖，八点钟温服。小贝晚饭时食欲差。至晚上十一点测体温为39.5℃，间或咳一两声。喝小半碗水后，微微出汗，体温降为39℃。笔者认为发热需适量补充水分，但不宜过量，否则会影响脾胃运化，只要精神不差便无需紧张。

1月17日凌晨2点，测小贝体温39℃。凌晨四点钟再测体温降为37.5℃。凌晨四点半，小贝突然咳嗽声音很大且次数频繁，满头大汗。此时汗出热退，测体温已降为37.5℃正常体温。

二诊：小贝早上起床时测其体温正常，精神好，有轻微咳嗽，查看其舌尖偏红色、苔腻，中医辨证为心火上炎，逆冲肺金之咳，治宜清降心火，补足中气。

处方：黄连1克，枇杷叶5克，陈皮5克，生麦芽5克，白糖5克。

白糖后下，生麦芽磨粉兑入，煎取药汁120毫升，分两次温服。

1月18日凌晨有几声咳嗽，无其他症状。早上起床时没有咳嗽，精神不错，病愈。

二十三、眼睛红痛

2015年1月29日，小贝五岁。

时值大寒节气，厥阴风木主令，微阳始升，上焦多有热病。小贝左眼红，颜色不鲜，眼角有分泌物，自诉有疼痛感，左脉弦而有力，舌苔左边微红，食欲、睡眠、大便、小便等皆正常。初诊后中医辨证为肝经郁热，热气郁于左眼，治宜清肝热、宣发肺气。

处方：蔓荆子3克，灯心草3克，黄芩5克，牡丹皮5克，党参5克，生甘草5克。

煎取药汁200毫升，分两次服用，另取桑叶20克煮水，加适量粗海盐外洗眼睛，每天两次。第二天起床眼睛已经不痛。

二诊：1月31日，处方：桑叶5克，白花蛇舌草5克，生甘草5克，白糖10克。

继续煎桑叶水加盐外洗。

三诊：2月1日、2日早上起床小贝眼角还是有很多分泌物。

处方：知母3克，石斛3克，黄芩3克，川芎3克，蔓荆子3克，炙甘草5克。

2月3日小贝的症状已好八成，2月4日病愈。

二十四、上唇肿大

2015年3月18日，小贝五岁。

晚上小贝睡觉不安稳，嘴里间或发出烦躁的声音，表现出烦躁不安的肢体语言。

3月19日早上起床小贝上嘴唇肿大，跟2013年2月份的上嘴唇肿大程度一样。舌苔腻，食欲好，大、小便正常，初诊后中医辨证为脾胃积热，治宜清热消积。

处方：生石膏3克，白芍3克，生麦芽3克，鸡屎藤3克，佛手3克，白糖10克。

煎取药汁200毫升，分两次服用。至3月20日嘴唇肿大已经完全消退。

二十五、半夜咳嗽

2015年4月16日，小贝五岁。

凌晨时，小贝咳嗽，声音有点大，连续咳了五六声。小贝早上起床时，有口臭，大便粗硬，舌苔、小便正常，平脉。初诊后中医辨证为胃腑郁热，治宜理肝胃之气，滋阴清胃热。

处方：枳实5克，陈皮5克，玄参5克，山萸肉5克，生甘草5克。

煎取药汁，上午九点钟时给小贝服下半碗。上午10点小贝排便，初头偏硬后续正常。

二诊：4月16日，下午前方再煎一剂，分两次服。

晚上睡觉时，小贝没有咳嗽，睡眠很好。

4月17日凌晨，小贝没有咳嗽，睡眠很好。早上起床后排便，初头已没有昨天硬，属正常形态。

二十六、火气发热

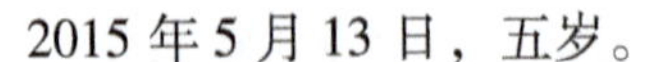

2015年5月13日，五岁。

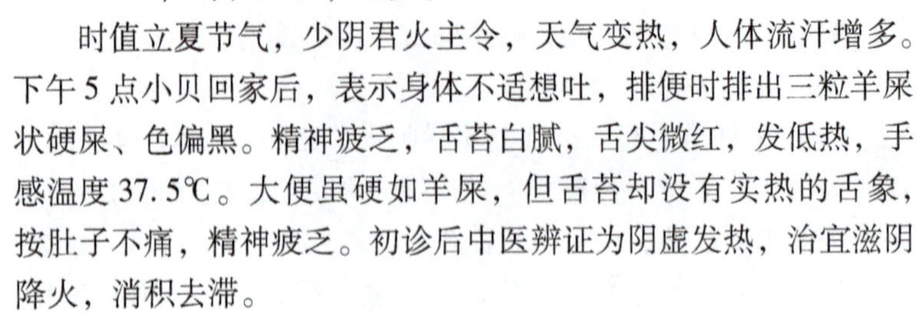

时值立夏节气，少阴君火主令，天气变热，人体流汗增多。下午5点小贝回家后，表示身体不适想吐，排便时排出三粒羊屎状硬屎、色偏黑。精神疲乏，舌苔白腻，舌尖微红，发低热，手感温度37.5℃。大便虽硬如羊屎，但舌苔却没有实热的舌象，按肚子不痛，精神疲乏。初诊后中医辨证为阴虚发热，治宜滋阴降火，消积去滞。

处方：炒枳实5克，玄参5克，生甘草5克。

七点半小贝喝半碗药汁后便上床睡觉，至晚上10点测小贝体温升高至39℃。体温虽高，但睡眠不错，考虑继续观察。睡眠足，体温自然会降为正常。晚上十二点钟叫小贝起来喝水、小便，我问小贝有没有觉得不舒服，小贝说没有，精神很好。

二十七、大便疼痛

2015年9月9日，小贝五岁。

今天小贝大便时肛门处疼痛，只排了一粒羊屎状大便，排便困难又有便意。

其大便硬如羊屎，舌苔不黄，初诊后中医辨证为胃、大肠郁热，治宜滋阴清热，疏通大便。

处方：炒枳实5克，玄参5克，山萸肉5克，陈皮5克，党参5克，生甘草5克。

药煎好后晚上6点给小贝温服，晚上八点钟吃完饭后给小贝服一粒归芍地黄丸，至晚上9点大便已排出，质硬。

二十八、出疹发热

2015年9月13日，小贝五岁。

中午时小贝发热，测得体温39℃，触其背部、腹部、额头、手脚等位置无出汗，轻微鼻塞。初诊后中医辨证风寒外感，治宜发汗解表。

处方：鲜薄荷15克，鲜罗勒叶25克，鲜鸭蛋1枚。

加水200毫升，先煎薄荷、罗勒叶，沸后再煎8分钟，鸭蛋用筷子调匀后冲进药汁。小贝服后10分钟出微汗，体温很快降下来，皮肤不烫手。

二诊：晚上7点半，小贝一直说头痛、膝盖酸，用手触其额头、背部、腹部，十分烫手，体感温度高于40℃。

处方：鲜薄荷15克，鲜罗勒叶25克，盐水腌制青梅1枚，生甘草粉5克。

晚上七点五十分温服，微微有汗出，十五分钟后、触小贝额头、背部、稍有烫手，体感温度37.5至38℃。小贝此时表示膝盖酸、头痛。至8点30分，小贝表示脚酸已好了很多，测体温38℃。

三诊：晚上10点，小贝精神很好，测得体温39.3℃。

处方：鲜薄荷15克，鲜罗勒叶25克，生甘草粉5克。

此方去青梅，小贝服后很快出汗，头痛、脚酸的症状已好转。

晚上十二点，摸小贝额头、手、背、腹部，体感温度近38.5℃。

凌晨3点，体温还是38℃左右。

9月15日早上，发现小贝肩膀、手掌有红点，隐而不发，脚底没有，精神很好。

9月14日及15日晚上，小贝睡觉不安稳，辗转难眠。

四诊：9月16日晚上，小贝洗澡后说怕冷（即中医所说的“畏寒”）。中医辨证阳气不足，治宜温补脾肾。

处方：山萸肉3克，党参5克，肉苁蓉5克，巴戟天5克，炙甘草5克。

煎取200毫升，分两次温服。用山萸肉能敛正气、去邪气。

9月17日下午我检查小贝左肩膀红点最多的位置已经好了一半。

中医方书上说同时发热与出疹为麻疹，先发热再出疹为急疹，其实无论是什么类型的疹，都要在透疹外出的同时，兼滋养肝木，顾养中气，再随证而治。这次小贝从发热到发热后的出疹期间，除了9月13日晚上八点体温升的过高有些不适外，其他时间精神都很好。

二十九、中虚发热

2015年11月10日，小贝五岁。

今早小贝发热，体温约38℃，头身触之皆热，大便、小便、舌苔等正常，右脉重按无力。初诊后中医辨证为中气不足，阳气外越之发热，治宜温补中气，降胆敛火。

处方：山萸肉5克，党参5克，炙甘草5克，麦芽糖30克。

煎取药汁200毫升，分两次温服。晚上9点喝药后让小贝吃一碗粳米粥，然后睡觉。

晚上十点钟，测得小贝体温39.1℃，睡眠不错。晚上12点，叫小贝起床喝水后微出汗，触其额头，体感温度约37.5℃。

11日小贝早上起床时，体温正常。

小孩发热要辨证是什么病因导致的发热，不必过于紧张。笔者认为发热只是人生病的一个症状而已，多年的经验都能证实、验证这个观点。小孩发热，大多数都要经过几个小时39℃以上的高温后，热才退彻底且不会反复。

三十、病毒感冒

2016年1月8日，小贝六岁。

时值小寒节气，太阳寒水主令，大气阳热封藏，人身应之，阳盛于内。但近段时间气候反常，已是小寒节气天气仍不寒冷，经常下雨打雷。冬季打雷则阳气封藏不住，初春容易感触病邪。昨晚小贝睡眠不安稳，总是发出声音翻来覆去。今天下午两点发低烧，摸额头约38℃，精神差。至晚上体温仍是38℃。

9日早上小贝起床，体温上升至39℃，自觉身热，舌苔微白，大便偏软，无感冒症状。初诊后辨证为脾胃阳虚，治宜温补中气。

处方：扁豆20克，山药20克。

二诊：下午5点体温升到40.1℃，自觉体热、呕吵，开始时不愿意多穿衣服，过一阵，又说冷要盖被子，反复两三次，无汗出，不欲饮水，轻微鼻塞。此为寒热往来，表未解而邪入少阳，太阳少阳并病，发寒热类似疟疾、温疫。治宜柴胡桂枝汤加减，和解少阳，调和营卫。

处方：柴胡10克 黄芩5克，姜半夏5克，桂枝5克，炒白芍5克，炙甘草5克，党参5克，生姜5克，鲜罗勒叶10克，大枣5枚。

煎取药汁200毫升，分两次温服。晚上7点先服半碗，10分钟后微汗出，至晚上八点钟体温降至38℃，无不适。

晚上10点时，可能因为盖被子或服热药，出汗比较多，我赶快用干毛巾把小贝的头和身上的汗水擦干，不让其吹风受凉。接着再给小贝喝小杯温开水，并在水中加适量盐与红糖，以补充水分及电解质失衡。至凌晨三点，体温已经降至正常。

10日早上，小贝起床后喝下一二口粥，时隔不久又吐出来，昨晚也吐了3次。

三诊：小贝精神疲乏，肚子有微弱肠鸣声，无发热，水药不下，入口即吐。考虑气机阻滞也会导致肠鸣，我马上去买了柚子。柚子味甘、酸，性寒，有健胃化食、下气消痰之功，既能补中气，又能降胃理气。我让小贝先吃一点柚肉，问过小贝后其表示腹部无不适。半小时后没有呕吐，中午吃饭也有食欲了。

11 日，我带小贝冒雨出门办理急事。

四诊：12 日，昨天晚上小贝咳嗽声音有点大，辨证肾虚，肝气上冲之咳，此因病未全好而外出劳累之故。

处方：川芎 3 克，炒白芍 5 克，巴戟天 5 克，肉苁蓉 5 克，猪腰 1 个。

12 日上午煮好给小贝服后，下午时咳嗽好了很多。13 日至 15 日偶尔咳一两声，到 16 日咳嗽已痊愈。

小贝从 1 月 8 日下午开始发低烧至 10 日凌晨三点恢复体温正常，前后一共 37 个小时。从小贝出生开始到现在，这次发热的持续时间最长，以前都是几个小时，或者睡一晚第二天就能退烧。

此次外感用现代医学知识解释，就是病毒性感冒，起因是在幼儿园被其他小朋友传染。小儿为稚嫩之体，又因为这几天没有好好休息，因此导致邪气入里而呕吐。这段时间的天气早晚凉，中午热，很适合病毒传染。感冒期间要注意小孩的精神状态、适量喝水，多休息，饮食尽量多吃容易消化的食品。有些父母一见小孩发热便很担心。其实发热并不可怕，因为发热是人体免疫系统在抗击病毒细菌的表现。一般情况下，若小孩发热时没有大量出汗，便无需过多担心，出汗多时宜多次、少量喝水，并在水中加少量盐、红糖，或是打黄豆、黑豆浆喝，以补充微量元素。这些都能够防止因为缺水、流失微量元素，电解质紊乱而出现惊厥、肌肉抽筋、翻白眼等症状。

此外，平素阴虚，鼻梁有青筋的小朋友发高热时要特别注意，因为鼻梁青筋表示肝木枯，肝燥而筋脉失养。若是出汗过多而伤阴，就特别容易出现惊厥、抽筋、翻白眼等症状。

三十一、内虚发热

2016年3月24日，小贝六岁。

时值春分节气，少阴君火主令，火旺则其母气肝木弱，多有精神困乏，疏泄不利之证。小贝此时低热，手感温度38℃左右，舌苔淡白，大便正常，小便偏短，脉沉数。初诊后中医辨证为中气不足，治宜温补脾胃，补木气而助疏泄。

处方：乌梅5克，党参5克，炙甘草5克，麦芽糖30克。

煎取药汁200毫升，分两次温服。下午4点给小贝喝了小半碗药汁便让其休息，下午6点睡醒热已退，再服剩余药汁。晚饭时食欲尚未完全恢复。

二诊：3月25日，下午1点发热，手感温度约39℃，脉数，右关脉有力，摸背部没有出汗，头痛，轻微鼻塞。考虑小贝身体正气不足，昨晚睡觉踢被子而感受风寒，中医辨证为风寒外感，治宜发汗解表，汗出则热退，肺宣降则鼻窍通。

处方：鲜薄荷10克，葱白5克，淡豆豉5克，麦芽糖30克。

10点服药汁100毫升，10分钟后触其背部已是微微出汗，很快体温便降为正常。

3月26日小贝起床时，疾病已愈。

三十二、左耳疼痛

2016年4月1日，小贝六岁。

今天小贝左耳疼痛，查看耳道内有一块干硬的耳屎，无其他异物，无红肿、流脓、发炎。滴入一滴杏仁油待耳屎软化，半个小时后用工具将其耳屎掏出。

其他症状表现为呕哕，怕冷喜盖被子，手脚微凉不温，脉迟、无力，脉率约每分钟 85 次，平时为每分钟 102 次。因肾开窍于耳，肾水主升，左升右降，升力、降气不足，故左耳疼痛。初诊后中医辨证肾阳虚弱，升气不足，治宜温补肝肾，肝肾阳足，其气自升，兼降胆经，胆甲木右降之力充足，则肝肾左升之气更足。

处方：川芎 6 克，炒白芍 3 克，山萸肉 5 克，柴胡 5 克，玄参 5 克，党参 5 克，炙甘草 5 克，巴戟天 5 克，肉苁蓉 5 克。

晚上九点半煎好，让小贝睡前服下，至晚上 12 点耳朵疼痛痊愈。

笔者认为，若按肝胆二经风热，凉血清热治疗就不对症，脉迟、无力，怕冷，很明显不是热证。

三十三、右耳疼痛

2017 年 3 月 5 日，小贝七岁。

今晚 10 点，小贝哭喊着表示右耳疼痛，情况比上次左耳的疼痛厉害。精神好，手脚温，脉浮、有力。初诊后中医辨证为少阳胆木经气降力不足，上次是左耳疼痛，这次是右耳疼痛，因左升右降，考虑胆经降力不足则气机聚于右耳而疼痛，耳后为足少阳胆经气机之降路。

处方：炒白芍 6 克，川芎 3 克，山萸肉 5 克，玄参 5 克，肉苁蓉 5 克，党参 5 克，炙甘草 5 克。

晚上 10 点半小贝喝药后半个小时疼痛仍不减。我便帮小贝按压耳垂后方之翳风穴，小贝觉得疼痛明显好转。按翳风穴能助降足少阳胆经之气，少阳相火下降则不冲击耳朵，故痛减。

第二天起床，小贝耳朵疼痛痊愈。

三十四、喉痛发热

2012年4月28日，大贝十二岁。

今早大贝起床时发低烧，测体温37.5℃，咽喉疼痛，查咽喉颜色正常，无红肿，无白点，精神、食欲尚好，无其他症状。咽属胃，喉属肺，吞咽不痛，病在喉，初诊后中医辨证阳虚不升，降气不足则气机聚于上焦，冲击咽喉而疼痛。治宜温补阳气，升发气机，降散肺气。

处方：川芎6克，炒白芍6克，桔梗6克，炙甘草10克，生姜10克。

给她七点钟早上温服，中午放学后测体温39℃。

二诊：发热舌苔淡白、辨证为阳气虚弱。

处方：桂枝6克，炒白芍6克，党参10克，山药10克，茯苓10克，炙甘草10克，生姜10克，肉苁蓉10克。

煎取药汁一碗，下午1点给大贝温服。背部微有汗出，体温降至38.5℃。

三诊：晚上七点测体温39.3℃，精神好，摸背部有微汗出，怕风（即中医所说的“恶风”），除咽喉疼痛外，无其他不舒服。怕风多为卫气虚弱，怕风、发热同时存在，虽然无身痛、项强、流鼻涕、咳嗽等外感症状，用药也宜调和营卫。

处方：桂枝6克，葱白6克，淡豆豉10克，炙草10克，盐水青梅2枚，大枣5枚。

煎取药汁一碗，给大贝温服。至晚上12点用手触其额头非常烫手，测体温40.2℃，摸背部没有出汗，精神尚好，自觉头部有轻微不适，但尚不至于疼痛。应该是酸青梅用量过多，卫气闭郁而无汗出，宜发汗解表。

处方：薄荷10克，葱白10克，淡豆豉10克，大枣5枚。

煎取药汁200毫升，给大贝温服。大贝起床活动尚未喝药

时，已自觉背部出汗。“阳入于阴则寐”，气机收敛故无汗，“阳出于阴则悟”，走路则阳气外发而汗出。大贝服下半碗药汁后，体温降为38.7℃，继续睡觉到凌晨四点，测体温39.3℃，再给大贝喝药汁半碗，有汗出，测体温降为38.5℃。

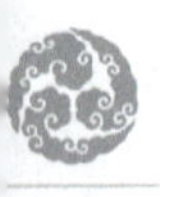

29日早上8点大贝起床时，测体温37.5℃，此时大贝喉咙尚有轻微疼痛，至30日才彻底病愈。

三十五、发热干哕

2012年11月24日，大贝十二岁。

大贝早上起床有头晕，干哕，舌苔淡润，脉重按无力，精神疲乏，食欲差。初诊后中医辨证为脾胃虚寒，阳气升发不足而头晕，治宜温补脾胃，升肝经乙木之气，气血上达则头不晕。

处方：党参10克，白术10克，炙甘草10克，干姜10克，山药10克，肉苁蓉10克，川芎5克，黑豆30克。

中午煎取药汁200毫升，让大贝一次服完。

二诊：大贝今天未排便，晚上发烧，体温39.2℃，食欲好、精神好转。

处方：紫苏叶10克，淡豆豉10克，山药20克。

晚上九点钟服药后微汗出，体温降至38.5℃，睡眠很好。

三诊：25号早上大贝排便硬度正常，测体温36.9℃。至下午5点体温上升至38.2℃，无汗出，触摸额头，初觉烫，过一会就不觉得烫，食欲较前好转。

处方：桂枝10克，苏叶10克，淡豆豉10克，党参10克，炙甘草10克，生姜10克，黑豆30克。

下午6点给大贝服药，下午7点退烧，晚上食欲好，精神不错，病愈。

三十六、火逆牙痛

2013 年 11 月 15 日，大贝十三岁。

大贝吃午饭时说右下侧的第二磨牙咬碎食物时疼痛。查其舌头边有齿痕、舌苔湿润，大便、小便正常、脉沉迟。初诊后辨证为脾胃湿寒，肺金失敛，足少阳胆经相火不降，逆冲牙龈而疼痛。

处方：川芎 5 克，麦冬 10 克，白芍 10 克，姜半夏 10 克，白术 10 克，炙甘草 10 克，生姜 10 克。

下午 1 点半，煎取药汁 200 毫升，让大贝温服。

吃晚饭时，大贝说牙痛已好。

三十七、燥气喉痛

2014 年 10 月 12 日，大贝十四岁。

时值寒露节气，阳明燥金主令，多有咽喉燥结之病。咽喉疼痛，以秋天最轻，春夏次之，冬天最重。大贝早上咽喉疼痛，查其咽部黏膜色红，痰少、白黏、不易咳出，无咳嗽，精神好，食欲可。初诊后中医辨证为肺胃阴虚，燥气结于咽喉而疼痛，治宜滋阴润肺，凉降肺气。

处方：麦冬 10 克，北沙参 10 克，玉竹 10 克，苏叶 10 克，党参 10 克，生地 10 克，炙甘草 10 克，生姜 10 克。

煎取药汁 200 毫升，给大贝一次温服，再吃几粒青橄榄。

二诊：10 月 13 日早上起床，大贝咽喉疼痛较昨天有所好转。

处方：猪肺 1 个，甜杏仁 20 克，百合 30 克。

我让大贝晚上服下处方所煮汤水两碗。

三诊：10 月 14 日，大贝的疼痛有所好转。今天煮猪肤汤加

白糖给大贝温服。猪皮偏凉且腻，不容易消化，又让大贝喝一毫升自榨的山苍子油以温脾胃。

15日早上起床，大贝的咽喉已经不痛。笔者认为，用药食同源的食品调理身体很好，不伤身体本源。

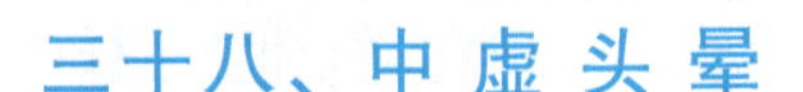

三十八、中虚头晕

2014年11月22日，大贝14岁。

下午4点半大贝自觉身热，出汗，头晕，干哕，舌苔淡润，舌质薄，边有齿痕，右关脉象无力。初诊后中医辨证为中气不足，阳气虚弱，治宜温补中气。

处方：党参10克，茯苓10克，白术10克，炙甘草10克，麦芽糖30克。

麦芽糖古称饴糖，能大补中气，《伤寒论》之小建中汤常用至二两。

大贝服药后半小时，身热、出汗、干哕等症状已消失，尚有些头晕，让其吃点麦芽糖，至下午6点头已不晕，晚饭食欲好。

晚上八点用手背触大贝额头觉得稍烫手，测体温36.9℃，属于正常。前方去茯苓再让其煎服一剂，以资巩固。

此为治未病案例，即把疾病消灭在萌芽之初。要是不及时调理，容易发展为发烧、呕吐、流大汗、手脚冷或食欲差。

三十九、右眼近视

2015年2月27日，大贝十五岁。

大贝右眼近视，我下午带其去测视力。检查结果左眼：1.5，视力正常；右眼：0.4，带上针孔眼镜的纠正视力1.0。

2月28日，今天买视力表灯箱，眼镜，有助于视力恢复，提高眼球灵活度的图案给大贝练习。

3 月 4 日，下午六点半带大贝用标准 5 米的视力表灯箱测试视力结果如下。

左眼：1.5（5.2）视力正常。右眼：0.4（4.6）看起来清晰，0.5（4.7）模糊。带上小孔眼镜纠正后，1.0（5.0）也能看得清。

视力恢复训练做了一个星期后测视力没有变化。

分析大贝右眼近视原因如下：

（1）读书写作业时照明光线不合适，没有用台灯照明，单靠装在墙上的日光灯管照明亮度不足。针对这一条，今晚做作业时增加台灯照明。光照强度一定要合适，不能过强或过弱，宜选用无频闪的光源。才一年多时间做作业没用台灯照明，大贝右眼便形成近视，以前左、右眼视力均属正常范畴。

（2）大贝处于生长发育高峰期，肝开窍于目，阴虚血虚，肝木失养，从而导致右眼近视。这一点只能是通过饮食营养、中药调理来改善视力。

3 月 12 日中午，大贝右眼眼底没有发生病理改变，无多泪、眼酸、眼涩、怕光等其他症状，带针孔眼镜视力变好，近视主要原因为用眼过度，久视伤血，失于濡养而成。初诊后中医辨证为阴虚血虚，治宜滋阴补血，大补阳气以助津液向上输布濡养眼睛。

处方：桂枝 5 克，川芎 5 克，柴胡 10 克，酸枣仁 10 克，炒白芍 10 克，当归 10 克，生地 10 克，决明子 10 克，炙甘草 10 克，肉苁蓉 10 克，巴戟天 10 克。

煎取药汁 200 毫升，温服。一日一剂，让大贝连服三天。

3 月 16 日测试视力，大贝感到右眼视力反而更加模糊，测试的结果是右眼连 0.4（4.6）都看不清晰，0.3（4.5）才能看清。

二诊：3 月 17 日，考虑前文所服药方偏于寒润，降气药多，升气药少，气血不能输布濡养眼睛，故视力变差。故调整方药。

处方：黄芪10克，川芎10克，玄参10克，党参10克，炙甘草10克，白术10克，肉苁蓉10克，巴戟天10克，大枣8枚。

服一剂后，3月18日，再加两味药：茯苓10克，海螵蛸10克。

3月19日药方不变，续服一剂。

3月19日下午6点半再测视力，结果比16日要好，五米距离能分辨出0.6（4.8）的方向。

3月31日，经过这段时间的查看，确认大贝近视的主要原因还是以气血虚亏为主，灯光因素并不是主因。

三诊：4月3日，采桑叶煮水外洗眼睛，并予内服方剂如下。

处方：黄芪10克，川芎10克，玄参10克，北沙参10克，党参10克，酒黄精10克，阿胶10克，炒白芍10克，白术10克，枸杞10克，覆盆子10克。

一日一剂，连服四天。至4月6日下午5点半测试视力。

左眼：1.5（5.2）视力正常。右眼：0.6（4.8）能准确分辨出“E”字方向。带上小孔眼镜纠正后，1.0（5.0）能看得清。

比较结果：与3月19日测试结果一样。

四诊：4月7日，处方：柴胡10克，桂枝10克，丹皮10克，菖蒲10克，生姜10克，炙甘草10克。

此药方出自清代名医黄元御，主要是治疗瞳孔缩小者。有一种近视是由于睫状肌紧张，导致瞳孔缩小，晶状体变凸所致。

予上方，一日一剂，连服三剂，4月9日下午大贝的视力测试结果如下。

左眼：1.5（5.2）视力正常。右眼：0.6（4.8）不能准确分辨，回答时有3次错误。

比较结果：右眼视力测试结果比4月6日差，考虑此扩大瞳孔的药方并不适合大贝阴虚血虚的体质。

4月20日，大贝下午的视力测试结果如下。

左眼：1.5（5.2）视力正常。右眼：0.6（4.8）五米距离能准确分辨，四米距离能准确分辨0.8（4.9），3米距离能准确分辨1.0（5.0），视力无变化。

考虑暑假连续一个多月用蒲公英、桑叶煮水洗眼睛，效果不大。

9月23日，下午带大贝去测视力大贝感觉右眼视力较以前清晰。

左眼：1.2（5.1）视力正常，1.5（5.2）没有测试。右眼：0.6（4.8）五米距离看起来清晰，四米距离能准确分辨1.0（5.0），测了一遍回答都正确。

比较结果，较以前稍有改善。

至2017年7月，右眼视力一直维持在0.6，左眼视力正常。

四十、风寒感冒

2015年6月27日，大贝十五岁。

大贝早上起床时鼻寒、流涕，背部正中小范围微微出汗，其他部位无汗，脖子酸、腰酸、站立轻微头晕、躺下不晕，自觉发热，脉浮紧，精神尚可。初诊后中医辨证为外感风寒，治宜发汗解表，调和营卫。后背正中有微汗出可用小发汗法，如用桂枝麻黄各半汤。

处方：薄荷10克，葱白10克，桂枝10克，炒白芍5克，生姜10克，炙甘草10克，大枣5枚。

九点钟煎取药汁200毫升，让大贝一次服完。

至上午11点全身出汗，询问大贝后其表示除了有些腰酸，无其他不适。

二诊，处方：肉苁蓉10克，葛根10克，炒白芍5克，桂枝

10 克，生姜 10 克，炙甘草 10 克，大枣 5 枚。

下午 1 点让大贝温服后午睡，下午 3 点起床，腰已不酸。

大贝这次的感冒，我认为是在学校里喝水少，流汗多所致。感冒的原因，并不是仅仅受寒，如吹到空调风等。其实很多感冒都是不良的生活习惯，导致身体正气虚弱，再加上轻微的感受风寒引起。例如有的人经常熬夜，有的人喜欢喝冰冻啤酒、冰冻饮料，有的人喜欢用竹席睡觉等，都会导致感冒的发生。

四十一、小腿疼痛

2015 年 9 月 16 日，大贝十五岁。

上午体育课跑完步后，大贝突感左小腿击打样疼痛。察看小腿疼痛处不红不肿，无异常表现，也无外伤史。初诊后中医辨证为痉挛，俗称抽筋。病因是跑步出汗过多，耗伤津液，阴虚血虚，筋脉失养，故痉挛疼痛，肝主筋，治宜滋阴补液，以养肝木。

处方：白芍 10 克，阿胶 10 克，宣木瓜 10 克，玄参 10 克，党参 10 克，生甘草 10 克，肉苁蓉 10 克，海螵蛸 5 克。

用草木灰水煎煮，取得药汁 200 毫升，晚上 10 点时让大贝一次服完。然后再喝 25 毫升自酿的红曲糯米酒，活血通经络。

9 月 17 日，在上方的基础上，加黄芪 10 克补卫气，使卫气收敛力盛，则出汗少。

二诊：9 月 18 日，中午继续服用上方。下午 5 点，大贝有发热，咽喉不利，黏膜鲜红，舌苔淡润。中医辨证为中气不足，虚火上炎而发热，冲击咽喉而疼痛，治宜温补阳气，清降火逆。

处方：黄芩 10 克，桔梗 10 克，白芍 10 克，茯苓 10 克，党参 10 克，干姜 10 克，炙甘草 10 克，杜仲 10 克。

晚上 8 点温服后便去休息，大贝自测体温 38.8℃。

9 月 19 日早上 6 点触大贝额头，体感温度已恢复正常。大贝早上8点起床时自觉精神饱满，无不适感觉，小腿已经不痛。

四十二、耳朵闷堵

2016年7月8日，大贝十六岁。

大贝晚上耳朵闷堵，左侧头部感到紧闷难受，背部微汗出，微流涕，睡眠、饮食、大小便等正常。病因为晚上开空调受寒，与前文所述小贝左耳咽鼓管阻塞而闷堵、稍流涕，为相同病因。中医辨证为外感风寒，治宜发汗解表，调和营卫。考虑正值小暑节气，天气炎热，人身应之，阳气也是向外发散，出汗多而易伤阴液，用药宜发汗解表，兼滋阴温阳。

处方：薄荷10克，川芎10克，芍药5克，肉苁蓉10克，炙甘草10克，巴戟天10克。

7月9日中午，煎药给大贝温服。处方中的芍药味酸、性收敛，在其他季节，若伤寒而轻微流涕，要避免芍药之酸敛，现值小暑季节，用芍药能将人身相火降入肾水以补肾阳，同时搭配川芎左升阳气，助阳气外发。

7月10日，大贝早上起床时耳朵闷堵及左边头部闷紧等症状痊愈。

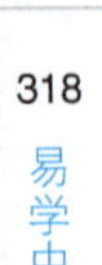

第六章　辨证亚健康

在没有明显的疾病症状出现之前，自我诊断或观察判断一个人身体是否健康或是亚健康，主要观察以下十二大方面。这些方面同时也适应于服药之后，判断所服之药是否对证作参考。

一、饮　　食

中医强调“有胃气则生，无胃气则死”。脾胃、小肠为后天之本，脾胃属“土”，土生万物，万物归土，无所复传。一个无病之人一日三餐定时定量，有正常的饱腹感和饥饿感，一般吃饭之前约半小时有饥饿感。食不过量，看到食物口腔的腺体会分泌口水。听人说到酸的食物如杨梅，也要有分泌口水。反之，暴饮暴食、食则过量，或吃少量的食物就觉得很饱，看任何食物都没胃口，提起筷子又放下想吃而吃不下，这些都是脾胃受伤之表现。

二、大　　便

大便每天一次，偶尔两次，婴儿例外。两天以上不大便，或大便次数每天超过三次，或经常性的每天两次皆不正常。半夜大便者最泄元气，多为阴虚。大便有规律，每天固定的时间大便即可，若能在早上5点至7点大肠经主令时大便则更好。一般大便所需时间为十五分钟以内，若长期大便时间长者，多为内有湿寒，或便秘。大便的颜色为黄色或黄褐色、不燥不溏，理想状态就是香蕉形状。反之，大便干燥，或溏泄则有问题，脾胃越好之人用卫生纸越少。大便接触空气后，会变为黄褐色或绿褐色。大便颜色跟所吃食物有关系，如食用含铁量多的猪血，或服用某些药物，如铋剂、炭粉等，都能导致排黑便。食用大量绿叶蔬菜，则大便为绿色。大便白色、浅灰色者，多为胆汁排泄不畅、黄疸；大便红色，带血丝，多为大肠出血，或痔疮，或肛裂；大便黑亮如柏油，多为胃、大小肠出血，并停留较长时间。

三、小　　便

小便是否正常，可通过观察小便的次数、长短、颜色、气味、泡沫等加以辨证识别。正常的小便是无泡沫，气味正常而非烂苹果味，白天小便六七次，晚上零次或一次，每天的总体尿量大约是1500毫升。小便长、量多，或短少，长、多则里燥而伤阴，短、少则水停于里而土湿。正常小便颜色为淡黄色，即浅茶色，晨尿则颜色较深。小便异常的主要表现有：烂苹果味、有泡沫、次数过多或过少、尿量过多或过少、尿急、尿频、尿痛、尿淋、混浊、排尿不畅，以及颜色变为深黄褐色、浓茶色、红色、白色混浊等。

四、饮　　水

水是生命之源，新生儿体内含水量高达80%，随着年龄的增加而减少，成年人含水量降至约占体重的60%。成年人一日需水量在1900～2500毫升，包括饮水、食物中的水及内生水三大部分。体内水的排泄途径有小便、大便、皮肤流汗、呼气等。

正常情况下水的摄入量与排出量大约相等，以保持体液的恒定。

每天喝水过多，或过少，或喝水过多而小便也过多，都是身体不正常的表现。喝水的多少以是否口渴与每天的尿量为参照，保持每天正常的小便次数、尿量就可以，夏天因为出汗多而尿量变少一些也属正常。

五、汗　　水

一年四季春温、夏热、秋凉、冬寒，天气热时身体出汗，寒时无汗。人也要遵循自然规律，夏天适当出汗能带走皮肤里面的垃圾，则身体健康而少生病。空调不要开得很冷，别搞得夏天如冬天一样很少流汗，这样对身体健康不好。

过多地出汗既伤阴液，又伤阳气，出汗要合乎天时、活动、环境等。常见的不正常出汗有流冷汗，淡汗，黏汗，盗汗，黄汗，手足心多汗，腋窝多汗，会阴多汗，鼻头多汗，额头多汗，头皮多汗，常自汗出，动则出汗，天气不热而吃饭流汗等。此外，还有无汗症，就是皮肤表面少汗或完全无汗。以上出汗现象皆是身体不正常的表现。

六、睡　　眠

作息规律，尽量早睡不要熬夜，最迟在子时，即晚上 11 点就应睡觉。一觉睡到第二天早上起床，中间或者起床小便一次，没有失眠、无故半夜醒来的情况。睡觉时可能会做梦，但睡醒后只是依稀记得，不会记得很清楚；醒后精神好，手脚温暖，精力充沛，有种想唱歌吹口哨的感觉，这就是睡眠好的表现。人有心事时也会影响睡眠，主要是情志方面，比如总是想今天钱还赚得不多、哪件事情做得不好，这些只能从控制好自己情绪方面来解决。反之，如睡眠多梦、起床次数多、容易惊醒、早上起床额头有似痛非痛的感觉、没精力、困乏、手脚冰冷或偏冷，这些都是睡眠不好的表现。

七、情　　志

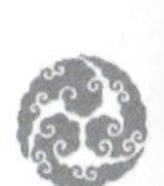

情志稳定，则少生病，就算生病，也能很快痊愈。情志者，即七情五志。七情者，表现于外的七种情绪，喜、怒、忧、思、悲、惊、恐；五志者，产生于内的五种神志，由五脏所主，肝木主怒、心火主喜、肺金主悲、肾水主恐、脾土主思。七情之病，即人每天接收的各种信息，皆能对应而产生七情，若七情过于激烈传之于内，郁其五志则五脏病生；五脏五志又反过来加强七情之过激，形成恶性循环。五志之病，即五脏由于其他原因而先生病，五脏病则表现其脏之神志，或怒，或喜，或思，或悲，或恐，通过七情体现于外。七情五志，一始于外，一生于内，相互作用而加重疾病，故内宜治五脏之病，外宜调七情之过，则精神恬静而病愈。有人平时工作、生活过于紧张，感觉不到身体微小的变化、极轻微的疼痛。当放假休息时，便感觉到身体轻微疼痛，以为是自己身体敏感所致，其实这是提示身体有疾病的表现。

八、手脚暖和

一年四季，春夏秋冬，自觉手足温暖而不觉热，头面的温度跟手足差不多。脾主四肢，故手足暖和之人，说明其脾胃的生理机能良好，能消化吸收营养而气血旺盛。女人腹部也要有温暖的感觉，如觉得凉、冷则身体已生病，或将生病。冬天手脚经常自觉冰凉的人，多为阳虚或阴阳、气血两虚。自觉手足心烦热者，则多为肝木下陷而相火上逆，若再加上心热烦躁，则为典型之五心烦热。

九、晨举敏感

男则晨举，女则乳房敏感。早上男人阴茎会勃起，睡眠则相火降入肾水补充肾阳，此为阳气充足的表现。当然不一定每天都有，如劳累或者某种原因没有晨举，也不要太在意。一般男人到了十几二十岁都会有正常反应，三四十岁减少，到了五六十岁更少。女人的乳房敏感度也是随着年龄变化而改变。

十、眼、耳、齿、发等

眼睛有神，记忆力好。心藏神，肝藏魂，心属火，肝属木，肝主目，木火升清，故双眼有神，而脑力足。耳朵灵敏，头发乌黑。肺藏魄，肾藏精，肺属金，肾属水，肾主耳荣发，肺金右降以生肾水。肾足则耳聪发黑。面色白里透红，或略带微黄色，纯尽无杂色。脾属土，土色黄，无杂色则脾胃气足。讲话中气充足，声音洪亮。牙齿坚固，牙齿颜色略带正常的淡淡的浅黄色。过早掉头发，或头发早白。

十一、不胖不瘦

胖人多阳虚、气虚，多痰湿；瘦人多阴虚火旺，或阴阳两虚，过瘦或者过胖都是亚健康的表现。

十二、手术切除人体组织器官

《孝经·开宗明义章》：“身体发肤，受之父母，不敢毁伤，孝之始也。”人身的每一个组织器官皆是父母赋予，也是人类不知经过多少万年的进化而成，皆有其特定的生理功能。医学也是在不断发展之中，以前看是无任何作用的器官如扁桃体、阑尾，现在却被证实是人体的免疫器官。若是被切除，自然会削弱免疫系统的功能而容易生病。

第七章 煎服药法

中药的煎煮方法将直接影响药效疗效，历代名医都十分重视中药的煎煮方法，如李时珍曰："凡服汤药，虽品物专精，修治如法，而煎药者鲁莽造次，水火不良，火候失度，则药亦无功。"

一、煎药器皿

煎药器具以陶瓷砂锅、玻璃养生壶、不锈钢锅等为佳，特点是耐酸、不与中药成分发生化学反应，忌用铝、铁、铜等器皿。

二、药材清洗

能清洗的药材可以用水快速清洗一遍，粉末状、小颗粒、易溶于水等药材，则不宜清洗。

三、药材捣碎

植物之根、茎、果实、种子，矿物之代赭石、生石膏，动物之龟板、鳖甲、牡蛎、龙骨等，皆宜用石臼捣碎。特别是种子类，如柏子仁、山苍子、杏仁、桃仁、莱菔子、白芥子、决明子、栝楼子、韭菜子、酸枣仁、川楝子、缩砂仁、草果等，不捣碎的话药效很难煮出来。角类药材，宜用刀刮成细末。

四、药材浸泡

很多药材干燥而不容易吸收水分，如芦根、茅根、灯心草、通草等，故宜酌情用冷水、室温水浸泡半至1小时。煮药用水以日常饮用水即可，轻压药材令下沉，水要高出药面三厘米左右。忌用沸水、温开水浸泡中药材，这会导致药材表面形成一层凝固物质，不利于药材有效成分的渗出。

五、煎煮药材

先武火煮沸，再用文火保持微沸状态，煮30～40分钟。一般药汁煮剩一碗多，即200毫升左右即可。武火将滚未滚之时，宜适当关小火，以免滚时药汁溢出锅外。特别是某些比较黏稠的药材，如知母、山药，或粉末状的药材等，在煎煮时药液很容易溢出锅外。煎煮过程可适当搅拌，若有必要，也可添加水量；药煎好后，宜趁热滤出榨渣取汁，以免有效成分沉淀在药渣上；若药材煮过火而部分煮焦，虽还有药汁也不宜服用。中药宜即煎即服，若间隔时间长，则药性皆变，药效降低。

六、煎煮次数

第一次煎好后，可煎第二次，将两次的药汁混合，再分两次服用。不必煎第三次，因煎两次后，药物所含的有效成分已大为降低。若急需服用的话，第一次煎好即服，不必煎第二次。若一天需服二次，可煎二剂。仅煎一次的药汁，其药效比煎两次的要好，宜优先选择。

七、先煎另煎

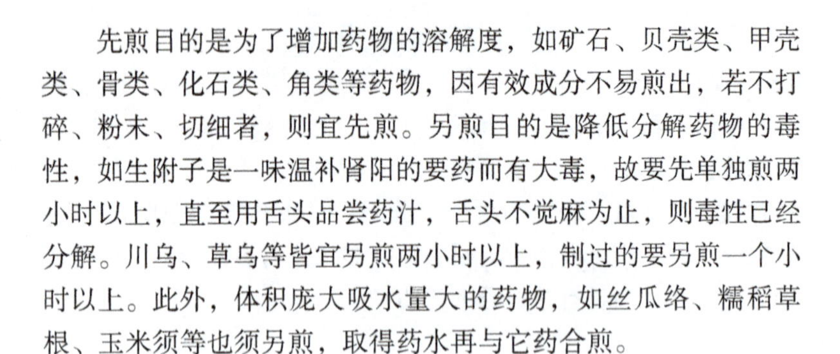

先煎目的是为了增加药物的溶解度，如矿石、贝壳类、甲壳类、骨类、化石类、角类等药物，因有效成分不易煎出，若不打碎、粉末、切细者，则宜先煎。另煎目的是降低分解药物的毒性，如生附子是一味温补肾阳的要药而有大毒，故要先单独煎两小时以上，直至用舌头品尝药汁，舌头不觉麻为止，则毒性已经分解。川乌、草乌等皆宜另煎两小时以上，制过的要另煎一个小时以上。此外，体积庞大吸水量大的药物，如丝瓜络、糯稻草根、玉米须等也须另煎，取得药水再与它药合煎。

八、后下药材

目的是减少挥发油损耗，以免破坏分解有效成分。外感解表药不宜久煎，宜后下之药在最后十五分钟放进煎煮即可，如薄荷、紫苏、桂枝、藿香等。

九、包煎药材

花粉类药物、如花粉、海金沙、蒲黄等；附有绒毛的药物，如旋覆花、辛夷、枇杷叶等，宜采取包煎避免绒毛脱落入汁液，服用时刺激喉咙而引起咳嗽。

十、烊化冲入

烊化即溶化，如阿胶、鹿角胶、蜂蜜、饴糖、芒硝等，可溶化后冲入汤剂，或药煮好后再入药汁中，待溶化后饮用。

十一、忌煎药材

生麦芽、鸡内金宜研粉服用，或打粉后加水煮至 80℃以上杀菌消毒。鲜青蒿不宜煎煮，榨汁直接服用。

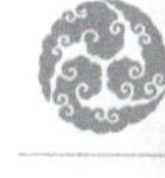

十二、榨汁兑入

如鲜韭菜汁、鲜胡萝卜汁、梨汁、藕节汁、生姜汁、鲜茅根汁、竹沥等。

十三、另煎兑入

贵重的药物，如田七、天麻、人参、西洋参、冬虫夏草、鹿茸、灵芝、海马等可单独煎煮取汁，再兑入煎好的药汁中同服，或直接打成粉，兑入药汁服用。麝香、灵芝孢子粉、熊胆粉、冰片粉、珍珠粉等，皆宜兑入药汁服用。

十四、药汁服法

中药每次煎煮所得的药汁为 200 毫升左右，宜两次煎后混合服用，上午、下午各服 1 次，婴幼儿宜分多次服用，观察病情变化，决定是否需要继续服用。不论何病，病愈即止，过犹不及。病在上焦者，宜饭后服；病在中下焦者，宜饭前 1 小时服；病在四肢者，宜早晨空腹服；病在骨髓者，宜饱食后夜晚服。健胃药或对胃肠有刺激的汤药以进食稍后再服为好，以减轻刺激肠胃。泻药、驱虫药宜空腹服。多数药汁宜温服，发汗药宜热服，清热药宜凉服。还有顿服法，即一次服完。频服法，即不限次数，少量频服。

十五、饮食忌口

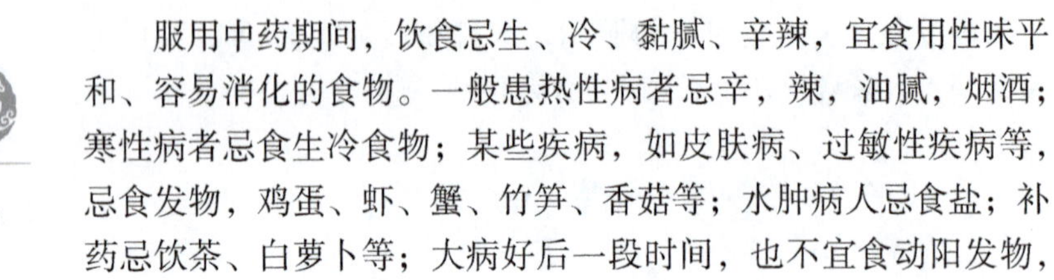

服用中药期间，饮食忌生、冷、黏腻、辛辣，宜食用性味平和、容易消化的食物。一般患热性病者忌辛，辣，油腻，烟酒；寒性病者忌食生冷食物；某些疾病，如皮肤病、过敏性疾病等，忌食发物，鸡蛋、虾、蟹、竹笋、香菇等；水肿病人忌食盐；补药忌饮茶、白萝卜等；大病好后一段时间，也不宜食动阳发物，且忌房事、防劳累。

第八章　药食性味

一、药性简述

中药之药性包括四气、五味、五色、升降浮沉、归经、有毒无毒、配伍、禁忌等。

药之四气为寒热温凉，一般寒凉药多具清热、解毒、泻火、凉血、滋阴等作用，主治热证。温热药多具温中、散寒、助阳、补火等作用，主治寒证。四气之外，又有一类平性药，其寒热属性不甚明显、药性平和、作用和缓。

药之五味为酸苦甘辛咸，酸能收，苦能坚，甘能缓，辛能散，咸能软。酸入肝木，酸味药具有收敛、固涩等功效；苦泻心火，苦味药具有清热、泻火、燥湿等功效；甘补脾土，甘味药具有补益、调和药性、缓急止痛等功效；辛散肺金，辛味药具有发散解表、行气活血等功效；咸入肾水，咸味药具有泻下通便、软坚散结等功效。五味之外，还有淡味、涩味药；淡味能渗能利，有渗湿利小便之功效；涩味与酸味，其功效相近，故有的医书把涩味归入酸味一类。

药之五色青赤黄白黑，青属木入肝、赤属火入心、黄属土入脾、白属金入肺，黑属水入肾，此五色之义。

升浮降沉，升浮即向上向外的作用，降沉即向里向下的作用。味薄者升，甘平、辛平、辛微温、微苦平之药，其象春；气厚者浮，甘热、辛热之药，其象夏；气薄者降，甘寒、甘凉、甘淡、酸平、咸平之药，其象秋；味厚者沉，苦寒、咸寒之药，其象冬。

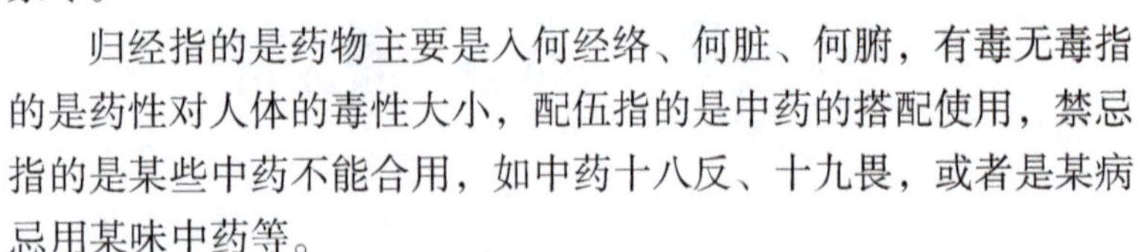

归经指的是药物主要是入何经络、何脏、何腑，有毒无毒指的是药性对人体的毒性大小，配伍指的是中药的搭配使用，禁忌指的是某些中药不能合用，如中药十八反、十九畏，或者是某病忌用某味中药等。

人身生病缘由五脏六腑运化失常，经脉气机升降紊乱，五行分离、一气偏见显现而病生。中医治病就是利用药物恢复人体气机之升降，五行平衡而病愈。

判断所服中药是否对证的标准是服药后，疾病症状是否有所减轻，患者的胃口、大便、小便、出汗、睡眠、精神等方面的变化，是否朝好的方向发展。具体可参考前文之辨证亚健康。若病有宿食、停痰、停水、瘀血者，则服中药后，或从大便，或从小便，或从汗出而去，皆能导致大便、小便、汗水等暂时的不正常。此种情形，不是药不对证，而是必须先去除宿食、停痰、停水、瘀血之后，气机升降复常，阴阳五行平衡而病愈。若病情严重很可能服用之中药对证，也不能马上感觉到疾病朝好的方向变化，此种情形不是医生或用药之误，病势使然也。

中医治病八法，汗、吐、下、和、温、清、消、补，用中药治病要做到汗而勿伤，吐而勿缓，下而勿损，和而勿泛，温而勿燥，寒而勿凝，消而勿伐，补而勿滞等境界。中医辨证准确无误，则治病效果如何，主要取决于所用中药是否得宜。基于中药对治病的重要性，故对中药的药性应有一个准确的认识。

本章介绍常用之药食同源、无毒或小毒之品，作为调治疾病的首选用药，以及常见食物之性味。

二、精选药食

精选常见、常用、无毒，既可做食物、食物香料、调味料、煲汤料、凉茶，又能当药材调治疾病；包含部分国家食品药品监督管理总局公布的药食同源、可用于保健食品，以及19种有毒之品，共365种。与《神农本草经》种数同，一种一度，以成一年。若能熟悉运用，则大部分疾病、包括亚健康皆能调治好。

（一）中土药食

1. 甘草

甘平缓，入脾、胃经。生用调中清热、利小便，炙用补中气，中土气旺则四象升降有序，肚腹胀满忌炙甘草。和解百药，与黑豆煮水饮服善解诸毒。甘草过量煎服则利小便而流失钾元素等。

2. 党参

古称人参，甘平，入脾、胃经。平补中气，和胃生津，止渴止咳。

3. 粳米

甘平，入脾、胃经。补中气，生津液，止燥渴，利小便。煮粥至极烂，冷却后表面一层粥油，适合婴儿、虚弱之人食用，功同参汤。炒熟磨粉者，性热燥湿，能止大便泻，加白糖也可。

4. 山药

甘平涩，入脾、肺经。色白入肺，味甘入脾，补土补金，补中清虚热，祛湿止泻，治遗精泄泻。子名山药豆，功用相同。肿胀、气滞等中满之证皆忌。

5. 大枣

干品甘温，入脾、胃经。补中益气，补血养颜，生津润肺，过食生热春季出痧，中满忌之。鲜枣甘凉，润肺安神。

6. 葡萄干

干品甘平，入脾、胃经，补脾胃中气，滋肾液，益肝阴。鲜品微凉，入脾、肺、膀胱经，清肺金而解渴，清膀胱热而利水，其力未及西瓜。

7. 桂圆

甘微温，入脾、心经。补脾养血，安志定神，治思虑劳伤心脾。鲜者补脾胃，果中圣品。龙眼核研末，名骊珠散，止血定痛，愈后无瘢。

8. 白扁豆

甘、微温，入脾、胃经。补中燥土，止渴止呕，除湿清暑，止泄泻痢，炒熟性温，止泻效佳。

9. 黄豆

甘平，入脾、胃经。补中气，清虚热，生津助湿。

10. 饴糖

即麦芽糖。甘平，糯米与鲜麦芽发酵煮得，入脾、胃、肝经。大补中气，能缓筋脉之拘急，善止虚劳之腹痛。湿糖如厚蜜者，建中汤多用之，凝强及色白者不入药。

11. 葡萄糖

甘平，入脾、胃经。补中益气，解毒补液，吸收快速，补充能量。

12. 红糖

甘微温，入脾、胃经。补中益气，活血补血，止痛舒筋。

13. 白糖

甘平，入脾、胃、肺经。补中润肺，清虚热，降浊怡神，营养成分比红糖差。

14. 冰糖

甘平，入脾、胃、肺经。补中润肺，生津液而止咳嗽，性聚而偏收敛。

15. 猴头菇

甘平，入脾、胃、心经。养脾胃，增免疫，宁心神，助睡眠。

16. 生姜

辛温，入脾、胃、肺经。发汗解表，温中散寒，降逆止呕，去滞开郁，善消腹胀、去痰湿、治感冒，通鼻塞，呕家圣药。姜皮辛凉，行水利湿。

17. 干姜

辛热燥，入脾、胃经。温中散寒而宣肺，暖脾胃而温手足，降呕逆而平喘咳，提脱陷而止腹泻，也治寒性之吐血。

18. 小茴香

辛温散，入脾、胃、肝经。理气开胃，散寒止痛，消食止呕，治寒疝。

19. 大茴香

又名八角茴香。辛热，入胃、肾经。温胃消胀，降气止呕，暖腰膝，疗寒疝。伪品如莽草果实有毒。

20. 花椒

又名川椒、蜀椒。辛热，入脾、胃、肺经。温中止痛，消食除胀，散寒止咳，杀虫止痒，治心腹冷痛，虫痛。治水肿及肾阳虚耳鸣。

21. 胡椒

辛热燥，入脾、胃经。温中散寒，消积除湿，治胃寒痛，祛寒痰，止寒泻。

22. 大蒜

生辛热，熟甘温，入脾、胃、肺经。温中下气，宣散通窍，善开胸膈，除寒湿，破恶血，攻冷积。外敷消痈肿，多食损目昏神。

23. 荜澄茄

山苍子，辛温，入脾、胃、肝经。温脾胃，散结气，止胀痛，降胃逆，除呕吐。治疝气阴痒，疗血吸虫病。

24. 荜茇

又名荜拨。辛温，入胃、大肠经。温中散寒，下气止痛，与荜澄茄性同。

25. 益智仁

辛温，入脾、胃经。温脾土，调中气，治遗精淋浊，疗带下崩漏。

26. 山柰

又名“沙姜”。辛温，入脾、胃经。温中下气，治心腹冷痛，寒湿霍乱。

27. 高良姜

又名南姜。山姜，入脾、胃经。温中散寒，治胃脘寒痛。种子名红豆蔻，温肺散寒，醒脾燥湿。

28. 草豆蔻

又名草果。辛热、香散，入脾、胃经。温中暖胃，降胃止呕，消食截疟，燥湿除痰，开胸腹结气，佐常山截疟。

29. 肉豆蔻

辛温、气香，入脾、胃经。温中燥土，消谷善食，善止呕吐，逐冷去痰，治冷积心腹胀痛，疗寒泻冷痢。

30. 白豆蔻

辛温，入脾、胃、肺经。温中化湿，暖胃呕吐，行气冲逆，散闷解郁。

31. 丁香

辛温，入脾、胃经。温中暖胃，消痞解秽，抑菌驱虫。

32. 厚朴

辛苦温，入脾、胃经。降冲逆而止咳，破壅阻而定喘，多用破气，少用通阳，止疼痛，消胀满。苦则降泻，与枳实、大黄泻实满，与杏仁降冲逆；辛温则散，与橘皮、苍术散湿满；与姜术并用，善开寒痰凝结；与芒硝大黄并用，善通大便燥结。

33. 苍术

甘温、辛烈，入脾、胃经。走而不守，燥土利水，泻饮消痰，开郁去满，理吐泄泻。

34. 白术

甘温、微苦，入脾、胃经。守而不走，补脾补中，燥湿利水，生津止渴，能止泄泻。

35. 茯苓

甘淡平，入脾、胃经。燥土利水，去湿消痰，除汗下之烦躁，止饮水之燥渴，捣碎煎。

36. 土茯苓

甘淡平，入胃、肝经。燥土泻湿，清热利水，通利关节，善治梅毒、恶疮。

37. 薏苡仁

甘淡凉，入脾、胃、肺经。燥土泻湿，利水通淋，清热润肺，善泻经络风湿，治水肿湿痹，疗扁平疣。阴虚无湿慎食，孕妇忌食。

38. 大豆黄卷

黄豆、黑豆芽晒干，甘平，入脾、胃、肺经。清热利湿，解表去暑，治暑湿感冒。

39. 白饭豆

甘淡，入脾、胃经。燥土利湿，治水肿，疗脚气。

40. 香薷

辛散、微温，入胃、肺经。温胃调中，降气止呕，利湿消暑，散心腹凝结。夏月发汗解表之要药，脾胃燥热及气虚者忌之。

41. 藿香

辛降、微温，入脾、胃、肺经。解表化暑，降逆止呕，开胃下食，善治霍乱吐泻，心腹绞痛。

42. 佩兰

又名零陵香。辛、微温，入胃经。降逆止呕，芳香化湿，解热清暑，发汗利尿，效与藿香近。

43. 旋覆花

辛苦咸、微温，入胃经。降逆止呕，化痰消结。性走散，脾陷虚弱者忌。

44. 沉香

辛苦、微温，入胃、肾经。降逆止呕，行气止痛，纳气平喘。

45. 神曲

甘辛温，入脾、胃经。健脾调胃，消食化谷，行气去滞。

46. 大麦芽

甘平，入脾、胃经。调中下气，消食化谷，回乳消胀，善消谷食。生麦芽通乳，炒麦芽回奶。

47. 谷芽

甘温，入脾、胃经。健脾开胃，消食化积。

48. 白萝卜

甘凉、入脾、胃经。行气消食，宽中化痰。生者气升，辛甘凉，气升则食自降，润肺化痰止消渴，清热止咳。煮熟降气，消食力弱。生萝卜汁注鼻能止头痛，加白糖水喝，止肺热、肺燥之咳。

49. 莱菔子

即萝卜子。甘辛平，入胃、肺经。行气消食，生者气升，善吐老痰、宽胸膈；熟者下气，定喘止咳。误服补药者，宜食之。

50. 黄皮果

甘酸、微温，入脾、胃、肝经。开胃消食，行气消胀，生津止渴，收敛退热，果核治疝气。

51. 山楂

甘酸、微温，入脾、胃、肝经。破气消食，善消肉积，散瘀去结，化痰消胀。痘疹不出者，山楂、紫草煎酒调服；山楂配红糖，善治女子闭经。消食宜新鲜，其效不错。多食破气，故也能回奶。

52. 陈皮

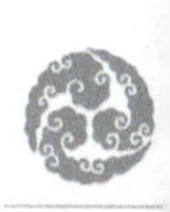

橘皮之久者，烈气消无燥散之患。辛苦温，入脾、胃、肺经，理中燥湿，消食化痰，止呕吐。凡补涩之品，必助陈皮以利气。

53. 枳实

辛苦酸、微寒，入脾、胃经。消宿食而除腹胀，泻痞满而去湿热，主消积化痰，麦麸炒用。

54. 柚子

柚肉，甘酸寒，入脾、胃经。行气而消胀满，降逆而止呕吐，消食而利大便，化痰而止咳嗽。柚皮，辛苦、微温，消食降逆，理气化痰，与橘皮同。

55. 佛手柑

辛苦酸、微温，入胃、肝经。降胃止呕，理气止痛，消食除胀，化痰止咳，生者多食耗气，虚人忌之。潮汕地区制成老香黄，其气缓，适合老人小儿消积食用。

56. 红曲米

甘温，入脾、胃、肝经。消食化积，活血化瘀，治产后恶露不尽，降低血脂、预防动脉硬化。凡活血去瘀、消食类孕妇皆忌之，慎服。

57. 炒三仙

即炒制麦芽、山楂、神曲，主消食。焦三仙则炒焦如黑炭，消食作用弱，类似于现代的食用活性炭粉末以去肠胃积毒而止泻下。瘦肉炒焦之炭末优于植物炭，善消老积。

58. 鸡屎藤

甘酸平，入脾、肝经。消食化积，消肿止咳，治小儿消化不良、疳积。

59. 鸡内金

甘平，入脾、胃、肝经。健脾消食，善消硬物，涩精止遗，通淋化石，宜打粉生用。治泻痢便数，噫气反胃，疗喉痹，鸡内金研粉吹喉，外涂疗寻常疣。

60. 猪胰

甘平，入脾、肺经。健脾胃助消化，益肺止咳，治消渴病，疗妇女子宫不洁。外治皮肤皲裂，制猪胰皂，消炎杀菌。

61. 猪肚

甘平、微温，入脾、胃经。补胃益气，止泻消渴。脾胃虚者，宜煮至极烂后喝汤留渣。

62. 猪蹄

甘咸平，入脾、胃经。生血化乳，与通草同煮至极烂，饮汤；或配青木瓜，或黄豆。

63. 淡豆豉

甘苦、微寒，入胃、肺经。发汗解表，调中下气，除烦宣郁，善清胸膈湿热、浊瘀。得盐能吐，得葱白发汗，名葱豉汤，用代麻黄汤。咸豆豉，咸平，调脾和胃，解鱼腥毒。

64. 砂仁

辛温、香窜，入脾、胃经。开胃醒脾，行郁消满，可升可降，治腹痛痞胀，疗食物吞咽阻滞、顺气安胎。调中而不伤正气，理脾胃之上品，虚人最宜。

65. 广木香

又名云木香。辛苦燥、微温，入脾、胃、肝等诸经。升降诸气，泄肺气，疏肝气，行胃气，和脾气，降胃逆，止呕吐，善消食，敛泄利，消胀痛，治一切气痛。服之令人产生饥饿感。马兜铃根称青木香，苦寒，非本品，多服伤肾，慎服。

66. 槟榔

辛苦温，入脾、胃、肺经。行气降浊，消食除胀，磨坚行瘀，驱虫戒烟。鲜果食之面色潮红如醉状，多食损元气。果皮名大腹皮，行气宽中，行水消肿。

67. 乌药

辛温、香窜，入脾、胃等诸经。宣散顺气，消胀泻满，行气止痛，专治气病，疗宫寒腹痛、疝气疼痛等。气虚、气热忌用。

68. 白菜

甘、微凉，入胃经。养胃生津，除烦解渴，清虚热。黄芽菜为大白菜的一种。

69. 石斛

甘淡凉、微咸，入胃、肾经。益精养阴，生津止渴，益胃气，清虚热，治虚热自汗，胃阴不足。

70. 凉粉草

又名仙草、草粿草。甘凉，入胃、肝经。清热消暑，凉血解毒。煎煮取汁，再加入淀粉可制成凉粉，消暑解渴之佳品。

71. 酸石榴

甘酸温，张锡纯认为微凉，入胃、大肠、肝经。治肝虚风动，收敛相火、肺气，皮涩、连皮善止泻痢，疗女子崩带。酸石榴入药，甜石榴做水果。酸角性与酸石榴近，清热解暑，生津止渴，消食化积，孕妇止吐。

72. 拐枣

又名枳椇。甘平，入脾、胃经。枳椇子凉，清热利尿，止渴除烦，专解酒毒，鲜果甘甜。

73. 蜂蜜

甘平，入脾、胃、大肠经。补中益气，润肺止咳，润肠通便，补胃阴，安心神。生蜜凉、熟蜜温，土湿便溏者，勿服生蜜，白蜜性同。不宜久服之以疗便秘，1 周岁以下婴儿忌食，忌与葱同食。

74. 黄精

甘平，入脾、胃经。滋阴补液，润心肺燥。

75. 大黄

苦、大寒，入脾、胃、大肠、肝经。其性降沉，走而不守，泻热通便，荡涤肠胃，推陈致新，善功大肠燥屎、破瘀血、热性吐血。过服伤阴败阳，虚弱者忌之。

76. 芒硝

咸苦寒，入胃、大肠经。泻热通便，润燥软坚，荡涤肠胃，推陈致新。

77. 生石膏

辛、微寒，入胃、肺经。透表解肌，发表清热，泻火存阴，生津止渴，善泻胃热、清头脸、咽喉、瘟疹之热、外感实热。脾胃寒者勿服，煅石膏性敛不可内服。

78. 伏龙肝

又名灶心土。辛温，入脾、胃经。调中止血，去湿消肿，治腹泻下血，疗孕妇呕吐。

（二）木气药食

1. 黑豆

甘凉，收敛，入肝、肾经。滋肝阴，补肾水，养木而息肝风，有白芍药之效，以黑皮绿肉者良。

2. 白芍

酸苦、微寒、收敛，入肝、胆经。入血分，滋肝阴，息肝风，清胆热，止泻痢，降相火，除心烦，舒筋脉，善止腹痛。产后忌用，用之酒炒。

3. 地黄

鲜生地黄，甘苦寒，入肝、脾经。入血分，滋肝凉血，养木熄风，止消渴，收疏泄，滑大便。干地黄凉，行瘀凉血，退虚热。熟地黄炮制和酒蒸晒，故微温，滋阴补血。过服败脾阳，滞中气，致胸腹胀满。地黄越久煎，越不滞脾胃。

4. 玄参

甘咸、凉、微苦，入肝、肾、肺经。滋肝阴，凉营血，清肺热，生肾水，解热毒，治阴虚发热，产后热证之轻者，热重宜白虎汤者，可用山药代粳米，玄参代知母。若与党参同用，可济玄参之凉。产后忌用凉药，有外感实热者，可用玄参、石膏。

5. 阿胶

驴皮所制，甘平，入肝经。滋肝阴，补血液，养木息风，善止疏泄，缩减小便。驴肉，酸平，多食动风，反荆芥。

6. 黄明胶

又名牛皮胶。甘平，入肝经。滋肝阴，补血液，养木息风，善止疏泄，缩减小便。功与阿胶近，可代替用。

7. 小麦草

甘、微凉，入肝经。升中有降，疏通肝胆，清肝胆热，善治黄疸，能消胆炎，碱性食物。

8. 杭白菊

又名甘菊花。甘凉，入肝经。清头目热，凉血息风，明目，苦者勿用。

9. 大蓟

又名大刺儿菜。甘苦凉，入肝经。行瘀血而止新血，消痈肿，凡热性之咯血、吐血、衄血、二便下血，服之皆愈。又善治肺病结核、输卵管不通、促排卵。根比叶茎效强，鲜者不宜久煎。小蓟，清热凉血，治热性之出血，性与大蓟同，功比大蓟弱。

10. 莓茶

甘苦凉，入肝、肾经，降血压，减血脂，消炎杀菌。内治呼吸道感染、咽炎，外治轻证之皮肤病。干品叶有白霜，莓茶之一大特点，冲好茶放几天而不变质。

11. 鸡骨草

甘凉、微苦，入肝、胃经。清湿热，退黄疸，止疼痛。

12. 茅莓根

苦涩凉，入肝、脾、肾经。清热凉血，散结止痛，利尿消肿，民间常用于治疗癌症、尿结石。果实似覆盆子、蛇莓，甘酸凉，可食，效比根差。

13. 仙鹤草

又名脱力草。苦涩凉，入肝、心经。收敛止血，补虚消积，杀虫截疟，抗癌解毒，治妇人阴道滴虫、生疮、痒烂。

14. 叶下珠

甘苦凉，入肝、脾经。清热解毒，利水消肿，明目消积，治病毒性肝炎，保肝、护肝。

15. 白花蛇舌草

甘凉，入肝、大肠经。清热利尿，抗毒杀菌，消痈止痛，癌症要药，治阑尾炎，疗蛇伤。

16. 半边莲

甘凉，入肝、胆经。清热解毒，利尿消肿，癌症要药。治蛇伤，宜内服外敷。

17. 半枝莲

辛凉、微苦，入肝、肺经。清热解毒，消肿止痛，治蛇伤、癌症要药。

18. 三叶青

甘凉、微苦，入肝、脾经。清热解毒，活血止痛，杀菌消肿，增强免疫，抑菌杀毒，不伤脾胃，治蛇伤、癌症要药。

19. 七叶一枝花

又名重楼。苦寒，入肝经。清热解毒，活血化瘀，抗毒杀菌，消肿止痛，治蛇伤、癌症要药，外敷疗缠腰蛇。

20. 马齿苋

酸寒，入肝、大肠、肺经。清热凉血，行血消肿，降胆固醇，利大小便，消炎杀菌，外敷痈疮。治扁平疣，肺结核、咯血、赤白痢、血淋等。

21. 青蒿

又名黄花蒿。辛苦寒，入肝、胆经。辛香透散，清利湿热，解暑截疟，治血吸虫。鲜青蒿榨汁服用，为治疟疾之特效药。

22. 茵陈

辛苦、微寒，入肝、胆、膀胱经。清利湿热，利胆退黄，阴黄阳黄，皆为要药，最清湿热。少阳有邪而身弱阴虚不任柴胡之升散者，皆可以茵陈代替。

23. 牡丹皮

辛苦、微寒，入肝经。清血热，行瘀血，清肝热，解木郁，息肝风。

24. 栀子

苦寒，入肝、心、肺经。清肝心火，泻火除烦涤浊瘀，清热利湿去黄疸，脾胃虚弱者忌服。

25. 槐实

又名槐角。苦寒，入肝、大肠经。清热凉血，润肠消痔，明目止泪，清心除烦。善清下热，用之疗便秘、便血、吐血，过服伤脾阳。槐花凉、功同，效比槐实差。

26. 黄芩

苦寒，入肝、胆、肺经。清肝热而断泻利，泻胆热而止上呕，治肝胆湿热，疗肺热咳嗽，也清脾胃热。

27. 龙胆草

苦、大寒、微酸，入肝、胆经。清热退黄，凉血泻火，清下焦湿热。其泻肝胆实热之力，倍于白芍药，收敛肝胆虚热，则不如白芍。

28. 板蓝根

又名菘蓝。马蓝的根茎，甘苦寒，入肝、胃、经。清热解毒，凉血消肿，泻火定惊。治感冒、腮腺炎、肝炎、肺炎等。叶可提取色素即青黛，功同，也可当大青叶使用；可做面膜消斑、染发、画眉等。

29. 白蔹

苦、微寒，入肝、胆经。清降胆逆之上火，泻肝木下郁之热，散结气生肌止痛。

30. 决明子

甘苦、微寒，入肝、大肠经。清肝明目，润肠通便，治疗便秘，脾胃寒者忌之。

31. 白头翁

苦寒，入肝、胆经。善清肝胆郁热，凉血而止泻痢。

32. 秦皮

苦寒、酸涩，入肝、胆经。清肝木之郁热，止风木之疏泄。

33. 黄柏

苦、大寒，入肝、脾、膀胱经。泻脾土湿热，清肝木郁蒸，调热利下重，理黄疸腹满。

34. 溪黄草

甘苦、性寒，入肝经，清肝胆热，利尿退黄，主治肝炎、胆囊炎。干品叶有白霜，与莓茶相似。

35. 地榆

苦酸寒，入肝、大肠经。凉血止血，清热解毒，消肿敛疮，善清下焦热证。

36. 紫草

甘咸寒，入肝、心包经。凉血活血，解毒透疹，治烧烫伤，能做色素。

37. 夏枯草

辛苦寒，入肝、胆经。凉血泻热，散结消肿，治肝热，疗淋巴结核。

38. 灯笼草

又名酸浆。苦寒，入肝、脾经。清肝热，利水消肿，消炎降火，治热咳，疗咽痛，可外敷毒疮。果实可食用，成熟深蓝色。北方称姑娘果，苦甜酸寒，功效与全草同，红姑娘果比黄姑娘果寒。

39. 龙葵草

苦寒，入肝、脾经。清肝明目，散瘀消肿，外敷治疮痈肿毒。果实酸甜，可食用，治咳嗽、喉痛。

40. 苦瓜

苦寒，入肝、心经。清热除烦，清心明目。苦瓜含类胰岛素物质，今人喜用之降血糖，多食寒胃败火。

41. 积雪草

辛苦寒，入肝、肾经。清热利湿，解毒消肿，治湿热黄疸，石淋，血淋。

42. 茄根

甘寒，入肝经。清热利湿，祛风止咳，收敛止血。煮水外洗治冻疮、冻伤。

43. 猪胆

苦寒，入肝、胆、大肠经。补阴，润大肠结燥，泻肝胆火而不伤脾胃，体内阴寒胜而格阳者，宜加猪胆汁引热药下行。治阴虚、黄疸等，宜干燥制成粉末，再煮服。

44. 熊胆粉

苦寒，入肝、胆经。清肝泻热，滋阴养木。清肝明目，治毒疮、去眼翳。

45. 肉苁蓉

甘咸温，入肝、肾、大肠经。补肝肾，暖腰膝，健筋骨，滋木息风，养血润燥，润大肠而不败脾阳，比地黄善。

46. 当归

甘温、辛苦，性散，入肝经。血中气药，温润肝血，温经散寒，止腹寒痛，寒疝甚良，善滑大肠，善调血痹，肝热忌之。归头止血而上行，归身养血而守中，归尾破血而下流，全归活血而不走。

47. 川芎

辛温、微苦，入肝经。血中气药，升发肝气，祛风止痛，辛散温通，走而不守，疏肝解郁，散滞气而化瘀血。治偏头痛加引经药，太阳羌活，阳明白芷，少阳柴胡，太阴苍术，少阴细辛，厥阴吴茱萸。

48. 松花粉

辛、微温，入肝、脾经。升气提神，收敛止血，燥湿敛疮。纯天然的小儿爽身粉，治红屁股、湿疹等。

49. 乌梅

青梅烟熏黑者为乌梅，酸温涩，入肝经。补木气，息肝风，助疏泄，利小便，生津液，消饮食，涩大肠，止泻痢，安蛔虫。青者盐水腌制，药效好过乌梅，其汁名酸梅汤，消食退烧。

50. 木瓜

又名宣木瓜。酸涩温，入肝、脾、肺、经。和胃燥湿，敛肺固肠，平肝舒筋，调营和卫，治湿痹骨痛，肌肤麻木。今水果店常见的红心木瓜，称番木瓜，非药用。另有广西产的白肉青木瓜，苦涩，微寒，通乳产奶，丰胸。

51. 韭菜

辛温、微酸，入肝、胆、肾经。降胆调营，消散瘀血，暖胃补肾。韭菜子，补肝肾，助命门，治腰膝软弱，疗遗精溺血。

52. 艾叶

辛苦温，入肝、胆经。通经脉而逐寒湿，温经降胆而止血，治肝寒腹痛，血热、肝热者忌。外用艾灸，补调元气。

53. 酸枣仁

甘酸润、入胆、肝、心经。补肝胆，收虚汗，除烦躁，敛神魂，助睡眠。炒熟者酸温香，兼醒脾。

54. 刺蒺藜

又名白蒺藜。甘辛苦、微温，入肝、肾。平肝解郁，活血明目，祛风止痒，治虚劳腰痛、遗精带下。提升睾酮，长肌肉，疗阳痿，促排卵。

55. 黄酒

辛温，入肝、胆经。黄酒重浊入血分，温血脉，散风寒，去凝瘀。温行药力，治腹中寒痛，产妇宜适量饮之。

56. 醋

苦酒，酸温，入肝、胃经。下气消食，清咽喉而消肿痛，敛风木而散凝瘀，外用治癣。主收敛，风寒外感忌。

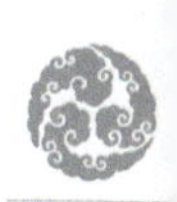

57. 山茱萸

酸涩温，入肝、肾经。温肝木而止疏泄，敛津液而缩小便，敛中有行，敛正气而不敛邪气。收敛元气，调肝要药，善治肝虚、产后自汗，去核用。

58. 柠檬

辛苦酸、微温，入肝经，收敛止疏泄，生津、解暑、开胃、助消化。今人不分四时而当茶泡饮，则有碍气机之升发。

59. 羊肉

绵羊甘温，山羊甘热，入肝、脾、胃经。温脾暖胃，补气益精，温肝止痛，疗寒疝，不可同南瓜食。羊肝甘凉，补肝明目；羊脑、羊骨髓甘温，治脑补肾；羊血咸平，补血补铁；羊肺甘平，补肺气，治肺痿；羊心甘平，补心；羊胆苦寒，清胆热，补胆汁；羊肾甘平，补腰肾；羊膀胱甘咸凉，治遗尿；羊肚甘温，补胃益气；羊肠甘温，补气固精。

60. 柴胡

苦、微寒，入少阳胆、肝、三焦经。发汗解表，疏散肝气，清降足少阳胆经郁火，升手少阳三焦经相火，主寒热往来、胸胁苦满、心烦喜呕，口苦咽干，胆气降则不克胃腑，有推陈致新之功。柴胡治气热，连翘疗血热。

61. 青皮

橘之青者，辛苦温，气烈，入肝、胆经。泻下焦肝气，疏肝解郁，破滞结块，治胁痛多怒，疝气乳痈。最能发汗，气虚及出汗多者忌用。

62. 枳壳

辛苦酸、微寒，入肝、胃经。入气分，理气去滞，疏肝解郁，治胸痹结胸、咳逆，气虚者忌。

63. 橘核

辛苦平，入肝、肺经，治疝气痛、乳房红肿化脓。炒后调酒服，治腰肾冷痛。

64. 香附

莎草根，辛苦温、燥，入肝经。通经络，开郁止痛，治肝气郁结诸证，久服燥肝、燥血。

65. 郁金

辛苦寒，入肝、心经。行滞气，散肝郁，破瘀血，治疼痛。

66. 郁李仁

辛苦，入肝、大肠经。理肝胆气，破血润燥，滑肠通便。春天肝木气实之人宜食李子。

67. 延胡索

又名元胡。辛苦温，入肝、脾经。行气止痛、活血散瘀，破血行经，善止疼痛，宜制过用。破血生用，调血炒用，酒制上行。

68. 玫瑰

玫瑰花，甘、微温、微苦，入肝经。行气和血，舒肝解郁，调经止痛。治胁痛，久服气虚，月季花功近。玫瑰果又名刺玫果，酸苦、微温，入肝、脾经，健脾消食，活血化瘀，舒肝解郁，富含锌、铁、硒等微量元素，维生素C之王。

69. 王不留行

苦平，入肝、胃经。通经活血，下乳消肿，治乳痈肿痛。俗语云：“穿山甲，王不留，妇人服之乳长流”。

70. 丝瓜络

甘平，入肝、胃、肺经。清热解毒，利尿消肿，通经络，治乳汁不通，疗胸胁胀痛。

71. 莪术

又名黑心姜。辛苦温，入肝经。消瘀通经，理气中之血，通肝经聚血，治心腹诸痛、女子瘀血。

72. 三棱

辛苦平、燥，入肝经。消肿止痛，通乳堕胎，消结块，善破老瘀血、女子瘀血，理血中之气，功近香附而力大。

73. 沙棘

酸平，入肝、肺经。活血化瘀，通经止痛，止咳化痰，降血脂，溶血栓，治心痛。鲜沙棘果富含维生素 C，沙棘油可做护肤品，美白去斑、去痘、疗烫伤。

74. 益母草

辛寒、微苦，入肝经。活血化瘀，调经去恶露，治下焦血证、带证，女子良药。

75. 泽兰

辛、微苦、微温，入肝、脾经。活血化瘀，利水消肿，调经止痛，女子良药。泽兰根别名地参、土冬虫草，效优于茎叶。

76. 莲房

苦涩温，入肝经。活血化瘀，疗产后瘀阻，恶露不尽。酒煮服，治胎盘不下。水煎饮，解野蘑菇毒。

77. 丹参

甘凉、微苦，入肝经。活血祛瘀，凉血消痈，调经止痛去恶血，行血之良品，功同四物汤。

78. 桃仁

辛苦、微温，入肝、膀胱经。行经脉而破凝瘀，活破血而化结块，滑利而润大便燥结。治膀胱血结，行血连皮，润燥去皮。桃树干上分泌的胶质，俗称桃胶，甘平，治石淋作痛，日三服。桃胶也可适当食用。

79. 红花

辛苦、温润，入肝经。活血通经，散瘀止痛，去恶露，红花酒善治妇女风病、腹痛，孕妇忌用。

80. 藏红花

辛苦平，入肝经。活血化瘀，散瘀止痛，功与红花近，今之珍贵品。

81. 蒲黄

香蒲草的花粉，甘凉，入肝经。活血去瘀，治心腹血气痛，疗跌打损伤，与干姜为末擦舌消胀，炒黑止血。与五灵脂等分生研，名失笑散，加醋少许，煎数沸连渣服之，善愈产后腹痛。

82. 三七

又名田七。甘温、微苦，入肝经。行瘀血而敛新血，散瘀止血，消肿定痛，也治吐血，血病之上药。肠痈下痢色紫腥臭，杂以脂膜，此为肠烂欲穿，可用三七化腐生新以治之。红色鲜血宜止，黑色瘀血宜行，外伤出血，涂抹即止。

83. 乳香

辛苦、微温，入肝经。透窍理气，活血化瘀，消肿止痛，祛风伸筋，善止心腹诸痛。

84. 没药

辛苦平、入肝、脾经。化瘀活血，消肿止痛，消炎生肌，常与乳香并用，生者佳。

85. 血竭

甘咸，入肝、脾经。活血化瘀，止血定痛，敛疮生肌。

86. 姜黄

辛苦温，入肝、脾经。行气化瘀，散结消肿，通经止痛，理血中之气，治心腹疼痛，疗跌扑瘀血。可做食用黄色素，沾手不易洗掉。

87. 大血藤

又名红藤。苦平，入肝、大肠经。活血通络，解毒消痈，祛风杀虫。治风湿痹痛，月经不调，跌打损伤；配紫花地丁或蒲公英，疗急、慢性阑尾炎。鸡血藤与红藤相像而功效不同，甘苦温，入肝、肾经，主养血补血，治月经不调。

88. 徐长卿

辛温，入肝、胃经。活血止痛，祛风化湿，利水止咳，治风湿、皮肤病如荨麻疹，疗跌打损伤，能医蛇伤，善止疼痛，如胃痛、牙痛、风湿痛等。

89. 五灵脂

辛、微温，入肝经。活血化瘀，调经止痛，行血宜生，止血宜炒。治血崩之义与荆芥穗、防风同。

90. 赤芍

酸苦、微寒、散泻，入肝经。凉营血，泻肝热，散恶血，消坚积。

91. 茜草

苦咸、微寒，入肝、肾经。凉营血，行瘀血，敛新血，治热性血证。

92. 蛴螬

咸、微温，入肝经。活血化瘀，善消结块。蛴螬吐出的黄水外涂伤口，或调酒内服能治疗破伤风抽搐。

93. 地龙

即蚯蚓，辛咸寒，入肝、脾、肺、膀胱经。清热定惊，通经活络，活血化瘀，定咳止喘，溶血栓，消静脉曲张，治小便不通、前列腺炎，预防心脑血管疾病等。

94. 防风

甘辛、微温，入肝、脾经。燥脾土而泻湿，解木郁而熄风，燥土湿故而肝风熄，非发散风邪也，治风湿疼痛，舒筋脉。

95. 天麻

辛温，入肝经。气分药，通关透节，泻湿除风，治中风瘫痪，腰膝牵强，手足拘急。

96. 僵蚕

辛咸平，入肝经。息风止痉，祛风止痛，化痰散结，治口眼歪斜、惊痫抽搐等。

97. 猪血

咸平腥，入肝、心经。息肝风，补血液，清肺尘。

98. 猪肝

甘苦温，入肝经。大补肝气，明目补血，与鱼肝油等富含维生素之品同服，治夜盲症。

99. 灵芝

灵芝皆有安神、补元气、保肝解毒之功，治糖尿病、前列腺炎、肿瘤等。灵芝孢子粉与灵芝功同，性升。黑芝，咸平，入脾、肾经，主癃闭，利小便，益肾气。青芝，酸平，入脾、肝经，主明目，补肝气。白芝，辛平，入脾、肺经，主咳逆上气，益肺气。黄芝，甘平，入脾、胃经，主胃邪，益脾气。紫芝，甘温，入脾、心经，益心气，敛心神，疗心悸气短。

100. 蜂王浆

甘辛酸、平润，入脾、胃经。补脾生血，益精补气，延年益寿，疗糖尿病，抗菌消炎，悦面容，身体肿块者忌食。

101. 蜂花粉

甘温或凉，入肝、脾经。活血补血，美容养颜，增强免疫力，富含各种营养元素，如生物激素、维生素、蛋白质、铁等。

102. 蜂胶

辛苦，入肝、胃经。降压降脂，美容养颜，愈合伤口，善杀菌抗毒。治溃疡，疗痛风，浸酒外涂可改善鼻炎。

103. 蜂蜡

甘涩、微温，入肝、胃、大肠经。滋阴养木护肝脏，止痛生肌愈溃疡，内服治赤白泻痢，疗荨麻疹皮肤病。外用消炎杀菌，敛疮生肌。

（三）火气药食

1. 莲子

甘平涩，入心、肾、脾经。养心安神，补脾止泻，益肾涩精，黑壳老熟莲子效优。

2. 莲子心

苦寒，入心经。清降心火，敛液止汗，安神助眠，降低血压。莲花甘凉，清心凉血、解热消暑。

3. 茶

甘凉，入心经。清心醒神，清热除烦，消食化痰，下气利尿。绿茶最凉，脾胃虚寒忌之。

4. 苦丁茶

甘苦寒，入心、肝经。凉降心火，疏风清热，功同茶叶，其性更寒，不宜多饮，脾胃虚寒慎饮。

5. 桂枝

甘辛、温燥，入心、肺、膀胱经。温通经络，发汗解表，治外感，和营卫，实卫气，达肝木。能散能升能降，散能治外感，升可提肝脾下陷，降能止奔豚、安惊悸、利小便，解木郁补心阳，止阳虚自汗，温病、血热忌桂枝、肉桂。

6. 灯心草

甘淡凉，入心经。清降心火，安神除烦，生津止渴，利水通淋。

7. 黄连

大苦、大寒，入心经。清心除烦，燥湿退热，泻心消痞，治脑膜炎、脑部充血，湿热诸证。泡开水候温洗目，能消眼睛胀痛。

8. 连翘

苦凉，入心、肺、肝经。轻浮宣散，透表解肌，清热凉血，消痈散结，疮家圣药。

9. 菖蒲

辛苦温，入心、肾经。益智开窍，祛湿逐风，善开胸膈，祛痰开窍。

10. 远志

辛酸苦、微温，入心、肾、肝经。升发肾气而达于心，益智安神助睡眠，祛痰开窍疗惊悸。

11. 茯神

茯苓抱有松根者，甘淡平，入心、脾、胃经。宁心安神，治心悸失眠，其他功效与茯苓同。

12. 合欢花

甘平，入心、肝经。解郁安神，活络止痛，助睡眠。

13. 夜交藤

甘平、微苦，入心、肝经。养心安神，祛风通络，助睡眠。

14. 红景天

甘苦凉，入心、肺经。益气活血，清肺止咳，降气平喘，治胸痹心痛，改善高原反应。

15. 珍珠

甘咸寒，入心、肝、胆经。安神定惊，清热滋阴，止渴除烦，明目去翳，富含碳酸钙，外涂收敛生肌。

（四）金气药食

1. 薄荷

辛凉，入肺、肝经。发汗解表，泻卫退热，清利头目，消散风热，多服耗散真气。温病发汗用薄荷，伤寒发汗用麻黄。

2. 葛根

甘辛凉，入大肠、肺经。发汗解表，解肌退热，生津止渴，除项背牵强酸痛，升手阳明大肠经而降足阳明胃经，治前额、头顶痛。柴葛入药，粉葛作食物，葛花解酒。

3. 牛蒡子

辛苦凉，入肺、大肠、胃经。润肺解热，散风热，消诸肿，利咽喉，理痰嗽，发痘疹。治风热感冒，疗咽喉肿痛。牛蒡根苦辛凉，功与子同，善清暑热。性滑利，虚寒泄泻者忌服；便秘、“三高”者不可久服。

4. 蝉蜕

甘咸凉，入肺经。发透痘疹，宣散风热，降泻肺气，利咽开音，咽喉肿甚者，宜少用之，三克以内。

5. 桑叶

甘，微苦、微寒，入肺、肝、胃经。清肺热，止燥咳，降肺气，散风热，除目疾。治红眼病，采经霜者，煎汤洗眼。

6. 荷叶

辛苦凉，入肺、肝经。发汗解表，升发阳气，清湿热，通水道，发豆疹，散瘀血。平和易得，用之透疹，胜于龙脑，多服寒胃。今人喜长期饮用荷叶茶减肥，甚不合适。

7. 浮萍

辛、微寒，入肺经。发表出汗，清热透疹，泻湿消肿。

8. 升麻

辛苦、微寒，入肺、大肠、胃经。发表透疹，引药上行，升手阳明大肠经而止脱陷，利咽喉而止疼痛。

9. 紫苏叶

辛温，入肺经。发汗解表，温肺降逆，定喘止咳，消散风寒。苏子功同苏叶，下气化痰，平喘，润肠。苏梗理气调中。

10. 葱白

辛温，入肺经。发汗解表，煊通发散，通阳破阴，祛风解表。生辛散、熟甘温，取白连须用，葱忌同蜜食。

11. 罗勒叶

又名九层塔、金不换。辛温，入肺、膀胱经。发汗解表，化湿和中，行气活血，散瘀止痛。

12. 荆芥

又名假苏。辛温，入肺、肝经。发汗解表，散寒除湿，疏木熄风，治口鼻歪斜，筋脉拘急，血痢、女子血崩。连穗用，善升发，治血证宜炒黑。

13. 芫荽

胡荽，辛温，入肺、胃经。发表透疹，消食下气。多食损目，凡内伤病忌之。

14. 香茅

辛、微温，入肺、胃经。清暑透表，利湿和胃，平喘止咳。

15. 白芷

辛散燥、微温，入肺、大肠、脾经。解表散寒，祛风燥湿，消肿止痛，治阳明头目昏痛，眉棱骨痛，牙痛、鼻病等。

16. 羌活

辛苦温，入肺、肝经。发表散寒，通关逐痹，祛风止痛，独活性同。可用于伤寒发汗解表，发散卫气，性列于麻黄，过量服用，易致呕吐。内中风者，皆阴虚血虚而气弱，宜忌之慎服。

17. 黄芥末

黄芥子磨粉，辛辣温，入肺、胃经。温中开胃，通行经络，发汗散寒，利气豁痰，止喘宁咳，消炎杀菌，功与白芥子同。黄芥末为正宗，绿芥末是山葵根或辣根所制。

18. 辛夷

又名木笔花。辛温，入肺、胃经。发表散寒，降泻肺胃，治风寒感冒、头痛、鼻塞、收涕、齿痛。

19. 皂荚

又名皂角。辛咸温、苦涩燥，入肺、胃经。开闭塞而清痰涎，通气道而降冲逆，散肺气而止咳嗽，研末吹入鼻，取喷嚏而救昏迷。可用于洗头发、洗手等。皂荚刺善溃肿块毒疮。皂角米甘温，泡发黏稠，可适量食用。

20. 鸡蛋清

鸡子白，甘凉，入肺、肾经。滋阴润肺，清热除烦，疗咽喉之肿痛，发声音之喑哑。蛋清性收敛，外敷治疗烧伤、抗菌。

21. 糯米

甘、微温，入肺、脾经。滋阴润肺，补脾肺虚寒，坚大便、缩小便、收自汗。糯米炒熟磨粉功与粳米同。

22. 酥梨

又名雪梨。甘凉、微酸，入肺经。清心凉肺，润肺止渴，消痰止咳，治消渴病。生者偏清热，熟者偏滋阴。

23. 橄榄

甘酸、涩凉，入肺、胃经。开胃生津，化痰涤浊，下气除烦，清利咽喉。

24. 罗汉果

甘凉，入肺、大肠经。清利咽喉，润肺止咳，润肠通便。鲜果效佳，有点麻舌。

25. 苋菜

甘凉，入肺、大肠经。清热利湿，清肝明目，止赤白痢。煮苋菜汤之蒸气熏目，有明目之效。刺苋菜，其根微寒，清湿热。

26. 冬瓜

甘平，入肺、膀胱经。清肺热，解诸渴，利水除烦，消水肿，治暑湿。

27. 西瓜

甘凉，入肺、胃、膀胱经。清热除烦，生津止渴，通利小便。夏月食之，最清暑热，有天生白虎汤之称。

28. 绿豆

甘凉，入肺、膀胱经。清肺热，解暑湿，止烦渴，利小便，绿豆芽榨汁生服，解毒。

29. 玉竹

甘平，入肺经。滋阴清热，生津润肺，解渴除烦，降气止咳。中和之品，多服乃效。

30. 南沙参

又名粉沙参、明党参。甘凉，入肺、胃经。滋阴润肺，清热化痰，益胃生津。

31. 北沙参

甘凉，入肺经。专补肺气，滋阴润肺，清上焦郁火，其性轻缓，多用乃效。肺家气分中之理血药，理血阻于肺。

32. 百合

甘凉、微苦，入肺、心经。滋阴润肺，安神宁心，清热止咳。

33. 枇杷叶

甘苦凉，入肺经。降肺气，清肺热，润肺燥，止咳嗽。蜜炙止咳最善，叶下多毛，用时宜刷去毛。

34. 石仙桃

又名石橄榄。甘凉，入肺经。滋肺阴，清肺热，止咳嗽，除烦渴，多食寒脾胃。

35. 山茶油

甘凉，入肺、大肠、肝经。清热润燥，凉血息风，杀毒虫，润大肠。食用能降血脂、血压、血糖。外治轻症之皮肤病，如湿疹、烫伤等。

36. 鼠曲草

又名佛耳草。甘酸平，入肺经。化痰止咳，祛风除湿，治呼吸道感染。

37. 蛤蚧

咸平，入肺、肾经。清金利水，滋润肺阴，定喘止咳。

38. 猪肺

甘平，入肺经。补肺气，润肺阴，止虚咳，治肺痿、咯血、上消诸证。

39. 猪肤

猪皮，甘、微寒，入肺经。滋阴润肺除烦满，清利咽喉止肿痛。

40. 金银花

又名忍冬。甘寒，入肺、肝经。清肺热，凉肝血，疗外痈毒疮，煮水外洗治湿疹等皮肤病，多服寒胃。今人喜用花苞，说是药效好。其实若是治肺，还是选择开花的好，取其辛散之意，叶功效同。山银花功与金银花同，效比金银花稍差。

41. 蒲公英

又名黄花地丁。甘寒，入肺、肝、肾经。清热通淋，止咳化痰，散结消痈，专治乳痈。取汁外涂消虫毒。

42. 紫花地丁

甘寒、微苦，入肺、肝经。清热解毒，凉血消痈，也治肝炎，功与蒲公英同，

43. 贝母

甘、微苦、微寒，入肺、心经。润心肺，清肺热，去浊痰，止热咳，消痈肿。贝母反乌头附子，浙贝母比川贝母稍寒。

44. 竹叶

甘、微寒，入肺、心、膀胱经。凉降肺金，善清肺热而除躁烦，舌苔满布干燥白粉者，非竹叶不清，竹叶心轻清心火。

45. 竹茹

竹之青皮，甘凉，入肺、胃经。清热除烦，降逆止呕，化痰凉血，治呕吐、止吐血、衄血。

46. 竹沥

甘苦寒，入肺、肝、心经。滋阴润燥，化痰止咳，善治中风痰热。

47. 天竺黄

甘凉，入肺、肝、心经。功同竹沥，无寒滑之患，善止小儿百日咳。

48. 侧柏叶

辛苦涩、微寒，入肺经。清金益气，滋阴润肺，敛肺止血，最清血分，补阴要药。

49. 桑白皮

甘辛寒，入肺经。泻肺热，破结气，行水湿，利小便，除目疾，肺气虚者忌。

50. 白芨

辛苦、收涩、微寒，入肺经。补肺损，逐瘀生新，收敛止血。

51. 胖大海

甘寒，入肺、大肠经。清热润肺，化痰止咳，利咽开音，润肠通便。今人喜长期用胖大海泡茶喝，以治咽喉之疾，却不知过量服用则败脾胃阳气，为害不轻。

52. 鱼腥草

辛、微酸、微寒，入肺、肝经。清热解毒，消肿疗疮，利尿消肿，治肺炎喘咳、流感、肝炎、肾炎等。有植物抗生素之称，其根俗称“折耳根”，可做凉拌菜食用。

53. 通草

甘淡、微寒，入肺、胃经。利水退热，通气下乳，治湿热淋证，水肿尿少，经闭带下，善通经络。

54. 玉蝴蝶

又名千张纸。酸苦寒，入肺、肝经。清肺热，利咽喉，润肺止咳，可泡茶喝。

55. 白薇

咸苦寒，入肺、膀胱、肝经。清肺泻热，凉血除烦，利水通淋，也治妇人血厥、产后遗尿、阴虚血热。

56. 柿

鲜柿甘涩、寒，入肺、胃经，养肺胃之阴，宜火燥津枯之体。柿霜者柿之精液、甘凉，入肺经、心经，清热止渴，生津止咳，治上焦热证。干柿饼涩寒，健脾补胃，润肺涩肠，消痰止咳。柿蒂下气，止呃咳逆。

57. 黄芪

甘温，入肺、膀胱经。大补卫气、肺气，兼能升气，固表虚，治自汗，防外感，医血痹，疗疮痈，促排脓。气行则血活，气滞则血瘀。肝气虚弱者也可服用，若知母同用，可济黄芪之热。

58. 浮小麦

咸凉，入肺经。益肺气，止虚汗、盗汗，劳热骨蒸。

59. 小麦

味甘、微凉，入肺、胃经。润肺降肺，生津止渴，善止悲哭，大麦功同。

60. 虎奶菌

又名“老虎奶”。甘淡平，入肺、脾、胃经。燥土利湿，补肺益气，久咳则虚，善治肺气虚之喘咳。

61. 太子参

又名“孩儿参”。甘平、微苦，入肺、脾经。健脾胃，补中气，生津液，止烦渴，润肺阴，止热咳。

62. 西洋参

又名花旗参。甘凉、微苦，入肺经。补肺气，养肺阴，清上热，生津液，止燥咳。

63. 人参

甘温、微苦，入肺、脾经。补脾益肺，大补元气，升阳提陷，复脉固脱，救治虚证。实证、热证及小孩忌服，阴虚、无病之人慎服，或导致喉咙干燥、火气上逆。忌与茶、萝卜、五灵脂等同服。

64. 五指毛桃

又名土黄芪。甘辛香，入肺、脾经。健脾补肺，益气补虚，化湿消肿，肺痨咳嗽。

65. 蛹虫草

又名北冬虫夏草。甘、微温，入肺、肾经。补肾阳，滋肺阴，治阳痿遗精、腰膝酸痛，疗劳咳痰血、自汗盗汗。

66. 苦杏仁

甘辛苦、微温，入肺经。降冲气而开胸痹，泻壅阻而平喘咳，润肺肠而去枯燥。苦杏仁有毒，宜去皮尖，服不过量，小儿慎用。杏仁下喘治气，桃仁疗狂治血。

67. 甜杏仁

功与苦杏仁同，降肺止咳效稍差，善润肠肺。其油滋润皮肤，容易吸收，小儿甚宜，可食用。巴旦木属桃科，性与桃仁近，不属杏仁。

68. 橘皮

辛苦温、芳香，入肺、胃经，降浊阴而止呕哕，行滞气而泻郁满，善开胸膈，最扫痰涎。

69. 橘红

即橘皮之去白者。辛苦温，发表散寒，润肺止咳化痰，消食除胀醒酒。化橘红其效更好。橘叶甘温，醒脾下气，消痈肿，治乳房肿块，西医称乳腺增生。

70. 桔梗

辛平、微苦，入肺经。善降肺逆，开胸壅寒，消散肺滞，化痰排脓，治咽喉肿痛，疗肺痈咳嗽，做泡菜。

71. 荠苨

又名甜桔梗、杏叶沙参。甘寒，入肺经。滋阴润肺，化痰排脓，散结消痈，治消渴，疗精滑。

72. 紫菀

辛苦、温润，入肺经。宣降肺金，润肺散寒，止咳平喘。

73. 款冬花

辛温润，入肺经。降冲逆，止咳喘，开痹塞，利咽喉。善止疼痛，治乳痈。

74. 五倍子

酸涩寒，入肺、大肠经。敛肺降火，涩肠止泻，敛疮止血，治烫火伤。

75. 诃子

酸涩平、微苦，入肺、大肠经。敛肺气，下冲逆，治声哑，善化痰，止咳嗽，收脱陷，疗泄泻，善治气利，即泻利而放屁。

76. 天门冬

苦寒，多汁液，入肺、肾经。降气开结，清热润肺，生津止渴，消咽喉肿痛，化痰止咳，除咳吐脓血。

77. 麦门冬

甘寒，入肺、胃经。降气开结，清热润肺，滋补肾水，解渴除烦，化痰止咳，功与天门冬近而性平和。

78. 射干

苦、微寒，入肺经。开闭塞，利咽喉，下冲逆，止咳嗽，最清胸膈，善扫瘀浊。

79. 栝蒌实

又名瓜蒌。甘寒、微苦，入肺经。清热涤痰，润肺止咳，生津止渴，开胸膈痹塞、痞满、热痰、心窝痛，善治乳痈，与穿山甲煎服。栝蒌子甘寒、微苦，入肺、大肠经，清肺化痰，滑肠通便。

80. 天花粉

又名瓜蒌根。甘、微寒、微苦，入肺、胃经。清热化痰，生津止渴。

81. 薤白

又名小根蒜、野葱。辛温，入肺、大肠经。调中助阳，升大肠经，升陷止泻除后重，善开胸痹降上逆，消脘腹痞满胀痛。薤白性温，瓜蒌性寒，合用为降浊妙品。

82. 白酒

辛热，入肺、肝经。白酒轻清走气分，通经络，行身表，开胸痹，去凝瘀。常用于泡药材，多食伤肝，热血动风。

83. 柏子仁

甘辛、凉润，入肺、大肠、心经。清热降敛润肺燥，降逆止喘而消烦，敛肺平肝顺肝气，其气清香能舒脾，益智安神润大肠。果实成于秋而采于冬，得金水之气尤多，故能滋肝养木、熄肝风。

84. 火麻仁

甘平，入大肠、脾、胃经。缓脾润燥，润肠通便，治便秘。油可炒菜食用。

85. 橡果

苦涩凉，入大肠、肺经。解暑清热，苦涩收敛，善止泄泻。橡子粉清咽喉热。

86. 榧子

甘温，入大肠、肺经。润肺止咳，润肠通便，驱虫止痛。治蛔虫、钩虫、绦虫等多种虫痛。

87. 南瓜子

甘平，入大肠、胃经。润肠杀虫，治绦虫，疗血吸虫。

88. 冬葵子

甘寒，入大肠、膀胱经。利水通淋，滑肠通便，下乳消胀。

89. 冬瓜子

甘凉，入大肠、肺经。润肺化痰，消痈排脓，治肠痈、肺痈等。

90. 无花果

甘凉，入大肠、肺经。清热解毒利咽喉，滋润大肠疗痔疮，脾胃虚寒忌食。

91. 败酱草

苦菜，辛苦寒，入大肠、胃、肝经。清热解毒，消痈排脓，祛瘀止痛，治阑尾炎、肠炎、肝炎等。

92. 番泻叶

甘苦寒，入大肠经。泻热行滞，通便去浊。今人喜饮之治便秘、减肥，伤脾胃、损阳气，误人不浅。

93. 炉甘石

性燥，调山茶油外敷，收湿敛疮，消肿止痒，消炎杀菌，不可内服。

（五）水气药食

1. 白茅根

又名丝茅草根。甘凉，入膀胱、肺、胃经。透发郁热，利尿通淋，因热小便短少者宜服，治肺胃有热之吐衄崩漏，托痘疹之毒外出。春生芽称茅针，甘温，能食用，止衄血便血，酒煎服能溃痈。

2. 芦根

即芦苇之根，甘凉，入膀胱、肺、胃经。清热除烦，生津止渴，利水通淋，降逆止呕，性近茅根。

3. 荸荠

又名马蹄。甘凉，入膀胱、胃经。清热利尿，生津止渴，消食除胀，治反胃，疗崩漏，止热咳，辟蛊毒，消眼翳。

4. 玉米须

甘淡平，入膀胱经。利水通淋，利尿消肿。

5. 猪苓

甘淡平，入膀胱、肾经。利水通淋，泻湿燥土，治烦渴饮水而小便不利。

6. 泽泻

甘淡、微寒，入膀胱、肾经。长于行水，利尿通淋，泻湿燥土，不可久服多服。

7. 赤小豆

又名红豆、红饭豆，长粒状，非相思豆。甘酸，入膀胱、小肠、心经。利水通淋，泻湿退黄，消肿排脓，敷恶疮，疗脚气。渗利津液，阴虚无湿、孕妇忌服。

8. 车前草

甘寒，入膀胱、肝经。清湿热，利小便，消肿胀。车前子甘寒，渗膀胱湿热。

9. 金丝草

又名猫毛草。甘淡凉，入膀胱、胃经。清热解暑，利水通淋，治尿路感染，肾炎水肿。

10. 淡竹叶

甘淡寒，入膀胱、肺经。清热除烦，利尿通淋，孕妇忌服。根苗捣汁做酒曲，有浓列芳香。

11. 海金沙

甘寒、淡渗，入膀胱经。清热利湿，开癃止淋，治尿道结石。

12. 海带

海藻的一种。咸寒，入肾、膀胱经。软坚散结兼补碘，清湿泻热利水道，治甲状腺肿瘤，疗淋巴结核。干海带表面有一层白色粉末叫甘露醇，有利尿降压、消积水之功。与昆布功效相同，治一切痈肿结块。

13. 田螺

甘、大寒，入膀胱、肝经。清湿热，利尿道，治脚气，疗黄疸，加盐捣烂外敷肚脐或腿，能引热下行、利尿。

14. 滑石

甘淡寒，入膀胱、胃经。清泻湿热，下走膀胱，利水通淋，膀胱热结而小便不利者最宜，也清上焦燥热。

15. 黑芝麻

又名油麻。甘平，入肾、肝经。补肝肾，滋五脏，益精血，润肠燥，乌头发，含钙量高。

16. 枸杞子

甘、微凉、微苦，入肾、肝经。滋润肝肾，养木息风，强筋明目。其根名地骨皮、苦寒，入肝、肾经，清肝热，泻肾火，除骨蒸热，甚寒脾胃。

17. 女贞子

甘苦凉，入肾、肝经。滋阴补肾，秘精藏阳，养肝护肝。

18. 知母

甘寒，多汁液，入肾、胃、肺经。滋补肾水，善泻肾火，清金泻热，止渴除烦，清骨蒸潮热，多服伤阳。

19. 桑葚

甘寒，入肝、肾经。滋肝肾阴，生津止渴，乌发明目。鲜者宜盐渍后食用。

20. 墨旱莲

又名旱莲草。甘酸寒，入肾、肝经。滋肝肾，乌须发，凉肝血，止失血，外涂治老鼠痣、跖疣，生眉毛。

21. 麒麟菜

又名鹿角菜。甘咸、寒滑，入肾、胃、大肠经。善清肠胃，久食愈痔，盛夏煎之，化成胶冻。主含胶质及膳食纤维，富含钙、镁、铁等。脾胃虚寒忌食。

22. 食盐

咸寒，入肾、膀胱经。清热利水，引火下行，润燥祛风，治笑不休。过食伤肾、伤津液。即粗海盐、大青盐，非今之加碘精盐。

23. 牡蛎

咸涩凉，入肾、肝、胆经。潜阳安神，善治痰饮，软坚散结消痞硬，降胆气而收相火，敛心神而止惊吓。生蚝肉咸寒，富含锌、钙、磷等微量元素，补锌、补肾之佳品。石决明与牡蛎皆属贝壳类，为凉肝镇肝之要药。

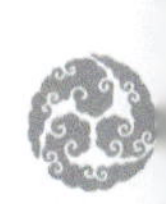

24. 龟板

咸、微寒，入肾、肝、胆经。补阴潜阳，补血养木，治阴虚血弱，疗腰背酸痛。宜煮胶服用。

25. 鳖甲

咸平，入肾、肝、胆经。补阴虚，退虚热，散结块，治疟母，消凝瘀，疗痈疽，排脓血。

26. 龙骨

咸平、涩，微辛，入肾、心、胆经。敛神魂，定惊悸，疗遗精，收滑脱。敛正气而不敛邪气，又治肺中痰饮，咳逆上气，与牡蛎同用，善治痰饮。龙骨降气，中气、宗气下陷者慎服。

27. 牛膝

甘平、酸苦，入肾、肝经。益肝肾，强筋骨，活血通经，祛风除湿，能引诸药下行，治肾虚腰膝酸痛、腿痿。其性下行，肝脾郁陷者勿用。补肝肾宜选怀牛膝，去瘀血宜选川牛膝。

28. 牛大力

甘平、微苦，入肾、肺经。补虚润肺，强筋活络，治肺热咳嗽，疗腰酸腿痛，调遗精带下。

29. 核桃

又名胡桃。甘涩、微温，入肾、肺、大肠经。多含油质，平补肾阳，温肺润肠，宁咳止喘，善治腰疼腿疼。

30. 芡实

甘平涩，入肾、脾经。止遗精，收带下，强腰膝，止泄泻。

31. 桑寄生

甘苦平，入肾、肝经。补肝肾，强筋骨，祛风湿，安胎元。

32. 菟丝子

甘酸、微温，入肾、肝、脾经。益阴补精，治遗精淋漓，腰痛漆冷。

33. 锁阳

甘温、入肾、肝经。益精兴阳，润血养筋，润肠通便，可代替肉苁蓉。

34. 刺五加

甘辛温，入肝，肾经。皮称五加皮，补益肝肾，逐湿开痹，壮骨强筋，利水消肿。治腰痛膝软，阳痿囊湿，脚软、脚跟痛等。可泡酒，根功与皮同。有的五加科植物的皮也称为五加皮。果籽安神助睡眠，与北五味合用佳。

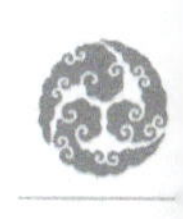

35. 巴戟天

甘、微温，入肾、肝经。温补肾阳，温血熄风，治阳痿遗精，宫寒腹痛。

36. 杜仲

甘温，入肾、肝经。温补肾阳，治腰膝酸痛，疗腿足拘急，去关节湿淫。

37. 补骨脂

又名破故纸。辛苦、大温，入肾经。温补肾阳，治腰酸膝软，阳痿泄泻，遗精遗尿。

38. 五味子

五味兼备，温，入肾、肺经。潜阳补肾，止呕止泻，敛肺止咳，敛汗退热，敛神助眠，补肾以北五味为佳。

39. 肉桂

甘辛、纯阳、大热，入肾、肝、心经。补命门相火，通十二经络，温肝而暖血，平肝气上冲，破瘀消结块，逐腰腿湿寒，驱腹胁疼痛。小儿慎用，温病、血热者忌肉桂。肉桂研粉调油或酒，或醋后，贴足心涌泉穴，能升肾阳而降上焦郁火，凡温热药贴足心涌泉穴皆有相同的功效，如吴茱萸、丁香等。

40. 狗脊

甘苦、温，入肾、肝经。平补肝肾，起痿止痛，治腰膝酸痛、遗尿。

41. 覆盆子

甘酸温、微涩，入肾、肝经。补益肝肾，养肝明目，治阳痿遗精，遗尿尿频。

42. 葫芦巴

辛苦温，入肾、肝经。温补肾阳，散寒止痛。

43. 淫羊藿

又名仙灵脾。甘辛温，入肾、肝经。补肾阳，益精气，坚筋骨，利小便。

44. 骨碎补

苦温，入肾经。补肾阳，治肾虚久泻、骨折伤、腰痛、风湿痹痛，疗耳鸣、药物性耳聋。

45. 续断

甘辛温，入肾、肝经。补肝肾，续筋骨，暖子宫，破瘀血，生新血。治腰酸膝软，疗崩漏带下。

46. 沙苑子

又名沙苑蒺藜。甘、微温，入肾、肝经。补肾固精、养肝明目，治腰膝酸痛、遗精、遗尿、白癜风，炒用。

47. 金樱子

甘酸涩，入肾、膀胱、大肠经。固精缩尿，涩肠止泻，固崩止带。

48. 蛇床子

辛苦温，入肾、肝经。温肾暖宫，祛风除湿，杀虫止痒，外用也可。治男人阳痿，疗女人阴寒。

49. 鹿角胶

咸温，入肾、肝经。温补肝肾，生精补髓，养血强筋，治阳痿、遗精，功同鹿茸而平缓。

50. 鸡蛋黄

又名鸡子黄。甘温，入肾、脾、胃经。升补肾阳而止泄利，滋补脾胃而止呕吐。炒制鸡蛋黄油，治乳裂，疗小儿疮疹甚效。凤凰蛋即鸡蛋未孵出小鸡者，半蛋半鸡，伤科长骨之良药。

51. 墨鱼

又名乌贼鱼。咸平，入肾、肝经。滋阴补血，行瘀止血，治贫血，疗崩淋，调经带，利胎产，益妇女。

52. 猪肾

甘咸平，入肾经。补肾益阴，利水消肿，治腰痛膝软、遗精、阳痿、耳聋等。

53. 海参

甘咸温，入肾、肝经。滋阴补阳，益精疗痿，效敌人参，故称海参，温补而无它弊。

54. 海马

甘温，入肾、肝经。温肾暖肝，治阳痿遗精，疗宫寒腹痛。海龙效同。

55. 鹿茸

咸热，入肾、肝经。大补肾阳，生精补血，最壮筋骨，治阳痿滑精，腰痛膝软，目眩耳聋。

56. 海螵蛸

又名乌贼骨。咸涩温，入肾、肝经。涩精止带，补钙坚骨，制酸止痛，敛新血而破瘀血，打粉外敷燥脓敛疮。与茜草合用，治伤肝之病，时时大小便血。

57. 海粉

又名海兔卵群带，甘咸寒，归肾、肺经。清热滋阴，润肺补肾，软坚消痰。

（六）带毒性药食（须制用）

以下19种为有毒，但经过炮制或煮制后，变为无毒，或毒性大减的中药。煎服不超剂量，安全有保证。

1. 吴茱萸

辛苦热。入脾、胃、肝经。温中燥湿，开郁破凝，降逆止呕，煎服五克以内。

2. 半夏

辛温燥，入胃、肺经。降冲逆而止咳嗽，下浊阴而止呕吐，化痰涎而消胀塞，消散咽喉之肿痛，泻心及胸之痞闷，降胃逆之要药。制过再用，宜选清半夏、姜半夏或法半夏，生半夏外敷消肿散结。制半夏煎服10克以内，孕妇忌服半夏。

3. 水蛭

又名蚂蟥。咸苦，微寒，入肝、肾经。善破瘀血，不伤新血，能化结块，宜生用，煎服3克以内。

4. 虻虫

又名牛虻。甘、微寒，入肝经。善破瘀血，能化结块，煎服3克以内。

5. 麻黄茎

辛苦温，入肺、膀胱经。发汗解表，善泻卫气，止咳平喘，善治肺气郁结之小便不利，疗风湿之身痛、寒湿之脚肿。过服泄元气，煎剂宜后下，5克以内。

6. 木贼

甘苦温，入肺、肝经。解肌发汗，疏风散热，明目退翳，性同麻黄。

7. 苍耳子

辛苦温，入肺、肝经。发散风寒，通鼻窍，祛风湿，止痛。入药宜炒后去刺用，苍耳子油可涂鼻孔内治鼻炎，煎服九克以内。

8. 川楝子

苦寒，入肝、小肠经。清肝泻热，大泻肝气，善止疼痛，驱虫疗癣。用于虫病、肝痛、疥癣瘙痒等，有小毒，煎服10克以内。去核名金铃子。

9. 使君子仁

甘温，入脾、胃经。杀虫消积，治虫积腹痛，小儿疳积。取仁炒熟嚼服，每岁每次一至一粒半，一日一次，每日总量不宜超过 20 粒，空腹服，连用 3 天。

10. 常山

辛苦寒，入胃、肝、肺经。涌吐痰涎，消胀除结，善截疟疾，煎服九克以内，分多次饮服。

11. 蜈蚣

辛温，入肝经。走窜力速，息风解痉，攻毒散结，通络止痛，善治口眼歪斜、手足麻木、抽搐。有微毒宜去头足，身体强壮者可不去，煎服 3 克以内。

12. 细辛

辛温散，入肺、肾经。解表散寒，善行水湿，降寒水而止咳嗽，驱寒湿而清气道，煎服 3 克以内。

13. 附子

辛、大热，入肾、肝、心经。回阳救逆，温肾水而熄肝风，通经络而舒筋脉，治四肢厥冷，疗腰腹疼痛，敛阳虚出汗，提清阳下陷。阴盛阳虚者宜，阴虚火弱者忌。煎服 10 克以内，生附子、生乌头皆有大毒，宜先煎两个小时以上，直至药汤不麻舌，则毒大减，制附子宜先煎一个小时以上。乌头之热力减于附子，煊通之力较优。

14. 威灵仙

辛咸温，入膀胱经。走而不守，善通经络而祛风湿，外敷皮肤能发泡，煎服 10 克以内。

15. 甜瓜蒂

苦寒，入脾、胃、肝经。泻水涤痰，涌吐腐败，专泻皮肤湿淫，善治胸瘀，最疗肝炎，煎服六克以内。与赤小豆、香豉共用，有催吐之功。黄疸、鼻塞、湿家头痛者，也可用瓜蒂炒熟磨粉，吸入至中鼻道，口含冷水，待鼻出黄水而病轻。今人喜与辛胰吸入鼻腔治鼻炎，此法治标不治本，效果不太理想。

16. 白果

甘苦温，入肺经。降痰下气，定喘嗽，止带浊，缩小便。不

可多食，中其毒者，白果壳煎汤解之。生者有毒，外涂疥癣。叶有小毒，活血化瘀，敛肺平喘，效比果差。今人喜长期饮银杏叶茶，以降血压、血脂，此误也。

17. 芦荟

苦寒，入肝经。清热杀虫，泻肠通便，凉肝明目，治痔瘘疥癣，内服10克以内。外敷止血，皮肤美容。

18. 仙茅

辛温，入肾、肝经。壮骨强筋，暖腰温漆，煎服10克以内。服仙茅舌头肿胀者，口含大黄一片即解。

19. 鸭胆子

苦参所结之子。苦凉，入肝、小肠经。凉血解毒，善治热性赤痢、久痢。近现代医学泰斗张锡纯曰：成年人每服二十五粒，去皮加白糖水送下，或桂圆肉包服，仁破者勿服，服之恐呕吐。若非必要禁止服用鸭胆子或外敷治瘊子、去痣，很可能会发生过敏，绝不能一次外敷2个瘊子以上，宜压去油后再用，则过敏的概率大减，过敏体质者禁用。

三、妊娠禁用、慎用药

妊娠禁用药多为剧毒或性能峻猛的中药，凡禁用的中药绝对不能使用。妊娠慎用药一般包括活血祛瘀、破气行滞、攻下通便、辛热及滑利类的中药，慎用的中药虽可根据孕妇患病的情况酌情使用，但必须有相应的措施，在没有特殊需要时应尽量避免使用，以免发生事故。

《中国药典》（2015年版）收载的妊娠禁用中药有：丁公藤、三棱、干漆、土鳖虫、大皂角、千金子、千金子霜、川乌、马钱子、马钱子粉、马兜铃、天山雪莲、天仙子、天仙藤、巴豆、巴豆霜、水蛭、甘遂、朱砂、全蝎、红大戟、红粉、芫花、两头尖、阿魏、京大戟、闹羊花、草乌、牵牛子、轻粉、洋金花、莪术、猪牙皂、商陆、斑蝥、雄黄、黑种草子、蜈蚣、罂粟壳、麝香。

《中国药典》(2015 年版)收载的妊娠慎用中药有：人工牛黄、三七、大黄、川牛膝、制川乌、小驳骨、飞扬草、王不留行、天花粉、天南星、制天南星、天然冰片即右旋龙脑、木鳖子、牛黄、牛膝、片姜黄、艾片即左旋龙脑、白附子、玄明粉、芒硝、西红花、肉桂、华山参、冰片即合成龙脑、红花、芦荟、苏木、牡丹皮、体外培育牛黄、皂矾、没药、附子、苦楝皮、郁李仁、虎杖、金铁锁、乳香、卷柏、制草乌、草乌叶、枳壳、枳实、禹州漏芦、禹余粮、急性子、穿山甲、桂枝、桃仁、凌霄花、益母草、通草、黄蜀葵花、常山、硫黄、番泻叶、蒲黄、漏芦、赭石、薏苡仁、瞿麦、蟾酥。

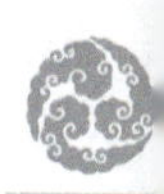

四、十八反、十九畏

中药的配伍有一些禁忌，如药性相反、相畏的药物，若无充分根据和应用经验，须避免合用。古人总结为“十八反”和“十九畏”。

相反：指两味药一起配伍，彼此会抵消对方的药效，甚至产生毒副作用。

相畏：指两味药一起配伍，其中一味药副作用或毒性会被另一味所制约而减弱，或增强毒副作用。

十八反：甘草反甘遂、大戟、海藻、芫花；川乌、附子、草乌反贝母、瓜蒌、天花粉、半夏、白蔹、白芨；藜芦反人参、西洋参、南沙参、北沙参、丹参、玄参、苦参、细辛、赤芍、白芍。

十九畏：硫黄畏朴硝，水银畏砒霜，狼毒畏密陀僧，巴豆畏牵牛，丁香畏郁金，芒硝畏三棱，川乌、草乌畏犀牛角，人参畏五灵脂，肉桂畏赤石脂。

五、食物性味

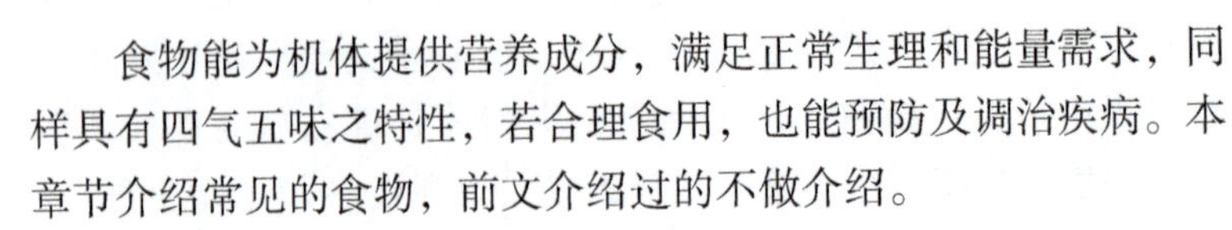

食物能为机体提供营养成分，满足正常生理和能量需求，同样具有四气五味之特性，若合理食用，也能预防及调治疾病。本章节介绍常见的食物，前文介绍过的不做介绍。

1. 谷物类

（1）大米：主要有籼米、粳米、糯米几种，灿米、粳米甘平，糯米微温。粳米如东北米，灿米多产于南方，糯米粘。

（2）小麦：甘、微凉。大麦、西藏之青稞，皆同。

（3）粟米：也称小米，甘咸凉。

（4）黍米：大黄米、黏如糯米，比小米大，甘、微温。

（5）玉米：甘平。

（6）高粱：甘涩温，有黏与不黏两种。

（7）番薯：甘平，富含膳食纤维。

（8）马铃薯：甘平，发芽者有毒。

（9）木薯：甘凉，红皮白肉无苦味之木薯，可去皮，煮熟食用；苦木薯有毒，不可煮食，宜制取淀粉后食用。

（10）芋头：甘平，耐饥，腹胀勿食。

（11）魔芋：甘、微寒，有毒，不可生吃，须用咸性草木灰水、小苏打水或石灰水中和，去其毒性。中毒者，用醋、生姜汁解。可做魔芋豆腐。

（12）蕉芋：姜芋，甘凉，可煮制果冻，或与凉粉草煮制凉粉。

（13）刀豆：甘、微温，宜煮熟食用，生者有小毒。

（14）青豆：甘凉。

（15）豌豆：甘平。

（16）蚕豆：甘平，生者有毒，宜煮熟食用，患有蚕豆病的儿童不可进食蚕豆。

2. 蔬菜类

（1）平性：甘蓝/卷心菜/包菜、芜菁/大头菜、青菜、番薯叶、塌棵菜、香椿、树仔菜/天绿香、丝瓜、红萝卜、豇豆/菜豆、荷兰豆、老藕节粉、金花菜/草头（野菜）、荠菜（野菜）、菱角、豆腐。

（2）凉性：芥蓝、苤蓝、西兰花/绿菜花、花椰菜/菜花、枸杞菜、生菜、蕹菜/通菜/空心菜、西洋菜/豆瓣菜、春菜、牛皮菜/厚合菜、芥菜、儿菜、油麦菜/苦麦菜、番茄、白萝卜、青萝卜、菠菜、甜菜、芹菜、贡菜/苔干、莴笋、芦笋、油菜、藕节、茼蒿、苦菊、金针菜/黄花菜、茄子、葫芦、瓠瓜、甜瓜/香瓜/菜瓜、黄瓜（黄瓜籽长骨补钙）、八棱瓜（瓜蔓汁名天萝水，清热止咳、悦颜面）、麻叶、芦蒿/藜蒿、冰菜、面条菜（野菜）。

（3）寒性：雪里红、竹笋、莼菜、慈姑/茨菰、茭白/茭笋（结籽名菰米甘凉）、蕨菜（野菜）、马兰（野菜）、曲麻菜/苣荬菜（野菜）、

（4）温性：洋葱、香菜/芫荽、韭菜、南瓜、四季豆、黄秋葵。

（5）热性：辣椒、青椒。

3. 水果类

（1）平性：葡萄、菠萝蜜、菠萝、甜杏、红毛丹、番木瓜、百香果/鸡蛋果、牛油果、蓝莓、葵花子、西瓜子、花生（炒食甘温）、栗子、松子、榛子、腰果、夏果、鲍鱼果、梧桐子。

（2）凉性：柑、橙、芒果、草莓、李子、豆梨、油甘、枇杷、猕猴桃、山竹、火龙果、哈密瓜、椰子、甘蔗、人参果、莲雾、沙果、蒲桃。

（3）寒性：苹果、香蕉、杨桃。

（4）温性：龙眼、荔枝、桃、杨梅、酸石榴、番石榴、番荔枝、苦杏、蛋黄果、橡果（橡果粉）、开心果、巴旦木。

（5）热性：榴梿、樱桃。

注：苦瓠瓜、青番茄、苦丝瓜、鲜黄花菜等皆有毒，不可食用。四季豆生者有毒，宜煮熟透食用。黄秋葵、树仔菜有小毒，不宜长期、过量食用。

4. 菌藻类

（1）平性：木耳、银耳、茶树菇、平菇、香菇、田头菇、猴头菇，桑黄。

（2）凉性：鲜蘑菇、紫菜、海带、昆布、海发菜/龙须菜、裙带菜、苔菜。

（3）寒性：金针菇、麒麟菜/鹿角菜、石华菜、地皮菜/地木耳、草菇。

5. 肉食类

（1）鸡：甘温。鸡肉甘温，补虚暖中，发物动风；鸡蛋补肾阳，润肺阴，多食动风；鸡睾丸壮阳补肾；鸡冠血咸热，涂口眼歪斜；鸡口水治蜈蚣、蜘蛛咬毒；鸡内金健胃消食；鸡内脏大补肝阳。野鸡甘温，乌骨鸡滋阴补阳。

（2）鸭：甘凉。鸭肉甘凉，滋五脏之阴，清虚劳之热；鸭血咸凉，补血补铁；鸭蛋滋阴。野鸭功同。

（3）猪：甘咸平。猪瘦肉煮汤，补津液，除烦躁；猪脂甘凉，润肺；猪肺甘平，润肺止咳；猪肤甘寒，滋阴润肺；猪肝甘平，补肝明目；猪肚甘温，补胃温胃；猪肾甘咸平，平补肾脏；猪膀胱也叫猪小肚，甘咸凉，治遗尿；猪肠甘寒，润肠、疗脱肛；猪蹄甘咸平，助血脉、丰乳汁；猪心甘咸平，补心；猪胆苦寒，清热补阴；猪血咸平，补血补铁；猪胰甘平，治消渴病；猪头肉发物，诸病皆忌。野猪肉甘平，豪猪即箭猪，甘寒。

（4）平性：牛肉、牛肚、驴肉、鹌鹑、鹌鹑蛋、鸽子（孕产妇忌食）、鸽子蛋、鹅、鹅蛋、鲫鱼、青鱼、鲈鱼、银鱼、刀鱼、黄鱼、鲳鱼（鱼子有毒）、比目鱼、鳗鱼、泥鳅、章鱼、鱿鱼、鳜鱼、鲻鱼、白鱼、梭鱼、鳊鱼、鲥鱼、鳇鱼、鲟鱼、海蛇、龟（孕妇忌食）、鳖/甲鱼（孕妇忌食）。

（5）凉性：兔肉、马肉、竹虫。

（6）寒性：青蛙（孕妇忌食）、蚌、生蚝、蚬、蛤蜊、蛏子、海螺、泥螺、蟹（孕妇忌食）、鳐鱼。

（7）温性：狗肉（孕妇忌食）、鹿肉（阴虚忌食）、鹧鸪、草鱼、鲤鱼、鲢鱼、鳙鱼、鳟鱼、鲶鱼、带鱼、虾、蚶、淡菜、干贝、鲍鱼、鳝鱼、黑鱼、蜂蛹、蚕蛹、蚱蜢。

6. 茶饮类

（1）牛羊乳：甘平，入脾、胃经，功同人乳而无饮食之毒，七情之气。善治血枯便燥，反胃噎膈，老年火盛者宜之。西藏之牦牛奶品质好，提取酥油后，称牦牛奶渣，有助消化、补钙之功。喝奶腹泻，乳糖不耐受者，可以考虑喝酸奶。

（2）啤酒：甘、微凉。冰冻者，甘寒，饮多伤脾。

（3）咖啡：辛苦咸酸，入心、肝经，提神升压，多饮损钙、影响睡眠、耗散元气。

（4）罗布麻茶：甘苦凉，入肝经。平肝安神，清热利水。多饮寒胃，今人长期饮用以降血压，不宜也。

（5）绞股蓝茶：甘苦凉，入肺、肝经。清热利尿，化痰止咳。

（6）柳叶茶：辛苦平，入肺经。发表透疹，发汗退热，能止疼痛。

（7）茉莉花：辛温，入心、肺、肝经。提神醒脑，理气温肝，调经止痛。

（8）桂花：辛温，入心、肝经。散寒破结，化痰止咳，可用于酿桂花酒。

（9）桃花：辛温，入肝经。理气解郁，调经理血。

（10）迷迭香：辛温，入肝经。提神醒脑，理气解郁，活血止痛，孕妇禁食。

（11）薰衣草：辛平，入心经。镇静安神，助睡眠，洁皮肤。

（12）玳玳花：甘平、微苦，入脾、胃经。理气宽胸，开胃止呕，止胃痛、腹痛。

（13）雪莲花：甘苦温，入脾、肝、肾经。温肾壮阳，温经散寒，活血止痛。

（14）山茶花：甘寒，入肺、肝经。润肺养阴，凉血止血。

（15）玫瑰花：甘、微苦、微温，入肝经。行气和血，舒肝解郁，调经止痛。

注：花茶类或寒凉，或温热，皆宜对症饮用，不可久服、多服。

7. 补品类

鱼翅、鱼胶、燕窝等性皆滋腻，妨碍脾胃运化；雪蛤、滋润肺阴，补雌激素；冬虫夏草，甘温，补肺气，壮肾阳，增免疫；还有辣木籽、东革阿里、玛卡；等等。补品不是万能，千万不可迷信。

8. 发物类

香椿、香菜、春芥菜、竹笋、莴笋、茭笋、南瓜、黄瓜、茼蒿、黄秋葵、秋后茄子、苦杏、桃、樱桃、白果、蘑菇、香菇、白木耳、鸡肉、鸡蛋、野鸡、鹅肉、猪头肉、狗肉、驴肉、鲳鱼、比目鱼、带鱼、鳝鱼、鳗鱼、虾、螃蟹、蛏子、海蛇、鲢鱼、鳟鱼、黑鱼、鱼肝油、蚕蛹、蚱蜢、蜂蛹、竹虫。

9. 常见有毒的植物类食物

常见的有鲜黄花菜、未炒熟的四季豆、未煮熟透的鲜扁豆、未煮熟的黄豆和黑豆、未成熟的青番茄、苦杏仁、苦木薯、蓖麻子、鲜木耳、变青和发芽的土豆、樱桃种子、苹果种子、无根胖大的豆芽、腐烂的生姜，发红的甘蔗、凉水浸泡后呈蓝紫色的紫菜、烂花生、变味坚果等。

新鲜蚕豆，有的人进食蚕豆引起溶血性贫血，称之为蚕豆病。有病史者，不进食蚕豆及其制品。收藏衣物使用的樟脑丸，也会引起溶血。

生黄豆和黑豆，用豆浆机打豆浆后，需用锅充分煮熟才能饮用，未煮熟的黄豆浆、黑豆浆含有毒性。一般煮滚后再煮十多分钟，煮时敞开锅盖。

白果，含氢氰酸毒素、毒性强，不可生吃。煮熟后毒性降低，但也不可以一次性食用过多，一般成人吃三十枚以下。常配以白糖一起煮，或果壳去膜一起煮，以降低毒性，绿色的果仁不要煮吃。

未腌透的咸菜，含亚硝酸盐。

速发面包糕点，指不是用酵母发酵，而是用泡打粉发酵，可能会含有铝、钾等。用明矾炸的油条也含有铝，少食慎吃。

现在市场上卖的豆腐花、速食豆腐花，都是用葡萄糖酸内脂作为凝固剂，还是少吃。用石膏做凝固剂生产豆腐的越来越少。

10. 常见有毒的动物类食物

织纹螺、河鲀、非洲大蜗牛、鱼胆、牲畜甲状腺、家禽的屁股、禽畜的淋巴、羊悬筋（蹄白珠，羊蹄内发生病变的一种组织）、变质鱼类、未煮熟的青蛙或鱼虾蟹、未煮熟的贝类（如毛蚶）、果子狸。

第九章　饮食营养

一、基础知识

人体的能量来源是通过摄入食物消化吸收而得，能量的消耗主要有基础代谢、食物的热效应、体力活动、生长发育等四个方面。基础代谢是指人体为维持生命，各器官进行最基本的生理机能所消耗的最低能量。食物热效应是指人体对食物中的营养素进行消化吸收及代谢转化，需要额外消耗的能量，不同的食物其热效应不同。

能量的平衡主要是摄入吸收的能量与消耗的能量大体相当。摄入大于消耗，则能量转换为脂肪储存在体内，从而增加体重；摄入小于消耗，则需要体内的蛋白质、脂肪提供能量，从而减少体重。

能量的表示单位有千焦（kJ）、焦耳（J）、千卡（kCAL）等（1kcal =4. 184kJ），1 千卡的能量能使 1 升的纯水温度升高1℃。每克产能营养素在体内分解产生的能量称为生理热价，每克碳水化合物生理热价为 4 千卡，每克蛋白质的生理热价为 4 千卡，每克脂肪的生理热价为 9 千卡。

人体需要的营养素除氧气外有七大类，即蛋白质、脂类、碳水化合物、矿物质、维生素、膳食纤维与水，能维持个体的生理、生命活动。若缺少某种营养素，身体就会生病，或是亚健康。

1. 蛋白质

蛋白质是含氮的有机化合物，以氨基酸为基本组成单位，是构成组织和细胞的基本成分，组成人体蛋白质的已知氨基酸有20种。人体自身不能合成或合成速度不能满足机体需要，必须由食物供给的，称为必需氨基酸。正常成人需要的必需氨基酸有九种：异亮氨酸、亮氨酸、赖氨酸、蛋氨酸、苯丙氨酸、苏氨酸、色氨酸、缬氨酸、组氨酸。此外还有半必需氨基酸：半胱氨酸与酪氨酸。

人体蛋白质的含量约占体重的18%，是人体组织的构成成分之一，是供给氮的唯一来源。蛋白质的主要消化场所在小肠，被酶分解成氨基酸，再被小肠黏膜细胞吸收。

在食物中以动物蛋白质氨基酸模式最接近人体的蛋白质模式，以鱼、瘦肉、蛋奶的蛋白质最优，属于优质蛋白；其次才是豆类蛋白，如黄豆、黑豆、红豆等。要补充蛋白质，就要多吃这些食物，特别是蛋类的蛋白。不同种类食物的蛋白质具有互补作用，比如小麦、小米、牛肉、豆类分别单独食用时，蛋白质利用率低，混食时蛋白质利用率高。因此，补充蛋白质要做到：

（1）食物的种类越多越好。

（2）食物的种属越远越好，比如动物蛋白与植物蛋白搭配食用。

（3）搭配的食物最好是同餐食用，或者同一天食用。

2. 脂类

脂类是油、脂肪、类脂的总称，是机体的重要组成部分，由碳、氢、氧元素组成的一类有机化合物。植物脂类富含不饱和脂肪酸，常温下呈液态，称为油；动物脂类富含饱和脂肪酸，常温下呈固态，称为脂；类脂主要有磷脂、胆固醇及胆固醇酯等。人体内的脂肪主要分布于腹腔、皮下和肌肉纤维之间，脂肪囤积于

皮下会使身体肥胖，囤积于血管壁则造成动脉硬化，囤积于心脏就会导致心脏肥大，囤积于肝脏则会造成脂肪肝。

人体脂肪的主要作用：

（1）贮存和供给能量。当人体吃进过多食物，吸收过多的能量就会转化为脂肪贮存起来，当缺乏食物时，脂肪通过氧化释放能量。

（2）人体组织器官的构成成分之一。

（3）维持体温和保护作用。

（4）促进脂溶性维生素的吸收。

脂类的消化吸收主要在小肠进行，人体所需的必需脂肪酸亚麻酸与亚油酸，以植物油含量较多。日常可多食用植物油，如山茶油、橄榄油、黑芝麻油、花生油等。在某些食品制作中会用到氢化加工产生的反式脂肪，如蛋糕的奶油，长期食用会导致血脂代谢异常，从而增加心血管疾病发生的风险。

3. 碳水化合物

碳水化合物也称糖类，由碳、氢、氧三种元素组成，是人体能量的主要来源。营养学上一般将糖类分为单糖、双糖、糖醇、低聚糖与多糖。

（1）单糖主要有葡萄糖、半乳糖、果糖，其中葡萄糖是许多糖类如蔗糖、麦芽糖、乳糖、淀粉、糖原等的基本构成单位。葡萄糖是人体最容易吸收消化的糖类。

（2）双糖主要有蔗糖、麦芽糖、乳糖等。

（3）糖醇是单糖的重要衍生物，还原生成的醇包括木糖醇、山梨醇和甘露醇等。在人体内代谢不需要胰岛素，是糖尿病人喜欢食用的糖类，吸收时间比葡萄糖慢。

（4）低聚糖分为两类，即麦芽低聚糖和杂低聚糖。麦芽低聚糖能被人体消化吸收产生能量。豆类中的杂低聚糖人体不易消化，但是可在结肠被细菌发酵，使肠道变成酸性环境及作为能量物质被细菌利用，促使有益细菌如乳酸菌等增殖，抑制有害菌的生长，调节肠道平衡。

（5）多糖一般不溶于水，无甜味，不形成结晶，无还原性，在营养学上分淀粉多糖与非淀粉多糖。淀粉从营养学角度又分为可消化吸收且产生能量与不可消化吸收两大类。如玉米淀粉所含的人体不能消化吸收的抗性淀粉高达60%，其生理功能类似于膳食纤维和功能性低聚糖。

碳水化合物的生理功能主要是：供给能量、构成机体组织细胞、解毒和保护肝脏、节约蛋白质、抗生酮作用。

抗生酮是指当膳食中的碳水化合物供给不足，如长期饥饿、节食减肥等，体内脂肪分解为脂肪酸来供应能量；这一过程由于脂肪酸氧化不完全，会产生过多的酮体在体内蓄积，导致酮症的发生。血中酮体增多会造成代谢性酸中毒，丙酮增多从肺部呼出可闻到烂苹果味。糖尿病人闻糖色变、过少摄入糖类，也会出现酮症酸中毒。

在日常生活中，有一部分人饮用牛奶后有胃肠不适的现象，称为乳糖不耐受症。主要是因为缺乏乳糖酶或乳糖酶降低，不能完全分解乳糖。未消化吸收的乳糖进入大肠，在肠道细菌作用下产酸、产气、引起胀气、腹痛和腹泻等胃肠不适。这部分人建议选择发酵后的乳制品，如酸奶或者奶酪。

4. 矿物质

人体内几乎含有自然界存在的所有化学元素。在这些元素中，除碳、氢、氧、氮主要以有机物的形式存在外，其余的统称为矿物质，又叫无机盐。

含量占人体重量0.01%以上的称为常量元素，包括钙、镁、钾、钠、磷、氯、硫等；含量占人体重量0.01%以下的称为微量元素，主要有铁、锌、碘、硒、铬、氟、铜、锰等。

（1）钙。钙是人体内含量最多的无机盐，主要存在于骨骼与牙齿中。

主要生理功能有：维持神经和肌肉活动、参与凝血过程、维持血管正常通透性、促进体内某些酶的活性、参与激素分泌、维持体液酸碱平衡等。

钙缺乏证较为常见，主要表现有：佝偻病、骨质软化症、骨质疏松症、手足肌肉抽筋、惊厥等。

平时补钙可食用：木耳、榛子、燕麦片、金针菜、黑豆、虾皮、骨头汤、泥鳅、石膏、龙骨、海螵蛸、珍珠粉等。

（2）镁。镁主要存在于骨骼、牙齿与软组织中。

主要生理功能有：作为酶的激活剂、促进骨的合成、维持神经肌肉的兴奋性。在正常条件下很少发生镁缺乏。但在慢性腹泻、蛋白质供给不良等情况下会导致镁的缺乏，表现为肌肉自发性收缩、厌食、骨质疏松、骨生长缓慢等。富含镁的食物有小米、荞麦、燕麦、绿叶蔬菜等。肉、蛋、鱼和动物内脏中也含有一定的镁。

（3）钾。钾主要存在于细胞内。

主要生理功能：参与碳水化合物及蛋白质的代谢、维持细胞内正常渗透压、维持神经肌肉正常的生理功能、维持细胞内外的酸碱平衡、维持心肌的正常功能。长期禁食或少食、频繁地呕吐腹泻、长期使用缓泻剂或轻泻剂都易引起钾缺乏。成年人每天最低需要 2000mg 钾，大部分食物都含有钾，蔬菜与水果是钾的最好来源。

（4）钠。每天炒菜必不可少的食盐就是钠的来源，不能过量摄入，一般建议每天摄入 6 克食盐。

生理功能：调节体液与渗透压、维持酸碱平衡、增强神经肌肉的兴奋性。正常情况下不会发生钠缺乏证，但在消化液大量丢失、大量出汗、慢性肾病等情况下，会使钠过量排出而缺乏。血清钠降低时可出现恶心呕吐、视力模糊、心率加速、血压下降、肌肉抽搐等症状。

（5）磷。磷主要存在于骨骼和牙齿中。

生理功能：构成骨骼与牙齿、酶的构成成分、调节机体糖类脂肪及蛋白质的代谢。由于磷来源广泛，体内对磷的需要可从膳食中满足，一般不会缺乏。

（6）氯。氯一般不会缺乏，重要来源为食盐。生理功能：维持酸碱平衡、参与胃液中胃酸的形成。

（7）硫。硫是人体内蛋白质的重要组成元素，半胱氨酸、蛋氨酸、同型半胱氨酸和牛磺酸等氨基酸和一些常见的酶都含有硫，因此硫是所有细胞中必不可少的一种元素，对人的生命活动具有重要意义。

（8）铁。铁是人体必需微量元素中含量最多的一种，成年人体内含铁约 3～5 克。

生理功能：与红细胞的形成和成熟有关、参与体内氧的运送和组织呼吸过程、参与嘌呤与胶原的合成、脂类转化及肝脏解毒等。

铁缺乏是一种很常见的营养缺乏病，妇女经期每天大约损失 2 毫克铁，婴儿、妇女和乳母对铁的需要量相对较大。缺铁较多时，容易导致缺铁性贫血。最常见和最早出现的症状为：疲乏、皮肤与黏膜苍白、毛发易折与脱落、指甲不光整、眼白发蓝等。

膳食中铁的良好来源为动物肝脏、动物全血、畜禽肉类与鱼类。此外桂圆、大枣、鹿茸、当归等含铁量也丰富。

（9）锌。锌主要存在于骨骼，其次在皮肤、肌肉、牙齿中。

生理功能：酶的组成成分、促进生长发育、促进性器官和性功能的正常发育、促进食欲、促进维生素 A 的代谢和生理作用、参与免疫功能。

锌缺乏的原因主要有：由于植酸和纤维素影响锌的吸收、生长发育期的儿童、青少年、孕妇及乳母对锌的需求量增大、慢性肾病患者尿中锌排出增多。

锌缺乏主要表现为：食欲差，生长发育障碍、性发育障碍、味觉、嗅觉、视觉障碍、影响皮肤等。

锌的食物来源广泛，贝壳类海产品如牡蛎、动物肝脏等都是锌的良好来源。干果、谷类胚芽等也富含锌。

(10) 碘。碘是人体必需微量元素之一，人体中甲状腺的含碘量最高。

生理功能：促进生物氧化、调节蛋白质、促进生长发育、调节组织中的水盐代谢、促进维生素的吸收和作用。

碘缺乏主要的主要表现是甲状腺疾病，碘摄入不足，表现为甲状腺减退，甲状腺肿大。反之，碘摄入过多，表现为甲亢，高碘甲状腺肿大。

海产品如海带、紫菜、海澡、鱼类等食物是碘的良好食物来源。

(11) 硒。硒是人体必需的微量元素，广泛分布于所有的组织和器官中。

生理功能有：抗氧化、促进生长、保护心血管和心肌、解毒、增强免疫力。

缺乏硒会导致大骨节病等，过量会导致中毒，中毒症状为指甲变形、头发脱落、肢端麻木、抽搐。

海产品和动物肝脏是硒的良好食物来源。

(12) 铬。铬是体必需的微量元素，含量甚微。

主要生理功能：能增强胰岛素的作用，促进葡萄糖的利用及葡萄糖转化为脂肪、降低血清胆固醇。

缺乏时会出现糖耐量降低或血糖升高，尿糖排出升高。

动物性食品中肉类和海产品如牡蛎、海参等含铬较多。

(13) 氟。氟具有潜在毒性，但在低剂量时是人体可能必需的微量元素。

主要生理功能：增强骨骼和牙齿结构的稳定性。缺乏可导致牙齿发育不全，龋齿发病率高。动物性食品、海产品等含氟较多。

(14) 铜。铜是人体必需的微量元素，广泛以有机复合物的形式存在于组织器官中。铜是铜蓝蛋白的构成成分。

铜缺乏症比较少见。牡蛎、贝类、动物肝肾、豆类等均是铜的良好来源。

（15）锰。锰是人体必需的微量元素，多种酶的激活剂，参与脂类、碳水化合物的代谢，少见缺乏。

5. 维生素

维生素是维持身体健康所必需的一类有机化合物，既不参与构成人体细胞，也不提供能量，但在物质代谢与能量代谢中起着十分重要的作用。

维生素是个庞大的家族，现阶段所知的维生素就有几十种，根据维生素的溶解性可将其分为两大类，即脂溶性维生素和水溶性维生素。脂溶性维生素主要有：维生素 A、维生素 D、维生素 E 和维生素 K 四种。水溶性维生素有：B 族维素和维生素 C。B 族维生素主要包括：B_1、B_2、B_6、B_7、B_{12}、烟酸、叶酸、泛酸、胆碱等。

特点：脂溶性维生素可以储存在体内，而水溶性维生素不能。

（1）维生素 A 及胡萝卜素。维生素 A，又称视黄醇或抗眼干燥症因子，它是一系列视黄醇的衍生物。理论上 1 分子的 β－胡萝卜素能形成 2 分子的维生素 A。

生理功能：构成视觉 细胞内的感光物质、维持机体正常免疫功能、合成糖蛋白、促进生长发育、抑制肿瘤生长、促进铁的吸收。

缺乏导致：夜盲症，眼干燥症，皮肤干燥，瘙痒，脱屑，指甲出现深刻的白线，头发干枯，记忆力减退，心情烦躁及失眠，泌尿道结石、生长发育迟缓。

过量导致：急性中毒，慢性中毒，成人连续几个月每天摄取 15 毫克以上会引起中毒现象，幼儿如果在一天内摄取超过 5.55 毫克，则会引起中毒现象。大量摄入富含胡萝卜素的食物，可出现皮肤变黄，停止食用后，皮肤会缓慢恢复正常。

食物来源：多存在于鱼肝油、动物肝脏、鸡蛋、胡萝卜、南瓜、香蕉、橘子、红薯、和一些绿叶蔬菜中。

(2) 维生素 D。维生素 D 又称为抗佝偻病维生素，人体可以少量合成。

生理功能：调节血钙平衡、促进小肠钙和磷的吸收、促进肾小管对钙和磷的吸收。

缺乏导致：主要引起佝偻病，骨质疏松症。

过量导致：可引起中毒，表现为食欲不振、体重减轻、恶心呕吐、腹泻、头痛、软组织钙化，增加患肾结石的概率等。

食物来源：动物肝脏、海鱼、鱼肝油、蛋黄等，植物类不含维生素 D，此外经常晒太阳也是人体获得充足维生素 D3 的最好来源。

(3) 维生素 E。维生素 E 又名生育酚。

生理功能：抗氧化作用、促进生殖、提高免疫能力、抗肿瘤、抑制血小板的聚集、保护红细胞、降低胆固醇水平。

缺乏导致：维生素 E 的缺乏较为少见，早产幼儿比较多见，缺乏可导致早产儿发生溶血性贫血。成年人缺乏大都是因脂肪吸收不良的疾病所致或减肥节食。导致不育、流产、肌肉萎缩。

过量导致：毒性相对较小，每天摄入 800 毫克以上才有可能出现中毒症状，如肌无力、视觉模糊、恶心、腹泻等。

食物来源：谷物胚胎、大豆、坚果、植物油、绿叶蔬菜，橄榄油与椰子油不含。

(4) 维生素 K。维生素 K 主要来源于植物，人体肠道细菌可以合成维生素 K_2。

生理功能：参与凝血过程、参与骨骼代谢。

缺乏导致：引起低凝血酶原血症，临床表现为出血、皮肤受到碰撞容易青一块紫一块。部分早产儿容易在出生后数周内出现维生素 K 缺乏症。

过量导致：正常膳食来源的维生素 K 不产生毒性，但服用大剂量人工合成的维生素 K 可能会发生中毒，尤其是婴幼儿和孕妇，会引起溶血等不良反应。

食物来源：广泛分布于动植物食物中，动物肝脏、绿叶蔬菜等是维生素 K 最好的食物来源，其中以西兰花含量最为丰富。

（5）维生素 B_1。维生素 B_1 又称硫胺素，抗神经炎因子。在酸性环境中比较稳定，加热不易分解，在碱性溶液中极不稳定，易被氧化而失去活性。

生理功能：增进食欲，参与糖代谢，维持神经正常活动，心肌功能等。

缺乏导致：神经炎症，对声音过敏，小腿有间歇性的酸痛，脚气病，食欲不振，肌肉无力，肌肉酸痛，消化不良，生长迟缓。

过量导致：维生素 B_1 过量引起中毒十分少见，其中毒症状表现为头痛、心律失常等。

食物来源：未精加工的谷类食物，瘦肉，动物内脏，酵母，杂粮，豆类、花生等。

（6）维生素 B_2。维生素 B_2 又称核黄素，食物中的维生素 B_2 多以结合型存在，可被光或碱溶液中加热而破坏。

生理功能：参与体内氧化与能量代谢、参与维生素 B_6 和烟酸的代谢、参与机体的抗氧化防御体系。

缺乏导致：口腔溃疡，皮炎，口角炎，舌炎，唇裂症，角膜炎阴囊炎等，手肢有灼热感觉，对光有过度敏感的反应等。

过量导致：过量摄入维生素 B_2 一般不会导致中毒。

食物来源：广泛存在于动植物性食物中，如肝脏、肾脏、牛奶、鸡蛋、豆类、绿色蔬菜。

（7）维生素 B_6。维生素 B_6 遇光或碱易破坏，不耐高温。

生理功能：参与一碳代谢、影响核酸和 DNA 的合成、催化血红蛋白的合成等。

缺乏导致：口舌炎、腕关节炎、高光型半胱氨酸血症，很少缺乏。

过量导致：毒性相对较低，经食物来源摄入大量的维生素B_6没有不良反应。

食物来源：广泛存在于动植物性食物中。

(8) 维生素B_7。维生素B_7也称为生物素，有助于控制血糖水平。

生理功能：主要是帮助人体细胞把碳水化合物，脂肪和蛋白质转换成它们可以使用的能量。

缺乏导致：掉头发、少年白发，很少缺乏。

过量导致：经食物来源摄入大量的维生素B_7没有不良反应。

食物来源：主粮食都含有微量的维生素B_7，以蛋黄、猪肝、牛奶，蘑菇和坚果等含量较多。

(9) 维生素B_{12}。维生素B_{12}又称钴胺素，是唯一含有金属元素的维生素，在肠道里吸收较慢。

生理功能：参与制造骨髓红细胞，防止恶性贫血。

缺乏导致：素食者、消化吸收功能下降的老年人、胃部分切除者都易缺乏，出现四肢震颤以及痛感觉异常、精神抑郁、记忆力下降等神经症状，以及巨幼红细胞性贫血。

过量导致：经食物来源摄入大量的维生素B_{12}没有不良反应。

食物来源：猪牛羊肉、鱼、禽、贝壳类、蛋类等。

(10) 维生素B_3。维生素B_3又名维生素PP、烟酸、尼克酸、抗癞皮病因子。色氨酸是烟酸的前体，在体内可转化为烟酸。

生理功能：烟酸是构成辅酶的重要成分、降低甘油三酯、总胆固醇以及扩张血管的作用。

缺乏导致：皮炎、腹泻、和痴呆、癞皮病。

过量导致：主要表现为黄疸、转安酶升高等肝功能异常以及葡萄糖耐量的变化。

食物来源：主泛存在于各种食物中，如动物肝脏、肾、瘦肉、鱼及花生中含量丰富。

（11）叶酸。维生素 B_9，又名叶酸，水溶性维生素。孕妇对叶酸的需求量比正常人高4倍，准妈妈在备孕期间每天服用0.4毫克叶酸可以下降胎儿神经管畸形率85%，服0.5毫克叶酸是用来治疗女性贫血。

生理功能：作为体内生化反应中一碳单位转移酶系的辅酶，起着一碳单位传递体的作用。有促进骨髓中幼细胞成熟的作用。参与嘌呤和胸腺嘧啶的合成，进一步合成DNA和RNA。参与氨基酸代谢，在甘氨酸与丝氨酸、组氨酸和谷氨酸、同型半胱氨酸与蛋氨酸之间的相互转化过程中充当一碳单位的载体。参与血红蛋白及甲基化合物如肾上腺素、胆碱、肌酸等的合成。

缺乏导致：巨幼红细胞贫血、胎儿畸形、孕妇早期自然流产、孕妇易发生胎盘早、胎儿易发生宫内发育迟缓、妊娠高血压综合征、动脉粥样硬化。

过量导致：一般超出成人最低需要量20倍之内也不会引起中毒，超出的叶酸均从尿中排出。

食物来源：天然叶酸广泛存在于动植物类食品中，尤以酵母、肝及绿叶蔬菜中含量比较多。由于天然的叶酸极不稳定，易受阳光、加热的影响而发生氧化，所以要改变一些烹饪习惯，尽可能减少食物叶酸的流失。维生素C与叶酸同服，可抑制叶酸在胃肠中吸收，大量的维生素C会加速叶酸的排出；但是含维生素C的食物如新鲜蔬菜，水果都含叶酸，所以通常不需另外补充叶酸。猕猴桃中含有高达8%的叶酸，有“天然叶酸大户”之美誉。

（12）维生素C。维生素C又称抗坏血酸，极易氧化。

生理功能：促进胶原组织的合成、抗氧化作用、参与机体的造血机能、预防恶性肿瘤。

缺乏导致：容易激动、倦怠、食欲减退、呕吐、腹泻、各种出血症状，如：牙龈出血、皮肤瘀血点等、伤口愈合不良。

过量导致：毒性较低，但一次口服数克可能出现腹泻、腹胀等症状。长期大量服用可增加患肾结石的概率，容易引起不孕，使血栓发生率明显增高。长期服用，一旦突然停药，仍会出现坏血病症状。

食物来源：来源广泛，各种新鲜蔬菜和水果都含有丰富维生素C。

6. 膳食纤维

膳食纤维是一种多糖，既不能被胃肠道消化吸收，也不能产生能量，包括纤维素、半纤维素、果胶、木质素、树胶、和植物粘胶、藻类多糖等。按溶解性可分为可溶性和不溶性膳食纤维。

生理功能：维持肠道有利于益生菌生长的环境，改善肠道功能，吸水膨胀性有利于增加食糜的体积，刺激胃肠道的蠕动，促进排便、降低血糖及胆固醇、控制体重与减肥、预防恶性肿瘤。

摄入量：过多或过少摄入都不利于健康。

食物来源：膳食纤维主要来自植物必食物，如粮谷类、豆类的麸皮、番薯、山药、瓜果、蔬菜等。

7. 水

水是生命之源，新生儿体内的含水量高达80%，随着年龄的增加而减少，成年人含水量降至约占体重的60%。成年人一日需水量在1900～2500毫升，包括饮水、食物中的水及内生水三大部分。内生水主要来源于蛋白质、脂肪、碳水化合物的代谢。体内水的排泄途径主要有小便、大便、皮肤出汗、呼气等。正常情况下水的摄入量与排出量大约相等，以保持体液的恒定。

生理功能：构成细胞和体液，调节体温，营养素和代谢产物的溶剂、润滑剂。

缺乏表现：轻度缺水表现口渴。中度缺水表现口干、少尿、心情烦躁。重度缺水表现幻觉、狂躁、眼眶下陷、皮肤失去弹性起皱、全身无力、体温高、脉搏增加、血压下降。失水超20%时，会引起死亡。缺水的同时会出现无机盐流失、电解质紊乱。

过量饮水：正常人极少发生水中毒，过量饮水可导致胃肠不适、腹胀、呕吵。

饮水来源：选用天然无污染的水源。

二、营养均衡

合理营养是健康的物质基础，而平衡膳食是合理营养的唯一途径。根据膳食指南的原则并参照平衡膳食宝塔的搭配来安排日常饮食是通往健康的光明之路。

1. 膳食指南

膳食指南是根据营养学原理，紧密结合我国居民膳食消费和营养状况的实际情况而制定，指导广大居民实践平衡膳食、获得合理营养。一般人群膳食指南共有 10 条，适合于 6 岁以上的正常人群。

（1）食物多样，谷类为主，粗细搭配。

各种食物所含的营养成分不完全相同，故各种食物都要适当适量食用，不要偏食，以谷类为主。

（2）多吃蔬菜水果和薯类。

蔬菜水果的种类繁多，建议食用当季蔬菜。注意蔬菜水果的寒凉温热属性，不要连续几餐吃同一种蔬菜。

（3）每天吃奶类、豆类或豆制品。

豆类含大量的优质蛋白、必需脂肪酸、B 族维生素、维生素 E 和钙等营养素，宜每天食用。

（4）常吃适量的鱼、禽、蛋和瘦肉。

这些都是动物性食物中的优质蛋白质、脂溶性维生素、和无机盐的良好来源。

（5）减少烹调油用量，吃清淡少盐膳食。

花生油、山茶油、橄榄油等都是较为理想的食用油，猪油也可少量食用。盐的摄入量以每人每天 6 克以内为宜，假如经常能吃到海产品，则无须食用加碘盐，须知碘摄入过量会引起甲亢。

（6）食不过量，天天运动，保持健康体重。

忌暴饮暴食，早、中餐八、九分饱，晚餐六、七分饱即可。理想状态是饭前半小时左右有饥饿感，这是胃气旺盛的表现。饮食过饱则伤脾胃，导致胃痛胃胀。运动量要适合自己的身体状况，过量运动也不利于健康，有时还会带来损伤。成人体质指数（BMI），可以大概测算人体的体重状况。BMI = 体重（kg）/身高（m）的平方，数据在18.5～23.9为正常范围，<18.5为体重过低，24.0～28.0为超体重，≥28为肥胖。

（7）三餐分配要合理，零食要适当。

合理安排一日三餐的时间及食量，进餐定时定量。早餐的就餐时间一般在6：00—8：00，提供的能量占全天总能量的30%。午餐就餐时间一般在11：30—13：00，提供的能量占全天总能量的40%。晚餐的时间一般在18：30—19：30，提供的能量占全天总能量的30%左右。零食可选用水果、坚果类，不食或少食用垃圾零食。

（8）三大营养素能量比。

通常蛋白质的供能比例15%，脂肪的供能比例25%，碳水化合物的供能比例60%。有的糖尿病人闻糖色变，不敢食用甜的水果，如龙眼、红枣等。其实这是最大的误解，少吃糖类必然导致能量不足，就必须多进食蛋白质和脂肪，靠糖异生来补充能量，将增加肝肾负担，得不偿失。

（9）适量饮水，饮酒要限量。

在正常情况下，水的摄入量与排出量大约相等，以保持体液的恒定。成年人一日需水量在1900～2500毫升。不同的劳动强度、环境、气温，需水量会有不同。至于饮酒，不要养成非饮不可的习惯，可以适量饮用黄酒、葡萄酒。

（10）食用新鲜卫生的食物。

食物放置时间过久会影响食物的品质，吃新鲜卫生的食物是防止食源性疾病、实现食品安全的根本措施。

2. 膳食宝塔

中国居民平衡膳食宝塔是根据中国居民膳食指南，再结合中国居民的膳食结构特点设计的（图9－1）。它把平衡膳食的原则转化成各类食物的重量，并以直观的宝塔形式表现出来，便于群众理解和在日常生活中实行。

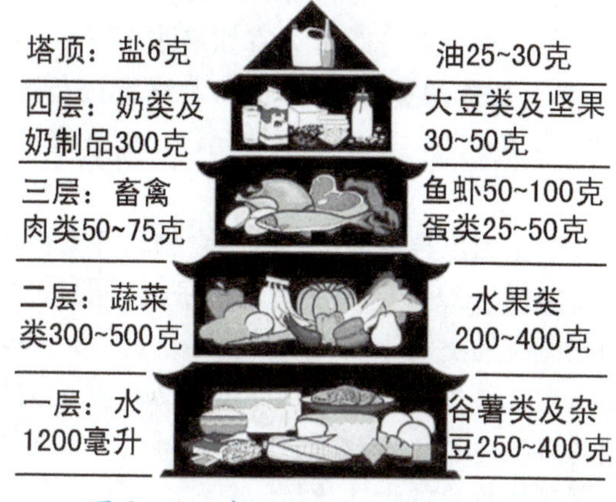

图9－1　中国居民平衡膳食宝塔

膳食宝塔共分五层，包含我们每天应吃的主要食物种类。膳食宝塔各层位置和面积不同，这反映出各类食物在膳食中的地位和应占的比重。

（1）谷薯类及杂豆。居底层，包括面粉、大米、玉米、番薯等，以及其制品，如米饭、馒头、饼类、面包等。每人每天应吃250～400克，此重量是指所有谷类及杂豆的总重量。

（2）蔬菜和水果。居第二层，每天应吃蔬菜300～500克和水果200～400克。

（3）鱼禽肉蛋。动物性食物位于第三层，每天应吃125～225克。

（4）奶类、豆类及坚果。居第四层，每天应吃相当于鲜奶300克的奶类及奶制品和相当于干豆30～50克的豆类及制品。

（5）烹饪油和食盐。居第五层塔顶。每天烹调油不超过25克或30克，食盐不超过6克。

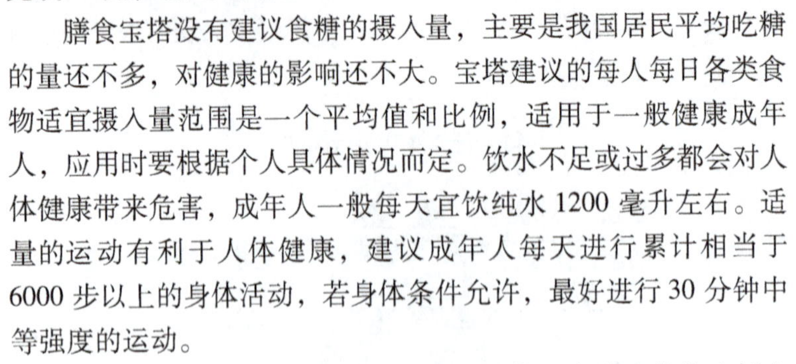

膳食宝塔没有建议食糖的摄入量，主要是我国居民平均吃糖的量还不多，对健康的影响还不大。宝塔建议的每人每日各类食物适宜摄入量范围是一个平均值和比例，适用于一般健康成年人，应用时要根据个人具体情况而定。饮水不足或过多都会对人体健康带来危害，成年人一般每天宜饮纯水1200毫升左右。适量的运动有利于人体健康，建议成年人每天进行累计相当于6000步以上的身体活动，若身体条件允许，最好进行30分钟中等强度的运动。

每日膳食中应当包含宝塔中的各类食物，各类食物的比例也应基本与膳食宝塔一致。日常生活无需每天都照着“宝塔”推荐量吃。例如鱼类的烹饪比较麻烦，就不一定每天都吃50克鱼，可以改成每周吃2～3次鱼、每次150～200克较为切实可行。平日爱吃鱼的多吃鱼、愿吃鸡的多吃鸡都可以，重要的是要遵循膳食宝塔各层各类食物的大体比例。

人们吃多种多样的食物不仅是为了获得均衡的营养，也是为了使饮食更加丰富多彩以满足人们的口味享受。假如人们每天都吃同样的50克肉、40克豆，难免久食生厌，那么合理营养也就无从谈起。

应用平衡膳食宝塔应当把营养与美味结合起来，按照同类互换、多种多样的原则调配一日三餐。同类互换就是以粮换粮、以豆换豆、以肉换肉。例如，大米可与面粉或杂粮互换，馒头可以和相应的面条、烙饼、面包等互换；豆类可与相等当量的豆制品或杂豆类互换；瘦猪肉可与等量的鸡、鸭、牛、羊、兔肉互换；鱼可与虾、蟹等水产品互换；牛奶可与羊奶、酸奶、奶粉和奶酪等互换。

主要参考文献

[1] 张大生．黄帝内经［M］．天津：天津古籍出版社，2006.
[2]〔汉〕张仲景著．伤寒论［M］．北京：中国医药科技出版社，2016.
[3] 陈大为，王宝玲．神农本草经图鉴［M］．天津：天津科学技术出版社，2010.
[4]〔明〕李时珍著．李炳文主编．本草纲目彩图版［M］．天津：天津古籍出版社，2006.
[5] 任健．濒湖脉学白话解［M］．北京：中国医药科技出版社，2016.
[6]〔清〕汪昂撰．郑金生整理．本草备要［M］．北京：人民卫生出版社，2005.
[7]〔清〕汪昂著．刘国生，崔述生，王颖编著．精译汤头歌［M］．北京：中医古籍出版社，2003.
[8]〔清〕黄元御著．孙国中，方向红校注．素问悬解［M］．北京：学苑出版社，2008.
[9]〔清〕黄元御著．李玉宾主校．四圣心源［M］．北京：人民军医出版社，2010.
[10]〔清〕黄元御撰．素灵微蕴，长沙药解，玉楸药解［M］．山西：山西科学技术出版社，2012.
[11]〔清〕黄元御撰．伤寒悬解，金匮悬解，伤寒说意［M］．

山西：山西科学技术出版社，2012.
[12]〔清〕张锡纯著．柳西河等重订．重订医学衷中参西录［M］．北京：人民卫生出版社，2006.
[13]〔清〕刘渡舟著录．王庆国等整理．刘渡舟伤寒论讲稿［M］．北京：人民卫生出版社，2008.
[14]〔清〕彭子益著．陈璞等点校．惟物论的系统医学［M］．北京：学苑出版社，2009.
[15]〔清〕彭子益著．李可主校．圆运动的古中医学［M］．北京：中国中医药出版社，2007.
[16]〔清〕彭子益著．李可主校．圆运动的古中医学续［M］．北京：中国中医药出版社，2009.
[17]〔宋〕钱乙著．阎孝忠编集，郭君双整理．小儿药证直诀［M］．北京：人民卫生出版社，2006.
[18]〔元〕曾世荣撰．田代华整理．活幼心书［M］．北京：人民卫生出版社，2006.
[19]〔明〕万全著．何永整理．幼科发挥［M］．北京：人民卫生出版社，2006.
[20]〔清〕陈复正编撰．杨金萍等整理．幼幼集成［M］．北京：人民卫生出版社，2006.
[21] 韦莉萍．公共营养师［M］．广东：广东经济出版社，2012.
[22] 蔡美琴．公共营养学［M］．北京：中国中医药出版社，2006.

后　　记

笔者自 2004 年进入中医行业以来，一边凭着家传秘方为人治疗肝、胃疾病及皮肤病，一边阅读前贤医书以提高自己的中医理论水平。后来随着网络的发展做了几年网诊，再到自己开养生馆，对提高自己临床实践经验有很大的帮助，深感中医之博大精深，特别是在治未病、小病、新病、慢性病等疾病方面，有着不可代替的地位，无论现代科学技术如何先进，现代医学也无法完全取代传统医学。

10 多年的中医之路使笔者认识到，想学好中医，只要能正确地运用中医理论、胆大心细地实践，也并不是一件难事。中医不是高高在上、不接地气的医学，而是和我们每个人的生活息息相关。笔者倡导“人人都可学中医，人人都来学中医，人人都能学好中医”的观点。学中医不要被各种各样的条条框框所限制，如学历低、古文基础不扎实等。学好中医的首要条件是热爱中医，关注身体健康，并能持之以恒。只要更多人学习中医、加入中医行业，在我辈同仁的共同努力下，一定能将祖国医学发扬光大。

凭着对中医的热爱，本着更好地传承中医中药的理念，笔者于 2015 年 5 月专注于本书写作。2017 年 5 月完稿，刚好整整两年时间。此作出版面世，愿能起到抛砖引玉的作用，书中错漏、不足之处在所难免，望中医学前辈及同行不吝指教及斧正。

最后，本书的出版得到中山大学出版社、天呈养生餐饮有限公司吴裕平先生、詹益鑫先生、曾惠玲女士等的大力支持，谨此一并致谢！

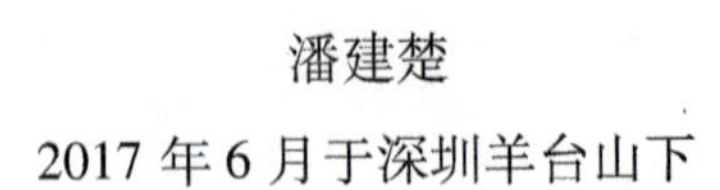

潘建楚

2017 年 6 月于深圳羊台山下